人体运动功能强化及损伤预防训练丛书

功能训练处方

肌骨损伤与疼痛的全周期管理

[英] 埃亚勒 · 莱德曼（Eyal Lederman）—著
于涛　闫琪—译

人民邮电出版社
北京

图书在版编目（CIP）数据

功能训练处方 ：肌骨损伤与疼痛的全周期管理 / （英）埃亚勒•莱德曼（Eyal Lederman）著 ；于涛，闫琪译. -- 北京 ：人民邮电出版社，2025. --（人体运动功能强化及损伤预防训练丛书）. -- ISBN 978-7-115-64899-0

Ⅰ. R873

中国国家版本馆 CIP 数据核字第 2024NQ3843 号

版 权 声 明

免 责 声 明

内 容 提 要

本书共分为5个部分。第1部分介绍了“功能性”和“全周期”两大管理原则的概念和含义。第2部分到第4部分分别讲解了修复、适应和缓解症状三个恢复进程的生理学机制，以及如何通过制定和调整针对性功能训练处方促进恢复进程的发展。第5部分对全书内容进行了总结，并讲解了如何构建一个全周期的功能性运动管理计划。本书适合物理治疗师、运动康复师等专业人士阅读，对于体能教练也有一定的参考价值。

◆ 著　　[英] 埃亚勒·莱德曼（Eyal Lederman）
译　　于 涛 闫 琪
责任编辑　刘 蕊
责任印制　彭志环

◆ 人民邮电出版社出版发行　　北京市丰台区成寿寺路 11 号
邮编　100164　　电子邮件　315@ptpress.com.cn
网址　https://www.ptpress.com.cn
北京瑞禾彩色印刷有限公司印刷

◆ 开本：700×1000　1/16
印张：14.75　　2025 年 4 月第 1 版
字数：241 千字　　2025 年 4 月北京第 1 次印刷

著作权合同登记号　图字：01-2023-3609 号

定价：128.00 元

读者服务热线：（010）81055296　印装质量热线：（010）81055316
反盗版热线：（010）81055315

目录

关于作者

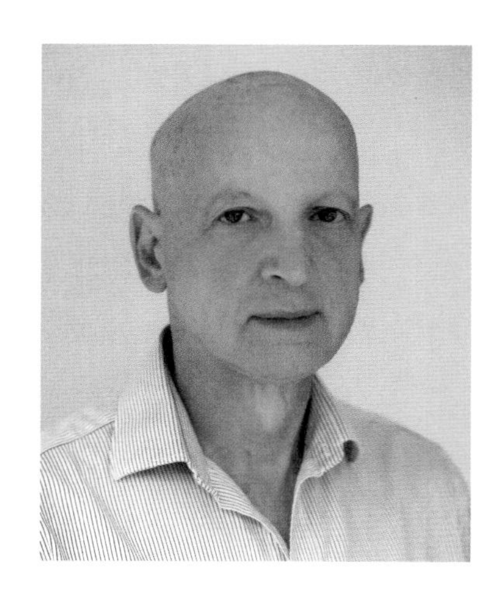

埃亚勒·莱德曼于1986年毕业于英国骨病学校，自那时起他一直从事正骨师职业，现定居于伦敦。他在伦敦国王学院获得了物理治疗学博士学位，并在手动疗法的神经生理学领域开展了研究。此外，他还研究并开发了谐波技术、功能性神经肌肉康复、功能性伸展以及名为“全周期的方法”的正骨和物理治疗新临床模式。

目前，埃亚勒是伦敦大学学院骨科和肌肉骨骼健康研究所的荣誉副教授，致力于研究功能性伸展和运动康复的临床应用。

除了临床和研究工作，莱德曼博士还担任CPDO的主任。CPDO是一家总部位于英国的机构，为手法治疗师和物理治疗师的持续、专业发展提供帮助。他开发的几种手法和物理治疗方法在英国和其他地方被作为本科生和研究生的培训内容。他在手法和物理治疗领域发表了文章。他的著作如下：《谐波技术》(*Harmonic Technique*)、《手法治疗基础》(*Fundamentals of Manual Therapy*)、《手法治疗的科学与实践》(*The Science and Practice of Manual Therapy*)、《手法和物理治疗中的神经肌肉康复和治疗拉伸》(*Neuromuscular Rehabilitation in Manual and Physical Therapy*)、《走向功能性方法》(*Towards a Functional Approach*)。他还为其他几本骨科和物理疗法领域的书撰写了内容。

序一

尊敬的读者，请注意！你即将进入一个有些“危险”的领域！如果你在寻找手法治疗和运动疗法在这个复杂世界中的定位，并希望找到一些简单的指南，以使自己感到安心，请在继续阅读本书之前三思。

让我告诉你我是如何认识作者埃亚勒·莱德曼博士的，以及当时我是如何在讨厌他和钦佩他之间挣扎的。那是大约20年前，当时我还没有成为筋膜研究者。那时，我是一名教师和罗尔芬结构整合法的实践者。罗尔芬结构整合法是一种把深层组织控制与姿势教育相结合的方法。我在学习罗尔芬结构整合法的教师和学员中获得了一定的尊重，因为我提出了一个解释这种深层组织松动方法如何起作用的新概念。与当时普遍认为的概念相反，该概念认为，从业者的手动压力足以引起筋膜组织的基质从凝胶状态转变为溶胶状态并持续一段时间。我开始提出，主要的组织松弛效应更可能是由于高尔基腱器受到刺激。这些受体受到刺激将引起特定肌纤维松弛，从而影响相同肌腱组织的静息稳定性。由于我有一些合理的论据和成功的个案经历，我对这个新概念非常确信，并开始在我的课堂和其他场合教授它。

但是有一天，通过阅读埃亚勒·莱德曼的早期著作，我发现他提供了清晰的证据，证明如果与高尔基腱器机械连接的肌纤维处于松弛状态，那么这些器官将无法获得足够的拉伸刺激。这是因为肌腱在这些肌纤维中串联排列。在这样的双组织结构中，较软的部分占据了伸长部分的大部分，而较硬的成分则保持不变或略有变化。埃亚勒·莱德曼博士不仅用合理的论据，还用基于证据的科学参考支持了这种分析。基于这些内容，我决定撤回我的解释性概念，作为一个谦逊的从业者保持以前不那么舒适的“我们不知道”的态度。

几年后，莱德曼博士公开批评当时风靡一时的核心稳定概念，引发了激烈的争论。核心稳定概念赋予了核心肌肉（相较于同一区域更浅表的肌肉）更高的重要性，已成为许多普拉提教练、瑜伽教练和其他健康专业人士的一种“信仰”。不出所料，这些人对他们神圣的信仰被严厉批评，反应不是很友好。尽管当时我没有见过莱德曼博士，但我开始把他想象成一个喜欢破坏和让别人生气的人。随后，他发表了一篇备受争议的文章——《手法和物理治疗中姿势-结构-生物力学模型的衰落》。在这篇文章中，他质疑和解构了许多有关良好姿势、正确生物力学以及整体健康的普遍概念。值得一提的是，他提出的论点都十分精辟。

当我最终见到这个我曾将其想象成破坏者的人时，他却让我大吃一惊！我遇到了一个非常迷人和谦虚的人，他能够倾听别人、尊重其他作者和从业者。他喜欢深入思考几乎所有事情，特别是我们最常见的假设。此外，他还非常勤勉地提出新的治疗概念，而当时这些概念还没有被发表。

在阅读本书时，你应该重新审视一些你所信奉的治疗假设。更重要的是，你将会受益于本书中的那些易于理解并能够转化为日常实际应用的健康和病理新概念和建议。其中包括一个新颖的功能性运动应用重点，特别适合个人。此外，本书还介绍了一种全周期的方法，重点关注恢复的不同方面。本书不像一把锋利的刀子，而更像是一个严谨的建筑结构，为未来手法治疗和运动疗法的发展奠定了新的基础。

我最喜欢的是作者明确而出色的建议，以及作者将所提出的原则应用于日常实践中。不管是行走、站立还是爬楼梯等，你都能够在日常生活中非常愉快地实践这些新的功能性和全周期的原则。是的，这个人很“危险”。但是，通过这本令人印象深刻的书，作者为手法治疗和运动疗法领域提供了我迄今为止所知道的最具建设性和最有价值的贡献之一。

罗伯特·施莱普

德国慕尼黑

2021年11月

序二

非常荣幸能被邀请为埃亚勒·莱德曼博士的这本关于运动和康复的书写序。运动和康复是21世纪最具挑战性和变化快速的医疗领域之一。过去，康复护理的有效性和成本效益曾受到人们的质疑。现在，康复护理已经证明了其合理的地位，但仍然面临一些质疑。我相信本书将有助于减少人们对医疗领域内运动和康复的批评，并将其推向受到认可和证实的方向。

在当今的生物科学领域中，人体解剖结构的概念正在迅速发生变化。传统的标准解剖学研究正被更具功能性的方法所取代，这种方法强调筋膜结构网络与其他身体系统之间的关系。人体解剖学不再被视为静态结构，而被从一个综合、功能性的角度来看待。临床科学家现在普遍认为运动是生命的本质，没有它，生命就不能发挥真正的意义，但运动也为一些功能障碍和疾病的发生创造了条件。最近，在筋膜和生物张力学领域的新发现提供了更准确的人体运动和整体身体综合功能的解释。可以毫不客气地说，传统的解剖学地图已经不再像以前那样吸引人了，而综合功能性的三维解剖学是当今备受瞩目的新兴领域。

21世纪的解剖学清楚地解释了生物系统中的运动不是分散、独立的，而是一个整体。埃亚勒·莱德曼博士强调了适应整体性的概念及其对设计个性化和特定于疾病的运动管理计划的重要性。他进一步强调，适应性变化对组织的影响是多方面的，涉及神经和心理两个层面，其目的是支持保持身体系统的完整而不是分裂身体系统。因此，从21世纪的视角来看待解剖学，可以将身体内部和外部筋膜结构之间的相互关系纳入考虑的范围，这也是这本引人入胜的书所建立的基础。

在过去的30年中，医学康复科学一直面临着在整体医疗保健系统中展示其有效性的压力。肌肉骨骼康复医学中的新概念是强调功能恢复，而不是仅仅治疗症状或缓解疼痛。恢复完整的运动范围或力量已不再是治疗的最优目标。然而，如果功能恢复不是基于了解我们为什么要恢复、我们正在恢复的参数以及如何进行恢复，那么“功能恢复”在现今的康复过程中就显得难以捉摸。不幸的是，如果我们不能适当地管理“为什么”和“怎么做”，我们的康复方法将在各个层面上效率低下、不一致。这正是本书强调的一个主题。功能性运动的主要目的是缩小康复和回到相同或相似的运动水平之间的差距，并具备与受伤或功能障碍出现之前相同的技能，从而能够以同样的方式完成相同的活动。埃亚勒·莱德曼将治疗原则分为针对康复目标的功能性和全周期的原则，这是一种强大而有效的策略。在任何形式的肌肉骨骼功能障碍和疼痛康复中，自我愈合和自我康复是共同的主题，这种深思熟虑的方法论在指导复杂的肌肉骨骼康复过程中具有意义。埃亚勒确定了3个主要的恢复过程：修复、适应和缓解症状。他认为运动比不运动好，唯一的“坏运动”就是不能服务于恢复目标的运动。这鼓励治疗师和患者不应该害怕在恢复过程中进行运动。埃亚勒强调了一个信息，即使只是运动的意图，也是恢复过程成功的本质。

能够认识莱德曼博士并有机会参加他的研讨会是一种巨大的荣幸。他的教学方法一直以来都是清晰、简明、生动和科学可靠的，就像本书一样。他提供了一种实用、现实的方法，将功能性运动作为有效的康复和整体身体治疗实践。本书有几个特点让我印象深刻，也很好地传达了作者的想法。

- 本书的结构是以科学背景和证据为首要内容进行组织的，为作者的主题提供了基础。
- 作者在第12章中对协同管理进行的讨论突出了有意义的整合概念在我们当前医疗保健系统中的重要性。
- 第13章提供了本书中提出的概念和理论的详细实际应用。
- 大量简单易懂的图表支持文本内容。
- 部分章节结尾的小结以简洁易懂的重点概括形式突出了重要内容，便于读者消化理解。

埃亚勒·莱德曼勇敢大胆，但也表现出愿意妥协的精神。在第6章中，他谈论了有关辅助锻炼和运动转移的敏感和流行话题。然而，尽管埃亚勒认为运动转移的好处很小，但他认为任何运动都可以带来一些好处，即使它不是恢复过程的最佳选择。这种灵活的方法不会让读者感到被排斥，反而使他们愿意继续深入探索这本引人入胜的书。现今的医疗保健系统非常复杂，因此促进对疾病、治疗干预、目标和结果评估的理解及沟通至关重要。阅读本书不仅可以让你进一步获取和提升在功能训练运动处方方面的知识和技能，还可以让你更多地思考为什么开处方、开什么处方以及如何鼓励患者坚持他们的运动计划，以促进沟通和理解。

我钦佩莱德曼博士为解决如此动态、复杂和具有挑战性的主题所做出的有效努力。这本书引人入胜，将成为医疗保健从业者获取知识和提升康复技能的有效资源和指南。我将这本书强烈推荐给所有对运动和康复科学感兴趣的人。

威尔布尔·E.凯尔西克
Maxfit运动学院医疗主任
加拿大奥林匹克田径队执业医师/治疗师
加拿大穆迪港市
2021年11月

前言

我的写作目的是让读者了解运动处方背后的科学原理，并掌握构建个性化、针对常见肌肉骨骼疾病和疼痛症状的治疗方案的知识。本书有两个主要主题：一个是个性化的康复管理，另一个是能够优化特定疾病的康复过程的全周期的方法。

在功能训练中，所有人类运动都被视为一种锻炼。功能训练计划是根据个体自身的运动库构建的，就像一个“生活健身房”。在我们的整个生命中，大多数肌肉骨骼疾病和疼痛状况可以通过日常体育活动来干预。既然这些有益健康的活动如此有效，为什么不专注于加强它们呢？这将大大简化患者的治疗管理，并支持他们实现自己的康复目标。我早就意识到，许多肌肉骨骼疾病和疼痛症状的康复取决于3个主要的过程——修复、适应和缓解症状。接着，我明确了每个过程都需要独特的管理，这应该反映在指定的锻炼中——我们需要确定与个体病情相关的康复过程，并匹配相应的锻炼以支持它。最终实现更快、更完全的康复。这就是全周期的方法的基础。

本书是一本无具体锻炼内容的锻炼书。在本书中，你无法找到治疗踝关节固定后情况的具体锻炼方法。但是，你将学习如何利用构成个体运动库的众多活动来管理这种情况，并了解如何将这些活动（包括运动）转化为功能训练。是的，通过“恢复性购物”“恢复性清洁”以及“恢复性网球”“恢复性足球”、瑜伽或个体独特的运动库中的任何其他活动，都可以实现恢复管理——所有这些活动强度都可以根据个体的状况进行增强或减弱。我写本书的目的是将重点从传统使用个体经验之外（非功能）的锻炼方法转向更加功能性的恢复管理，这种方法更有可能支持个体的恢复需求和目标。本书适用于所有“临床医生”，包括物理治疗师、手法治疗师、运动治疗师、私人训练师、运动教练、医生。其他健康专业人士，如针灸师或自然疗法医生，以及希望将运动处方纳入他们工作的人可能会发现本书对他们的工作有帮助。此外，那些寻求自我管理各种肌肉骨骼疾病和疼痛情况的个体也会发现本书是一个有用的资源。我希望本书能帮助从业者构建个性化和针对性的管理计划，从而加快和优化功能的恢复。

埃亚勒·莱德曼
英国伦敦
2021年11月

关于本书

本书的两个主要主题是：实现个性化恢复的功能性管理和针对病况及其恢复的全周期的方法。

在功能训练中，所有人类运动都被视为一种锻炼。功能训练计划是根据个体自身的运动库构建的。例如，一个接受了膝关节手术的患者在恢复过程中所进行的锻炼就包括他在日常生活中的活动，例如站立、行走、上下楼梯等。如果在他的运动库中，他喜欢踢足球，这种活动将在某个时候被添加到他的恢复管理中。在这种方法中，患者进行他熟悉的活动，这些活动代表了他恢复的最终目标：站立、行走、踢足球。本质上，通过改变活动的强度和持续时间，所有人类活动都可以成为恢复性活动。在大多数情况下，保持日常体育活动是恢复的主要驱动力。如果这些有益健康的活动如此有效，为什么不专注于加强它们呢？在本书中，这些锻炼形式被统称为功能训练或功能性挑战。

全周期的方法是一种针对肌肉骨骼疼痛情况的恢复管理，重点关注恢复过程中的基本要素。在大多数情况下，恢复与3个主要过程相关：修复、适应和缓解症状。这些恢复过程可以通过针对个体环境中特定要素的管理得到支持和优化，其中运动处方在物理环境方面起着重要作用。每个恢复过程都离不开特定的锻炼管理，例如术后恢复（修复）和固定后恢复（适应）需要不同的运动处方。这3个恢复过程有一些共同的管理要素，本书将探讨它们之间的差异，以及协同管理和具体实施的方法。

那么，为什么需要新方法呢？功能性和全周期模型代表以患者为中心的方法，其中锻炼是从个体自身的运动库中派生出来的，并且与他们的恢复过程相关。超出个体运动经验的锻炼被称为非功能训练/挑战/活动，有时候也被称为辅助锻炼。这些锻炼更有可能反映从业者的学科和治疗风格。非功能训练通常基于某种“方法”，而不是基于科学和理性的探索，因此可能会被时尚或趋势所影响。因此，当前的运动恢复主要使用体能训练、普拉提、瑜伽和核心稳定性训练的方法。这些方法通常缺乏个性化或特定于恢复过程的锻炼方案。这些大规模推广的锻炼不可能满足个体的独特性和恢复期间特定的需求，因此可能会妨碍功能恢复。锻炼比不锻炼要好。不存在“糟糕的锻炼”，只有不符合恢复目标的锻炼。本书的目的是将重点从传统的非功能性管理转向更加功能性的管理，这种方法更有可能满足个体恢复需求，达到其目标。然而，有时个体无法进行功能性运动，这可能是由于手术（如肌腱修复）、健康状况（自身免疫、癌症）、运动控制缺陷（中风）或环境条件（天气条件）限制了参与功能性运动的程度等。在这种情况下，非功能训练在恢复计划中发挥重要作用。

本书分为5个部分：第1部分（第1~2章）探讨了功能性和全周期的方法；第2部分（第3~4章）探讨了通过修复来促进恢复；第3部分（第5~8章）讨论了通过适应来促进恢复；第4部分（第9~11章）关注通过缓解症状来促进恢复；第5部分中的第12章分析了协同管理方法，第13章提供了如何为常见的肌肉骨骼疼痛情况构建功能性和全周期的方法的信息。本书配有照片，展示了如何将功能训练融入日常活动中，即构建“生活健身房”。

第1部分
管理原则

在本书的这一部分，你将探索如何基于个体自身的运动库构建锻炼管理计划，以及如何将管理计划与患者的病情相匹配，使管理计划个性化和特定于病情。

- 功能性方法的原则（个性化锻炼）
- 全周期方法的原则（如何将锻炼与患者的恢复过程进行匹配）

第 1 章

一个功能性的方法：个性化管理

探索功能性管理的起点是确定这种恢复方法的目标。一个人的功能能力或“功能性”被认为是有效、高效、舒适地执行日常活动的能力。然而，各种肌肉骨骼疾病和疼痛情况会影响这种能力。因此，功能恢复的目标是通过使用个体自身的运动库，使其恢复到受伤前的能力水平。

假设在一次治疗中，有两名因膝部受伤接受运动处方的患者。其中一名患者是热衷于打网球的球员，另一名患者则是健身和体能爱好者。我们该如何构建他们的功能性运动管理计划呢？这两个病例之间有哪些相似之处，又有哪些不同之处？我们该如何进行个性化管理？个性化的运动方案是否能够改善治疗效果？要探讨这个问题，我们首先需要了解什么是锻炼。

什么是锻炼

这些活动中哪些会被视为锻炼：爬楼梯、提着购物袋回家、推着婴儿车上山、反复弯腰清理地上的杂物、打扫房屋、铺砖、进行园艺活动，或者在健身房举重、在跑步机上行走或奔跑，或在瑜伽课上做伸展运动？

许多人往往认为第一组日常活动是一些不受欢迎的琐事。当某项活动达到一定的强度水平并重复一定的次数时，人们通常会将其视为运动。此外，我们也将运动与特定的装备、运动服装或像健身房这样的专门空间联系起来。在这种心态下，人们认为运动和体育活动能够带来与日常非娱乐活动不同的健康和健身好处。

从理性的角度来看，所有的人类活动都提供某种形式的生理、物理和心理挑战。我们认为某项活动是锻炼而不是日常活动，通常是因为它在特定的心态和环境下进行，而不是因为它与日常活动有真正的生理或物理上的区别。从身体的角度来看，提一个洗衣篮可能和在健身房举重锻炼差不多。锻炼可能也取决于个体的能力水平。对于一个年纪很大或卧床数周的病人来说，看起来不具有挑战性的日常活动，比如翻身下床，也可能成为一项让他极度疲劳的运动。同样地，对于正处于术后下肢康复阶段的人来说，起身和坐下或行走也是具有挑战性的任务。

那么，有没有不被视为运动的身体活动呢？当然有，如休息或安静坐着被认为是一种代谢较低、对身体施加极小物理负荷的活动[1]；因此，虽然这些身体活动对我们的健康很重要，但不太可能对康复有所帮助。然而，缓慢步行虽然代谢较低，但在中风或手术后的康复中可能是一项难度高的身体挑战。从肌肉骨骼疾病恢复的角度来看，似乎所有身体活动都可以用于恢复、维持或提高表现，并提供广泛的健康益处。以下内容构成了广义的运动和恢复性运动的基础。

锻炼是一个人为了维持或提高身体表

现或健康水平而采取的行为。

功能训练是一个人为了恢复他们的身体表现或健康水平而采取的行为。

这些定义包含了这样一个观点：所有人类活动，包括日常活动，都可以被视为恢复性运动，并有助于恢复。但是，有没有支持这一观点的证据呢？

执行日常活动的好处

首先会想到一个问题，那就是不参与有组织的休闲运动计划的个体如何维持他们执行日常活动的身体能力，如我们如何在没有特意锻炼的情况下保持爬楼梯的能力？似乎，通过简单地执行日常活动，我们获得并保持了执行它们的能力（见图1.1A和B）。行走保持行走能力；起身和坐下保持起身和坐下能力；弯曲、扭转和伸手保持身体灵活性。这些日常活动包括行走、爬楼梯、提物品、蹲下、扭转等，大多数人都在自己的舒适区内完成。与体育相关的活动通常会给身体带来不适甚至疼痛，例如感到“肌肉燃烧”或呼吸急促而疼痛。总的来说，日常活动没有像体育锻炼一样提供同等程度的身体负担体验，因此大多数人不会认为它们是有益于健

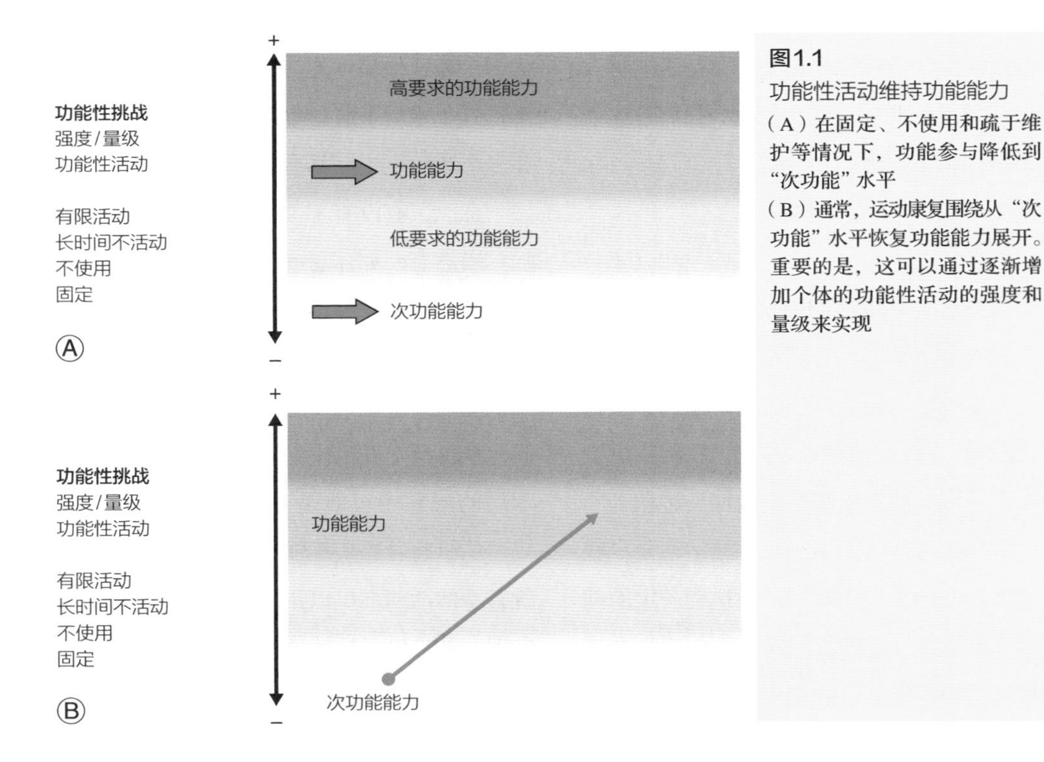

图1.1

功能性活动维持功能能力

（A）在固定、不使用和疏于维护等情况下，功能参与降低到“次功能”水平

（B）通常，运动康复围绕从“次功能”水平恢复功能能力展开。重要的是，这可以通过逐渐增加个体的功能性活动的强度和量级来实现

康的活动（比如打扫时使用吸尘器）。然而，这种区别与生理现实相去甚远。

我们许多日常活动为身体提供了巨大的挑战，这些活动可以维持我们的身体能力已经被广泛证实。图1.2展示了日常活动和娱乐活动对膝部施加的力。像步行这样的基本日常活动，会使膝部负荷达到我们体重的2.6倍，从坐位换到站立位则达到2.5倍体重。在下楼梯时，膝部所受的力相当于身体重量的3.5倍[2–5]。这样的负荷也会出现在身体其他部位。比如在盂肱关节中，举起一个1.4千克的水壶并将手臂伸直就会使该关节受到相当于整个身体重量的负荷（见图1.3）。即使像梳头这样简单的活动也会在盂肱关节处产生0.6~0.9倍体重的负荷[5]。同样，在腰椎方面，比较站立与其他日常活动产生的负荷发现，步行会给椎体增加1.7倍体重的负荷，上楼梯增加2.6倍体重的负荷，下楼梯增加2.2倍体重的负荷[6, 7]，起身离开椅子增加3.8倍体重的负荷，从侧卧位转换到仰卧位或相反的动作过程中增加2.2倍体重的负荷。在掌指关节处，像握笔这样简单的日常活动也可能产

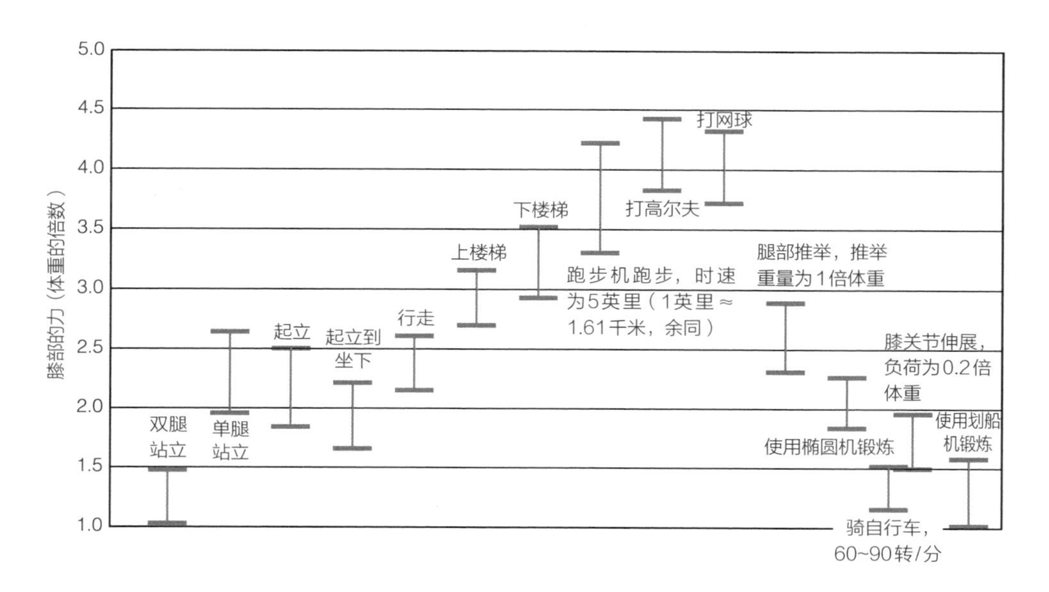

图1.2

日常活动和娱乐活动对膝部施加的力

（引自：Kutzner I, Heinlein B, Graichen F, Bender A, Rohlmann A, Halder A, et al. Loading of the knee joint during activities of daily living measured in vivo in five subjects. J Biomech. 2010; 43: 2164–73; and D'Lima DD, Steklov N, Patil S, Colwell CW. The Mark Coventry Award: in vivo knee forces during recreation and exercise after knee arthroplasty. Clin Orthop Relat Res. 2008; 466: 2605–11.）

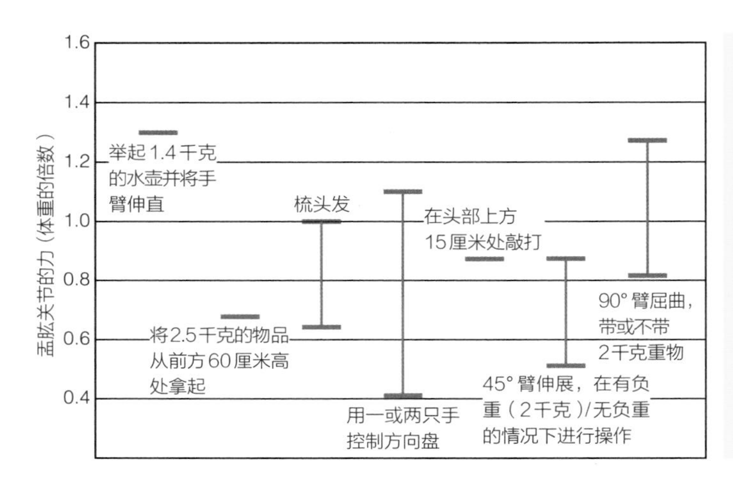

图1.3
日常活动对盂肱关节施加的力
（引自：Bergmann G, Graichen F, Bender A, Kääb M, Rohlmann A, Westerhoff P. In vivo glenohumeral contact forces: measurements in the first patient 7 months postoperatively. J Biomech. 2007; 40: 2139–49.）

生与一些髋部活动相同的巨大负荷[8]。在日常活动中，许多其他关节都会出现这样的负荷模式。

日常活动的健康益处不仅仅在肌肉骨骼系统上得到体现，这一现象已经在探索中等强度日常活动（工作或家务劳动）和娱乐性体育活动（如体育运动、在健身房锻炼等）对总体死亡率和主要心血管疾病的益处的研究中得到证实[9–12]。一项涉及13万名参与者的重要研究发现，无论物理活动的类型如何，中等强度的娱乐和非娱乐活动都与较低的死亡率和主要心血管事件风险相关[10]。每周进行较长时间的中等强度非娱乐活动已被证明可以提供可累积的心血管健康益处，甚至超过了在中等强度娱乐性体育活动中观察到的益处（见图1.4A和B）。以上的研究结果强调了日常活动在维持全身系统和肌肉骨骼健康方面的重要性。这些好处甚至适用于不进行休闲运动或体育活动的个体。这表明，参与日常活动可以为身体提供足够的挑战，以维持身体表现。

通过步行和日常的弯腰、举重、扭转和伸展等活动，我们可以保持步行能力和身体的灵活性，而不需要进行其他运动。这种现象在一个人的运动库中得到体现。在制订运动处方计划时，一个非常重要的原则是尽可能从运动库中选择活动进行运动管理（当然也有例外情况）。因为这些功能性活动可以维持人体的功能性，同时也提供基本的挑战，能够促进康复。这就是功能性管理的实质。它让人们参与日常活动，改变他们丢失的功能。功能性管理向患者传达的信息非常简单明了——练习你想要恢复的能力（或者说，只练习你想要恢复的能力）。我们可以观察到，大多数人在从疾病中康复时，只参与受影响的活动，就能取得很好的效果。因

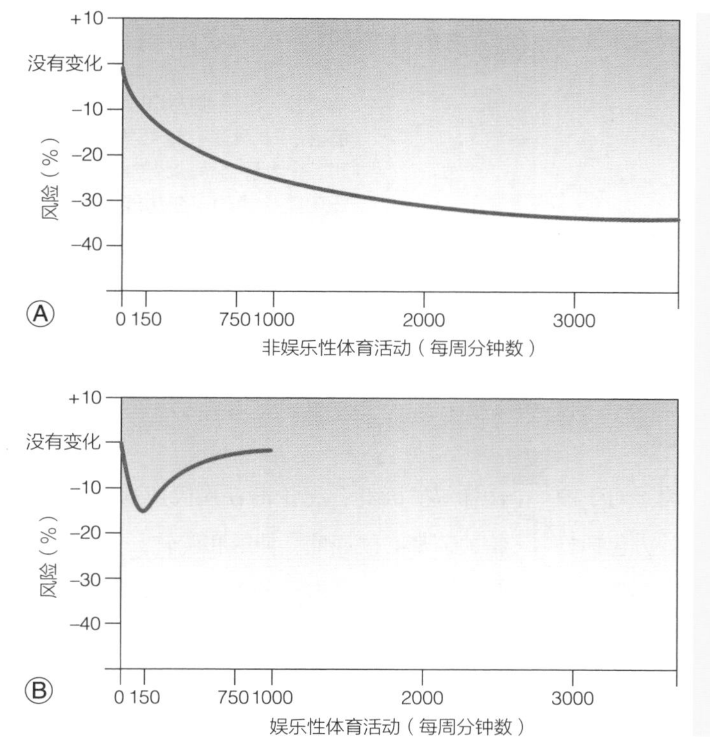

图1.4
体育锻炼对死亡率和心血管疾病的影响
（A）日常活动。（B）娱乐活动

此，如果日常活动可以成为如此有效的治疗工具，我们应该如何选择这些挑战？我们应该从哪里开始挑战呢？

创建功能训练运动处方的方法

最直接、最便捷的创建运动处方的方式是在个体自身的运动库范畴内，选择熟悉且曾经做过的动作和活动。这种运动处方被称为“功能训练”，是本书的核心理念之一。功能训练、功能恢复和功能性挑战都是这种方法的常见术语。

一个人的运动库可以分为两个主要类别：共享活动和个体独特活动（见图1.5）。共享活动与日常活动有关，例如进食、穿衣、通勤等，这些活动是大多数人在共享的社会文化领域中所进行的。个体独特活动包括特定于个人的活动，例如从事专业职业和娱乐活动，如演奏乐器、进行园艺活动、在健身房锻炼和进行体育运动等。一旦一个人学会了一个新的动作或活动，它就成了他的运动经验和运动库的一部分。

大多数患有肌肉骨骼疼痛疾病的个体都希望能够恢复到受伤前的身体能力。因此，功能训练运动处方旨在帮助个人尽可能地利

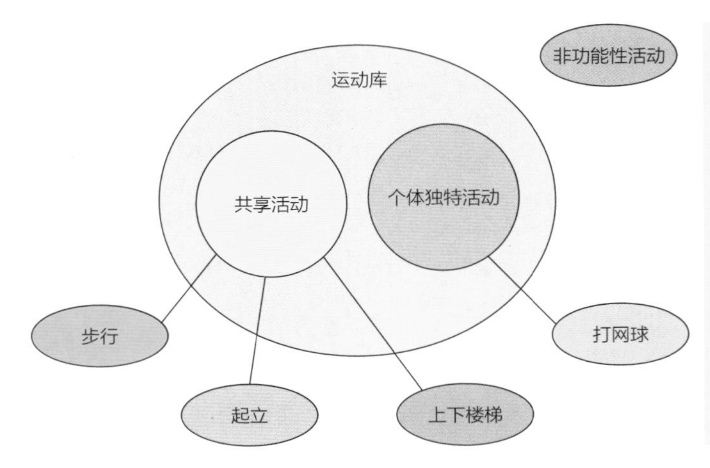

图1.5
一个人的运动库代表他的全部运动经验，包括他熟悉的活动。它包含了一系列共享和独特的活动。个人没有运动经验的活动是非功能性活动。在功能恢复中，矫正性练习来自个人的运动库

用自己的运动库，以恢复运动能力。对于肩部受伤或做过手术的个人，运动处方包括日常活动，例如伸手、举起、搬运等。根据他们的康复情况，可以添加来自独特运动库的运动。这些运动可以采用分级挑战的形式，例如为健身房爱好者提供逐渐增加重量的举重锻炼。个人运动库是个性化运动处方的基础。为什么要选择新的运动方式？使用个人已经掌握并习惯的方式即可。

构建功能训练管理计划

如何制订功能训练运动处方？我们需要知道针对特定身体部位或特定病理状况的具体锻炼吗？上肢锻炼和下肢或躯干锻炼有何不同？应该从哪里获取矫正性运动？

查看区域功能，如下肢（见图1.6A和B），可以解决这些问题。在共享的运动库中，下肢用于各种活动，如起身、站立、行走、爬楼梯等。因此，无论潜在病因或病理如何，膝关节都必须屈曲、伸展和旋转，参与所有腿部活动，并且需要考虑个人在环境中如何使用腿部，如坐起来、行走、爬楼梯等。现在，想象两个患者，他们都有不同的膝盖问题，例如，术后交叉韧带和半月板修复。这两种情况的处理方式是否不同？在这两种情况下，膝关节的生理活动范围（屈曲、伸展和旋转）都必须恢复，同时，膝关节还必须参与所有功能性的负重活动。因此，这两种情况的运动处方将完全相同。这个原则适用于任何膝关节病症，无论潜在的病理如何。处于急性扭伤、患骨关节炎、膝关节置换或半月板修复阶段的人仍然必须能够屈曲、伸展和旋转膝关节，以及站立、行走等。但是，踝关节的康复是否与膝关节管理不同？从功能角度来看，所有下肢关节都参与日常活动。在个人生活的环境中，踝关节必须背

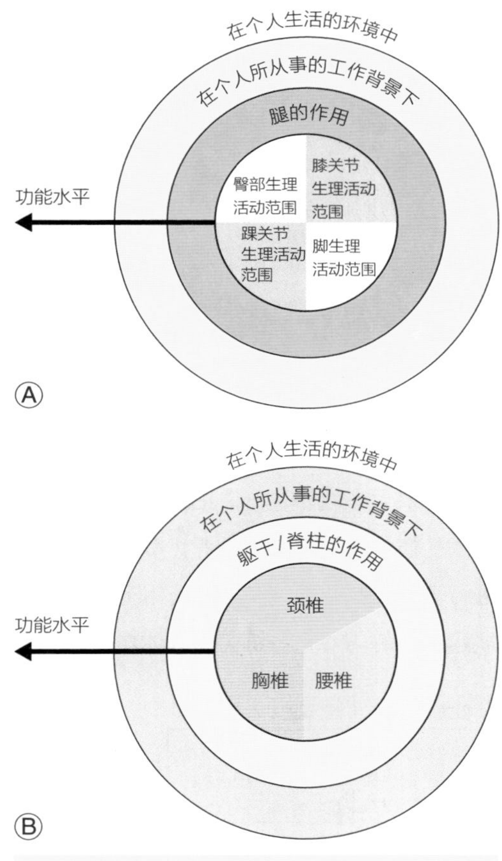

图1.6
构建功能训练运动处方的背景
（A）针对下肢。（B）针对躯干/脊柱
（引自：Lederman E. Neuromuscular rehabilitation in manual and physical therapy. Edinburgh: Churchill Livingstone; 2010.）

屈和跖屈，如站起来、行走、踢足球等。因此，所有的下肢关节病症都可以通过应用这种功能区域库来管理，不需要复杂或详尽的运动方案。

这一区域原则可以应用于管理各种上肢状况。在共享的功能性运动库中，上肢通常用于伸展、抓握、取回、携带和操纵物体等。从功能的角度来看，肩部、肘部、腕部和手都参与这个运动库，这意味着在所有上肢状况中，运动处方将相似，无论解剖位置、涉及的关节、组织，甚至潜在病理性质如何。例如，肩部冻结、肩峰下减压或肩部脱位术后的患者，仍然需要恢复执行需要伸展和取回动作的日常活动。

那么脊柱呢？或者更确切地说，躯干呢？运动处方会因为两个患者出现问题的位置不同而有变化吗？这个问题的答案可以通过另一个问题来探讨：有哪个人类活动是躯干没有参与的？在所有人类活动中，整个躯干都会参与其中，从行走、举重、弯腰、扭转、伸展、上下楼梯到打网球等。很难想象有一种活动不会使躯干处于某种形式的机械负荷状态或完全静息状态（即使躺下时，我们也会用到躯干肌肉来呼吸）。这意味着在一个人的功能能力范围中的所有活动都可以用来挑战躯干，不需要特定的背部锻炼。因此，背部和腰椎可以通过相同的日常活动促进康复。但如果有一个人接受过腰椎间盘突出切除术，另一个人接受过腹部或心脏手术，那么对躯干前后部的管理是相同的还是不同的呢？由于躯干整体参与所有人类活动，所有这些活动都可以成为矫正性护理的一部分。这意味着所有的功能性活动都可以用于治疗躯干任何部位的病理情况。

针对颈部疾病的运动处方可以遵循上述相同的原则。虽然颈部参与所有功能性活动，但它还有一个独特的功能，即支撑头部在与视觉、味觉和听觉相关的运动中移动。可以利用这个功能来改善颈部的运动。例如，可以在坐下或站立时通过跟随目光向右或向左转动颈部来进行颈部旋转，或者在行走时略微转头向患侧走。让患者进行颈部旋转运动与让他们在停车时转头没有生理上的区别。从以上的例子可以看出，身体可以分为4个主要的功能区域：下肢、上肢、躯干/脊柱和头颈部（见图1.7）。在任何一个给定的任务中，每个区域都有其独特的作用。这种人为的分区极大地简化了制订运动处方计划的过程。

治疗师不再需要为这4个区域中的每个病理构建特定的康复计划，而只需根据每个区域在受影响任务中所发挥的作用，给出相应的处方，如上面的例子所描述的那样。

非功能性管理

传统的运动处方通常基于力量和训练原则而设计，与个体的功能能力范围或康复目标差异很大。例如，一位正处于腿部术后恢复或受伤后恢复阶段的患者，常常会被指导进行类似于坐姿腿部卧推或使用阻力带的伸展运动等练习。这些练习与人体功能性活动

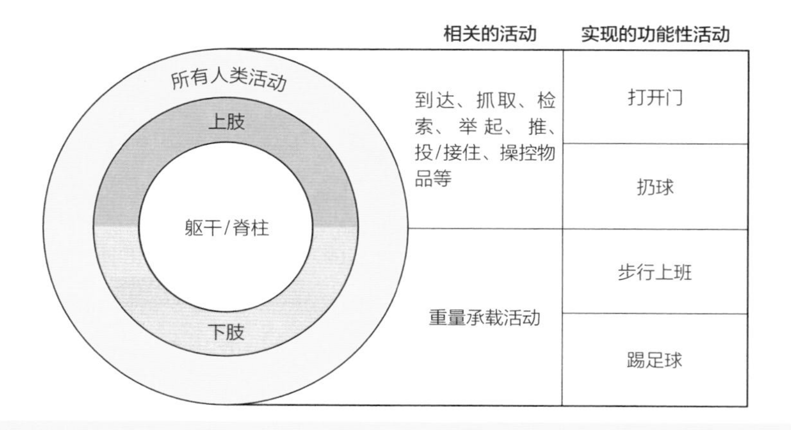

图1.7
整个身体都在日常活动中扮演着重要角色。然而，人体具有一些功能区域，这些区域与执行特定任务的能力密切相关，包括下肢、上肢、躯干/脊柱和头颈部。在任何给定任务的背景下，每个区域都有其独特的作用。运动处方的设计是基于这些功能的。然而，在功能康复中，目标是帮助患者恢复执行受影响的任务的能力，因此在大多数运动处方中，所有的功能区域都需要参与任务。例如，可以通过简单的向侧面伸手的运动来恢复患侧手臂、躯干和腿部的功能

毫无关系，很可能超出了个人的运动经验。在功能训练中，“非功能训练”指的是个体不熟悉的运动和活动，即超出其功能能力范围的运动和活动。

举个夸张的例子：想象一下给一位因腿部受伤正在康复的网球选手开出一个与其运动不相符的运动处方，比如踢足球。这样的管理看起来会不合适且无效。同样，为一位腿部受伤的跑步者开出打网球的运动处方，或者为一位肩部受伤的网球选手开出攀岩的运动处方也是不合适的。然而，我们常见到的一些运动处方与患者所期望恢复的功能（目标活动）完全不相关，这些处方类似于超出功能性的训练，例如为常见的腰背痛患者开出的核心稳定训练，复杂的伸展、器械健身或者抗阻力量训练等运动处方。这些训练与大多数人的功能需求毫不相关。传统的康复文献和训练实践主要关注的是超出功能性的康复。似乎这种越离谱、越远离可识别的功能性活动的训练，就越被赋予治疗价值。但是，这些超出功能性的训练对恢复功能，如起立、行走等有多大的帮助呢？为了使康复训练对目标活动产生积极影响，康复训练需要多接近目标活动呢？

近百年来，研究一直在探究训练与目标活动之间的相似度。到目前为止，科学界发现，指定的锻炼与目标活动越相似，收益就越大。即使两者之间存在轻微的不同，也会削弱训练成果在目标活动中的转化效果。这种现象在技能习得、体育表现以及运动康复中都被观察到了（详见第6章）[12]。例如，在中风康复中，指南建议优先选择特定任务的训练[13]。重要的是，改善集中在个人已接受训练的功能和活动范围内；本质上，我们只学习或提高我们已经练习过的东西。近期的一份综述研究也报告了老年人进行功能恢复时类似的训练成果转化不佳的问题[14]。报告表明，常用的阻力训练（非功能）对日常生活中的活动贡献有限，而功能恢复则显示出更多的益处。

有时候，不同活动之间的训练成果确实可以相互转移，但这种情况比较罕见且难以预测[12]。因此，采用功能训练方法可以消除这种不确定性，简化处方中训练的选择。本质上，如果训练的形式与目标活动相同，就能够减少对训练成果转移的依赖。这也大大简化了管理流程！

功能训练相对于非功能训练的优势

与非功能训练相比，功能训练有几个重要的好处。一方面，功能训练利用个体自身的运动资源，因此不需要额外的学习和持续的指导。另一方面，非功能训练对于个体来说是不熟悉的，个体必须在他们最不适合学习的时候学习一套新的活动，往往是在经历疼痛和运动能力丧失的时候。学习需要付出时间，需要集中精力和付出体力。非功能训练在训练期间创造了一个不利的情况，即个体高度依赖他人的指导和支持。我们必须记住，患者在会诊后会立即遗忘40%~80%的医疗指示，其50%是记忆不准确的[15, 16]。信息积累得越多，遗忘得越多。考虑到这些因素，难怪患者经常忘记如何执行他们所接受的运动处方。因此，保持简单和熟悉很重要。

功能训练可以让个体参与自己重视的活动（见第12章）来鼓励他们遵从和坚持[17-21]。一个热爱网球的人将非常愉快并高度积极地参与功能性网球训练，但让他们在健身房进行锻炼可能比较困难。因此，从患者自己熟悉的功能训练方法中选择运动，可以增强其遵从性。不确定哪种运动？只需问问患者他们想要恢复哪些活动。

功能恢复对于训练的现实性有着重要的意义。在功能训练中，运动挑战会被融入患者的日常活动中，患者可以随时随地进行练习。这些运动挑战就在他们的生活环境中，本质上，他们的生活就成了健身房。功能训练运动处方很少依赖于任何专业的健身设备或专用空间，而是利用日常物品和活动来改善损失的运动能力。相比之下，跑步机等健身器材价格昂贵，而简单的平地行走却是免费的。因此，功能训练方法更加廉价、容易实现，并且使自我保健更为简单。

从治疗师的角度来看，当面对许多额外的功能性锻炼时，功能训练可以简化临床管理。以腿部为例，没有必要专门记忆髋部、膝部、脚部、踝部或腿部特定肌肉的锻炼。此外，几乎不需要为每个腿部病理学掌握特殊的锻炼技巧。我们需要记住的是，无论解剖结构或病理的影响是什么，人们都需要从座位上站起来、站立、行走、爬楼梯（共享活动），最终踢足球（个体独特活动）。然而，了解个体从其伤病中恢复并重获功能的过程对管理是很重要的。这是下一章中讨论的全周期方法的基础。

功能训练带来了整体身体适应性，有助于恢复和支持个人的功能能力。这种功能适应性不会在非功能训练中发生。这可能解释了非功能训练在提供有意义的康复结果方面存在一些限制；有关锻炼适应性、训练特异性和训练收益转移的进一步讨论，请参见第5章和第6章。

非功能性管理的重要性

在某些情况下，非功能训练在康复计划中具有重要作用，特别是在急性创伤或手术后需要减少对受损组织的压力时，例如下肢肌腱手术后需要进行无自重锻炼。但是，一旦认为支撑体重的活动是安全的，治疗就应该从非功能训练转向功能训练。原则上，如果患者能够步行到诊所，那么就没有必要引入非支撑体重的运动挑战，如坐姿卧推等。一旦个体恢复了功能，就不需要再退回到非功能训练。

此外，有些情况下个体由于健康限制或环境限制无法进行功能性活动，例如中风或无法外出活动（个人安全问题，高密度交通，缺乏公园、人行道、体育或娱乐设施，不利的天气等）[22]。在这些情况下，可以引入非功能训练和活动，以提供必要的功能训练运动挑战。

关于非功能训练的说明：如果长时间练习，它们将成为个体运动库的一部分。因此，我们有时会使用“辅助性运动”一词，表示与日常活动不同的修复性运动（见第5章）。

功能恢复和管理目标

几年前，我接诊了一位患冻结肩超过一年的病人。她希望恢复的一个身体功能是在烹饪时能够将手伸到顶层的架子上。在治疗的两个月内，她能够将手臂在屈曲和外展时抬至肩高。然后她就不再出现了，几年后因她脚部的病症再次到访。我还记得她当时恢复得并不完全，于是问她肩膀的情况。她兴致勃勃地告诉我她对结果非常满意，尤其是能够伸手触碰顶层的架子。因为好奇，我请她演示了一下伸手的动作。她先将手臂举至肩高，然后抬高肩胛骨，最后屈肘90°，这样手就在头顶上了。在这个位置上，她的手能够触碰厨房的所有架子。从肢体活动度的角度来看，这在临床上算不上一个了不起的成功。对患者来说，这是一次巨大的成功，因为她恢复了自己想要恢复的能力。

一名舞者也患有冻结肩，经过3个月的治疗，他恢复了近乎完全的肩部屈曲。从临床角度来看，这样的进展似乎是一个巨大的成功。然而，对患者来说，这有些许不够理想。因为他根据专业的特殊需求设定的目标是两侧肩关节活动度（Range of Motion，ROM）绝对相等。

从患者的角度来看，他们的目标决定了治疗活动的性质，并且决定了治疗的终点和动态。这些目标是通过个体与其环境的互动确定的。在这种方法中，临床、运动和生物力学目标往往处于次要位置。在理想情况下，成功的结果是患者恢复其受伤前的能力，包括恢复活动范围、力量、耐力和速度，并能以最低的不适或疼痛水平成功执行受影响的活动。然而，在功能训练中，我们认同一项任务的成功执行不需要个人/身体完全恢复到受伤前的状态，每种损伤或退化的情况都可能在身体上留下一些痕迹，如疤痕、组织失活或运动控制变化。即使在这些情况下，因为身体有适应能力（利用替代的运动策略的能力），所以功能可以恢复。此外，身体有自我保护功能，因此在功能丧失之前，一定程度的生理和结构缺陷是可以被容忍的（请参见第7章）[23, 24]。

小结

- 一个人的所有身体活动就是他的运动库。
- 运动库包含一些可与其他人共享的运动经验，还包含一些个体独有的运动经验。
- 功能训练运动处方是根据个体自身的运动库构建的。
- 所有身体活动都是锻炼。
- 所有日常活动和运动都可以用于运动康复。
- 可以通过使用个人的运动库，使运动处方个性化。
- 非功能训练运动处方包括个人经验以外的活动、运动或动作。
- 在个体无法进行功能性活动的情况下，可以使用非功能训练运动处方提供必要的辅助运动挑战。
- 人体有4个功能区域：下肢、上肢、躯干和头颈部。
- 可能会使用类似的功能活动管理这些区域中的肌肉骨骼疾病。
- 向患者传递的信息："你的情况可以通过日常活动得到改善。"

参考文献

[1] Haskell WL, Lee IM, Pate RR, Powell KE, Blair SN, Franklin BA, et al. Physical activity and public health: updated recom-mendation for adults from the American College of Sports Medicine and the American Heart Association. Circulation. 2007; 116: 1081.

[2] Kutzner I, Heinlein B, Graichen F, Bender A, Rohlmann A, Halder A, et al. Loading of the knee joint during activities of daily living measured in vivo in five subjects. J Biomech. 2010; 43: 2164–73.

[3] D' Lima DD, Steklov N, Patil S, Colwell CW. The Mark Coventry Award: in vivo knee forces during recreation and exercise after knee arthroplasty. Clin Orthop Relat Res. 2008; 466: 2605–11.

[4] D' Lima DD, Fregly BJ, Patil S, Steklov N, Colwell CW Jr. Knee joint forces: prediction, measurement, and significance. Proc Inst Mech Eng H. 2012; 226: 95–102.

[5] Bergmann G, Graichen F, Bender A, Kb M, Rohlmann A, Westerhoff P. In vivo glenohumeral contact forces: measurements in the first patient 7 months postoperatively. JBiomech. 2007; 40: 2139–49.

[6] Rohlmann A, Petersen R, Schwachmeyer V, Graichen F, Bergmann G. Spinal loads during position changes. Clin Biomech (Bristol, Avon). 2012; 27: 754–8.

[7] Rohlmann A, Dreischarf M, Zander T, Graichen F, Bergmann G. Loads on a vertebral body replacement during locomotion measured in vivo. Gait Posture, 2014; 39: 750–5.

[8] Butz KD, Merrell G, Nauman EA. A three-dimensional finite element analysis of finger joint stresses in the MCP joint while performing common tasks. Hand (N Y). 2012; 7: 341–5.

[9] Ekblom-Bak E, Ekblom B, Vikstrm M, de Faire U, Hellénius ML. The importance of non-exercise physical activity for cardiovascular health and longevity. Br J Sports Med. 2014; 48: 233–8.

[10] Lear SA, Hu W, Rangarajan S, Gasevic D, Leong D, Iqbal R, et al. The effect of physical activity on mortality and cardiovascular disease in 130 000 people from 17 high-income, middle-income, and low-income countries: the PURE study. Lancet 2017; 390: 2643–54.

[11] Soares-Miranda L, Siscovick DS, Psaty BM, Long-

streth WT, Mozaffarian D. Physical activity and risk of coronary heart disease and stroke in older adults: the Cardiovascular Health Study. Circulation 2016; 133: 147–55.

[12] Schmidt RA, Lee TD. Motor control and learning. 4th ed. Stanningley, UK: Human Kinetics; 2005.

[13] Veerbeek JM, van Wegen E, van Peppen R, van der Wees PJ, Hendriks E, Rietberg M, et al. What is the evidence for physical therapy poststroke? A systematic review and meta-analysis. PLoS One. 2014; 9: e87987.

[14] Liu C, Shiroy DM, Jones LY, Clark DO. Systematic review of functional training on muscle strength, physical functioning, and activities of daily living in older adults. Eur Rev Aging Phys Act. 2014; 11: 144.

[15] Kessels RP. Patients' memory for medical information. J R Soc Med. 2003; 96: 219–22.

[16] Anderson JL, Dodman S, Kopelman M, Fleming A. Patient information recall in a rheumatology clinic. Rheumatol Rehabil. 1979; 18: 18–22.

[17] Schneider RC, Aiken FA. Effects of selected personal environmental, and activity characteristics on exercise adherence.

[18] Chan DK, Lonsdale C, Ho PY, Yung PS, Chan KM. Patient motivation and adherence to postsurgery rehabilitation exercise recommendations: the influence of physiotherapists' autonomy-supportive behaviors. Arch Phys Med Rehabil. 2009; 90: 1977–82.

[19] Minor MA, Brown JD. Exercise maintenance of persons with arthritis after participation in a class experience. Health Educ Behav. 1993; 20: 83–95.

[20] Jolly K, Taylor R, Lip GYh, Greenfield S, Raftery J, Mant J, et al. The Birmingham Rehabilitation Uptake Maximisation Study (BRUM). Home-based compared with hospital-based cardiac rehabilitation in a multiethnic population: cost-effectiveness and patient adherence. Health Technol Assess. 2007; 11: 1–118.

[21] Schwarzer R, Luszczynska A, Ziegelmann JP, Scholz U, Lippke S. Social-cognitive predictors of physical exercise adherence: three longitudinal studies in rehabilitation. Health Psychol. 2008; 27: S54–S63.

[22] World Health Organization. Global strategy on diet, physical activity and health. Physical inactivity: a global public health problem; 2019.

[23] Lederman E. Neuromuscular rehabilitation in manual and physical therapy. Edinburgh: Churchill Livingstone; 2010, p.178.

[24] Lederman E. The fall of the postural-structural-biomechanical model in manual and physical therapies: exemplified by lower back pain. J Bodyw Mov Ther. 2011; 15: 131–8.

第2章

一个全周期的方法：构建针对损伤的管理计划

想象以下3种常见的临床情况：一位患者刚刚接受了膝关节手术；另一位患者经历了8周的膝关节固定治疗；还有一位患有中度关节炎并伴有慢性膝关节疼痛。这3种不同的状况都出现在同一个解剖位置。在这些情况下，如何针对不同的情况构建运动处方？这些情况中有哪些共同或特殊的治疗要素？选择适合个体情况的运动基于哪些指导原则？

所有肌肉骨骼疾病和疼痛病症的康复都有一个共同原因——个体启动自我愈合和自我恢复过程的惊人能力。任何物理治疗（包括运动处方）的成功都高度依赖于这些恢复过程。促进这些恢复过程是全周期康复的治疗目标。因此，对于扭伤踝部的患者，康复主要是促进踝部恢复的过程。

在全周期的治疗中，我们的目标是识别与疾病相关的恢复过程，并与患者共同创建能够支持这些恢复过程的环境。这些环境是多维的，包括身体、行为、心理和社会等方面。体育活动和锻炼被视为这种恢复环境的一部分。

3个恢复过程

全周期的方法认为，一个人可以通过3个主要过程从肌肉骨骼疾病和疼痛状况中恢复，分别是修复、适应和缓解症状（见图2.1）[1]。如果一个人扭伤了膝关节或接受了手术，他会期望通过组织修复的过程恢复功能[2–5]。如果一个人的膝关节因为骨折而被固定，那么将导致多系统适应性改变，影响所有肌肉骨骼组织、神经肌肉控制以及血管和淋巴系统[6–9]。拆除石膏后的功能恢复也将依赖于影响这些组织和系统的适应性过程[6, 10–12]。

一位轻度的髋股关节骨关节炎患者经历了数月的慢性疼痛。治疗数周后，情况显著改善。假设在治疗开始前和几周后，在患者没有疼痛时进行了膝关节X射线检查，我们是否会在影像上看到“之前”和“之后”的差异呢？很可能X射线检查结果不会有太大变化：潜在的关节病变仍然存在。这种现象在许多慢性肌肉骨骼疾病中都能观察到，例如慢性腰痛和肌腱病变[13–18]。尽管存在永久

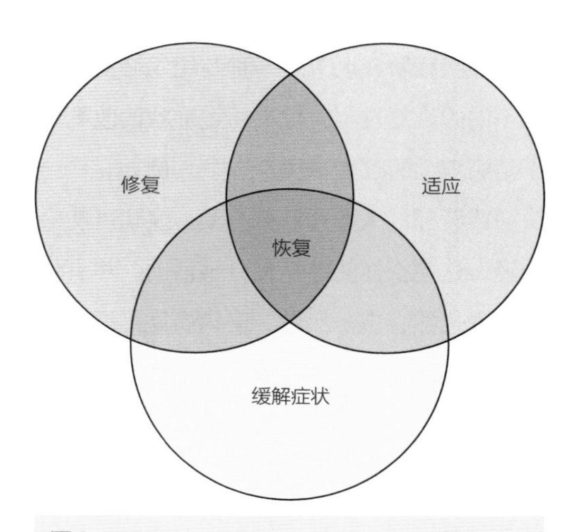

图2.1
肌肉骨骼疾病和疼痛病症的功能恢复主要通过3个过程实现，即修复、适应和缓解症状

性组织病理变化，例如骨关节炎的变化，功能能力仍然可以恢复。因此，这种情况下，人们是通过哪种过程恢复了功能呢？我们可以排除修复和适应。已经证实，组织修复，特别是疼痛的炎症阶段的组织修复，持续时间为几天到2周（不包括自身免疫等情况）。这意味着在持续数月或数年的慢性疼痛病症中，维持疼痛体验的机制不太可能与修复过程有关，或者说从慢性疼痛中恢复不太可能是通过解决修复问题实现的（请参见第9章）。适应性组织变化也不太可能是功能恢复的原因。这种关节表面或脊柱的病理性结构变化（例如骨关节炎、椎间盘退化等）不太可能以任何有意义的方式再生或正常化来实现功能的恢复。因此，在存在不可逆的病理变化的情况下，是否还有其他选择来恢复功能呢？

症状缓解或调节是一种与组织修复或适应不同的恢复过程，可以通过症状的改变而不是病理学的改变来实现[19–21]。例如，一个头痛或背痛的人服用止痛药后，症状可能会减轻，这使得他能够恢复日常活动，尽管他的病理仍然存在。因此，症状恢复可以是一种有效的治疗方式，即使潜在的病变并没有被完全治愈。

大多数肌肉骨骼疾病和疼痛病症通过3种恢复过程中的一种或多种的组合来改善（见图2.2A和表2.1）。任何存在近期组织损伤的疾病主要与修复性恢复有关[22]。修复性恢复包括急性脊柱和椎间盘损伤、神经根刺激、关节/韧带/肌肉扭伤或拉伤、肌肉撕裂等情况的恢复。这种恢复形式将在第3章进一步讨论。

适应性恢复通常出现在慢性病症以及修复的后期重塑阶段。适应性过程是许多病症恢复的基础，例如创伤和手术后的长期挛缩以及冻结肩的僵硬期[23–26]。此外，中枢神经系统的受损恢复，例如中风和头部创伤，也常常依赖于适应性过程。中枢神经系统的可塑性、运动学习以及习惯或行为变化，都与适应性过程相关联。因此，转换姿势、进行任务学习和提高技能以及体育表现，都取决于身体的适应能力。关于适应性恢复的更多内容，请参见第5章。

缓解症状在许多慢性病症的康复过程中起着重要作用，例如腰背痛和颈痛[13, 15–18]、骨关节炎[27–29]、疼痛性肌腱炎[30–32]以及其他未能解释的区域性挥鞭伤[33, 34]。在缓解症状方面的恢复将在第9章和第10章进一步讨论。需要注意的是，即使没有症状改善，恢复功能性活动也是可能的。缓解症状可以通过心理过程实现，在这个过程中个体对疼痛的态度或与疼痛的关系发生变化。在慢性疼痛的情况下，人们可能会对疼痛和运动感到害怕。通过克服这些焦虑，例如通过运动，他们可能会重新参与功能性活动，尽管他们的疼痛程度可能保持不变。

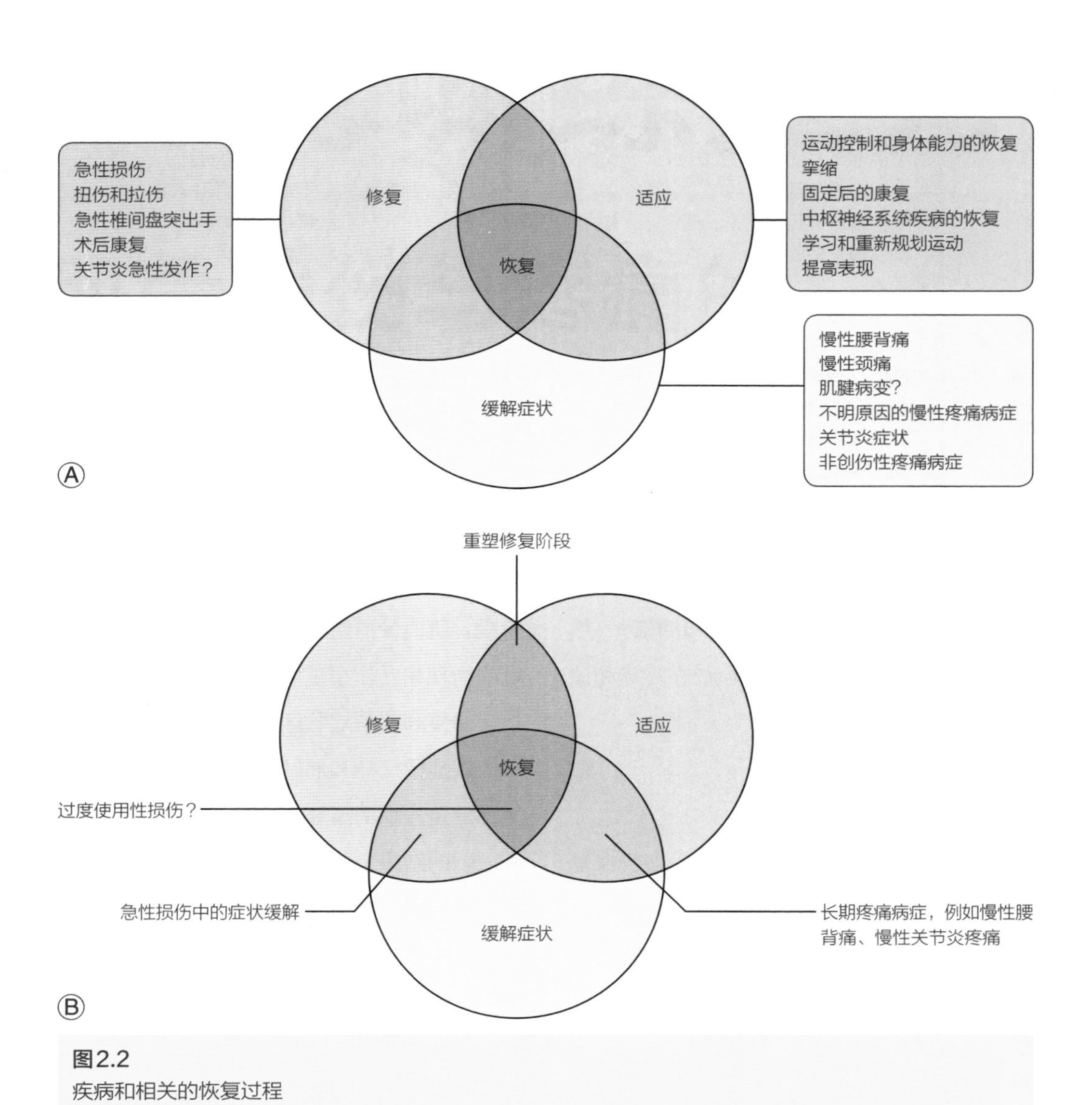

图2.2

疾病和相关的恢复过程

（A）与常见的肌肉骨骼疾病和疼痛病症相关的恢复过程。（B）与恢复过程相关的病症

表2.1 常见肌肉骨骼疾病和疼痛病症的相关恢复过程

恢复过程	修复	适应	缓解症状
病症	所有在炎症，细胞增殖、恢复情况下的急性的病症，例如： 所有组织损伤 急性疼痛（有或没有受伤） 关节和肌肉扭伤 急性腰背痛和颈痛（包括椎间盘相关疾病） 手术后 钝性创伤 冻结肩疼痛期 急性肌腱病变 慢性疼痛症状的急性复发，例如腰背痛和关节炎，以及过度使用性损伤	所有影响功能能力和表现的病症，例如： 影响任务表现的病症 影响任务组成部分（力量、耐力、速度和活动范围、平衡和协调）的病症 固定后、停止训练、活动范围丧失（例如冻结肩的僵硬期） 诱导结构/生物力学改变 慢性肌腱病变? 中枢神经系统损伤 姿势和运动再教育/康复 增强/恢复任务表现	所有超出了预期的修复时间的病症，例如： 所有持续的疼痛 不适和僵硬经历 慢性腰背痛和颈痛 慢性关节炎疼痛 慢性肌腱病变? 过度使用性损伤?

通过缓解症状实现功能恢复并不局限于疼痛，还包括其他的不适症状，例如僵硬、感觉异常以及情感异常（焦虑和抑郁）。然而，基于本书的目的，重点应放在疼痛和僵硬上。

重叠过程

在许多情况下，恢复往往涉及多种恢复过程的组合。这可由图2.2B中的重叠区域表示。在临床实践中，多个过程可能会在任何特定的病症中重叠，通常其中一种过程会占主导地位。

修复和适应区域的重叠部分表示损伤后组织重塑所伴随的修复过程。初始阶段，修复过程由炎症主导，但随着时间的推移，过程逐渐转向增殖并进入后期重塑过程[22]。特别是重塑阶段，其本质上具有适应性，能够帮助组织恢复生物力学和生理特性。在这一阶段，肌肉骨骼组织会不断地根据个体与环境的物理相互作用重塑[35–43]。

修复和缓解症状区域的重叠部分通常与急性病症中疼痛和僵硬的缓解有关。这种恢复部分是炎症消退和受损部位痛觉兴奋性逐渐减弱的结果。一些症状的改善与中枢和外周敏化的减少有关（见第9章）。这个重叠区域还代表了由外周神经病变引起的运动或感觉异常的恢复。这些病症的恢复取决于成功解决受影响神经或者外周组织或结构（如椎间盘损伤中的神经根压迫）的修复问题。

适应和缓解症状区域的重叠部分代表大多数慢性肌肉骨骼疾病和疼痛病症的恢复。慢性疼痛病症通常与中枢敏化有关——这是一种与神经可塑性和适应有关的过程（见第9章）[21]。这种恢复过程在慢性腰背痛和颈痛、手术后持续性疼痛和骨关节炎等病症中可见。在这些疾病中，恢复可能是由于长期的脱敏——这是一种与神经可塑性相关的自适应中枢神经系统过程[21]。

多维康复环境

想象一个在脚踝骨折后拆掉石膏的人。他的功能恢复高度依赖于负重活动，如行走和上楼梯。而功能恢复则取决于认知和心理因素、动机、需求和功能目标，如“回到工作中，能够再次打网球”等。这种恢复行为也会受到多种环境因素的影响，包括社交（与朋友外出）、职业（步行上班）和娱乐（骑自行车、跑步）等。全周期的方法旨在与患者共同创建能够支持和优化恢复过程的环境（见图2.3）。该方法包括针对每个恢复过程的独特管理方法（见第2~4部分），以及适用于3个恢复过程的管理方法（见第12章和图2.4）。恢复环境包含物理、行为、心理-认知和社会-文化元素。挑战个体运动缺陷的运动和活动是该环境的物理方面的重要组成部分。这些管理方面的考虑因素将在下一章中进行讨论。

将恢复行为模式引入运动管理

在全周期的方法中，治疗围绕着被认为有助于恢复功能的行为展开。恢复功能的行为大多模仿人类在自然环境中自然而然地改善病症的行为，并参考康复和疼痛科学的研究成果。

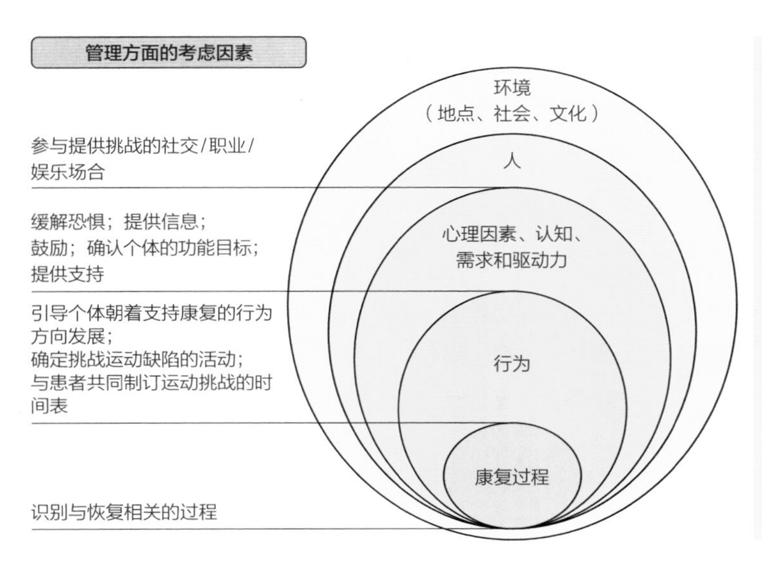

图2.3
恢复过程的优化取决于支持它们的环境

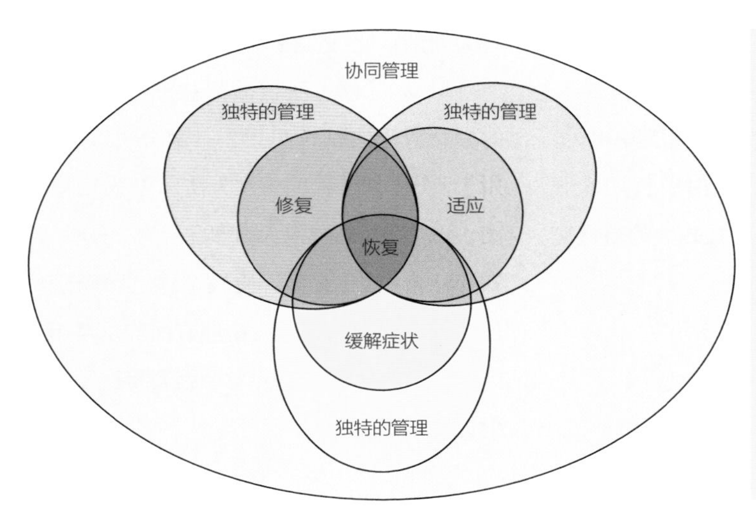

图2.4
每个恢复过程都有独特的管理方式，同时也有适用于3个过程的管理方式

个体在康复过程中采取的行动或行为对康复有着重要的影响。当个体经历受伤、疼痛或功能丧失时，会倾向于调整其运动行为。在受伤时，这种特定行为的作用是支持与修复相关的潜在生理过程，例如减少能让踝部扭伤（组织损伤和炎症反应）的负重活动（行为）。这被称为康复行为的保护阶段。在修复过程的某个时刻，个体将开始挑战恢复其损失的运动功能，这种参与形式被称为康复行为（见图2.5）的恢复阶段。

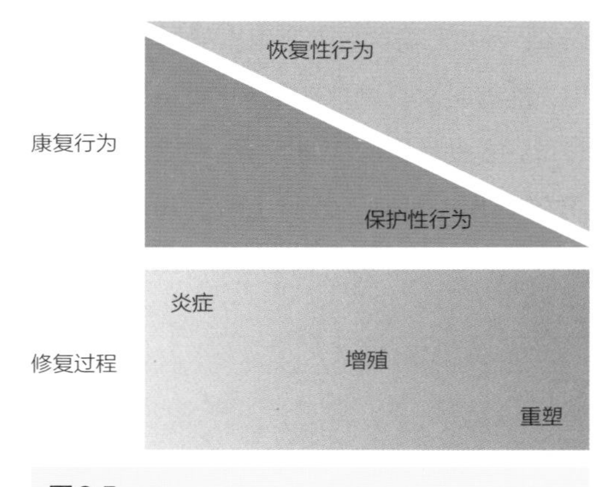

图2.5
康复行为包括与早期修复阶段相关的保护性阶段。在后期阶段，会转向恢复性阶段，个体挑战恢复其损失的运动功能

基本上，运动治疗是以这些恢复行为为模板的。运动治疗努力让个体参与这些行为，根据潜在的恢复过程来增强或减弱这些行为。例如，减弱的运动挑战用于支持修复的早期阶段（保护性行为）。这些挑战可以被放大以支持后期重塑修复阶段（恢复性行为）。

小结

- 我们都具有自我愈合、自我恢复的能力。
- 存在3个明显的自我恢复过程：修复、适应和缓解症状。
- 大多数肌肉骨骼疾病和疼痛病症通过这些过程中的一种或多种的组合恢复。
- 运动处方的设计以个体的自我恢复能力为模板。
- 恢复过程受个体的环境和行为影响。
- 恢复环境是多维的，包括物理、行为、心理-认知、文化或社会-文化元素。
- 全周期的方法旨在与个体共同创造支持3个恢复过程的环境。
- 3个恢复过程具有独特和共同的管理要素。
- 构建运动治疗计划时，应自问："这个个体将通过哪种恢复过程进行恢复？"

参考文献

[1] Lederman E. A process approach in osteopathy: beyond the structural model. Int J Osteo Med. 2017; 23: 22–35.

[2] Witte MB, Barbul A. General principles of wound healing. Surg Clin North Am. 1997; 77: 509–28.

[3] Mutsaers SE, Bishop JE, McGrouther G, Laurent GJ. Mechanisms of tissue repair: from wound healing to fibrosis. Int J Biochem Cell Biol. 1997; 29: 5–17.

[4] Enoch S, Leaper DJ. Basic science of wound healing. Surgery (Oxford). 2008; 26: 31–7.

[5] Bunker DL, Ilie V, Nicklin S. Tendon to bone healing and its implications for surgery. Muscles Ligaments Tendons J. 2014; 4: 343–50.

[6] Kidd G, Lawes N, Musa I. Understanding neuromuscular plasticity: a basis for clinical rehabilitation. London: Edward Arnold; 1992.

[7] Liepert J, Tegenthoff M, Malin JP Changes of cortical motor area size during immobilization. Electroencephal Clin Neurophysiol. 1995; 97: 382–6.

[8] Muijka M, Padilla S. Muscular characteristics of detraining in humans. Med Sci Sports Exerc. 2001; 333: 1297–1303.

[9] Seki K, Taniguchi Y, Narusawa M. Effects of joint immobilization on firing rate modulation of human motor units. J Physiol. 2001; 530: 507–19.

[10] Tillman LJ, Cummings GS. Biology mechanisms of connective tissue mutability. In: Currier DP, Nelson RM, editors. Dynamics of human biological tissue. Philadelphia: FA Davies; 1993. Ch.1, pp.1–44.

[11] Lederman E. The science and practice of manual therapy. Edinburgh: Elsevier; 2005.

[12] Lederman E. Neuromuscular rehabilitation in manual and physical therapy. Edinburgh: Churchill Livingstone; 2010.

[13] Savage RA, Whitehouse GH, Roberts N. The relationship between the magnetic resonance imaging appearance of the lumbar spine and low back pain, age and occupation in males. Eur Spine J. 1997; 6: 106–14.

[14] van Tulder MW, Assendelft WJ, Koes BW, Bouter LM. Spinal radiographic findings and non-specific low back pain. A systematic review of observational studies. Spine (Phila Pa). 1997; 22: 427–34.

[15] Waddell G, Burton AK. Occupational health guidelines for the management of low back pain at work: evidence review. Occup Med (Lond). 2001; 51: 124–35.

[16] Borenstein DG, O’Mara JW Jr, Boden SD, Lauerman WC, Jacobson A, Platenberg C, et al. The value of magnetic resonance imaging of the lumbar spine to

predict low-back pain in asymptomatic subjects: a seven-year follow-up study. J Bone Joint Surg Am. 2001; 83-A: 1306-11.
[17] Carragee E, Alamin T, Cheng I, Franklin T, Hurwitz E. Does minor trauma cause serious low back illness? Spine. 2006; 31: 2942-9.
[18] Kanayama M, Togawa D, Takahashi C, Terai T, Hashimoto T. Cross-sectional magnetic resonance imaging study of lumbar disc degeneration in 200 healthyindividuals. J Neurosurg Spine. 2009; 11: 501-7.
[19] Melzack R. From the gate to the neuromatrix. Pain. 1999; Suppl 6: S121-6.
[20] Grubb BD. 2004 Activation of sensory neurons in the arthritic joint. Novartis Found Symp. 260: 28-36.
[21] Woolf CJ. Central sensitization: implications for the diagnosis and treatment of pain. Pain. 2011; 152: S2-15.
[22] Eming SA, Krieg T, Davidson JM. Inflammation in wound repair: molecular and cellular mechanisms. J Invest Dermatol. 2007; 127: 514-25.
[23] Neer CS 2nd, Satterlee CC, Dalsey RM, Flatow EL. The anatomy and potential effects of contracture of the coracohumeral ligament. Clin Orthop Relat Res. 1992; 280: 182-5.
[24] Uhthoff HK, Boileau P. Primary frozen shoulder: global capsular stiffness versus localized contracture. Clin Orthop Relat Res. 2007; 456: 79-84.
[25] Johansson BB, Belichenko PV. Neuronal plasticity and dendritic spines: effect of environmental enrichment on intact and postischemic rat brain. J Cereb Blood Flow Metab. 2002; 22: 89-96.
[26] Molteni R, Zheng JQ, Ying Z, Gómez-Pinilla Fernando, Twiss JL. Voluntary exercise increases axonal regeneration from sensory neurons. Proc Natl Acad Sci U S A. 2004; 101: 8473-8.
[27] Staud R. Evidence for shared pain mechanisms in osteoarthritis, low back pain, and fibromyalgia. Curr Rheumatol Rep. 2011; 13: 513-20.
[28] Lee YC, Nassikas NJ, Clauw DJ The role of the central nervous system in the generation and maintenance of chronic pain in rheumatoid arthritis, osteoarthritis and fibromyalgia. Arthritis Res Ther. 2011; 13: 211.
[29] Murphy SL, Phillips K, Williams DA, Clauw DJ. The role of the central nervous system in osteoarthritis pain and implications for rehabilitation. Curr Rheumatol Rep. 2012; 14: 576-82.
[30] Alfredson H, Lorentzon R. Chronic tendon pain: no signs of chemical inflammation but high concentrations of the neurotransmitter glutamate. Implications for treatment? Curr Drug Targets. 2002; 3: 43-54.
[31] Khan KM, Forster B, Robinson J, Cheong Y, Louis L, Macean L, et al. Are ultrasound and magnetic resonance imaging of value in assessment of Achilles tendon disorders? A two year prospective study. Br J Sports Med. 2003; 37: 149-53.
[32] Rio E, Moseley L, Purdam C, Samiric T, Kidgell D, Pearce AJ, et al. The pain of tendinopathy: physiological or pathophysiological? Sports Med. 2014; 44: 9-23.
[33] Koelbaek Johansen M, Graven-Nielsen T, Schou Olesen A, Arendt-Nielsen L. Generalised muscular hyperalgesia in chronic whiplash syndrome. Pain. 1999; 83: 229-34.
[34] Stone AM, Vicenzino B, Lim EC, Sterling M. Measures of central hyperexcitability in chronic whiplash associated disorder: a systematic review and meta-analysis. Man Ther. 2013; 18: 111-17.
[35] J rvinen MJ, Lehto MU. Healing of a crush injury in rat striated muscle. 2. A histological study of the effect of early mobilization and immobilization on the repair processes. Acta Pathol Microbiol Scand A. 1975; 83: 269-82.
[36] J rvinen M Healing of a crush injury in rat striated muscle. 4. Effect of early mobilization and immobilization on the tensile properties of gastrocnemius muscle. Acta Chir Scand. 1976; 142: 47-56.
[37] J rvinen M. The effects of early mobilisation and immobilisation on the healing process following muscle injuries. Sports Med. 1993; 15: 78-89.

[38] Goldspink G. Malleability of the motor system: a comparative approach. J Exp Biol. 1985; 115: 375–91.

[39] Montgomery RD. Healing of muscle, ligaments, and tendons. Semin Vet Med Surg (Small Anim). 1989; 4: 304–11.

[40] Kiviranta I, Tammi M, Jurvelin J, Arokoski J, S m nen AM, Helminen HJ. Articular cartilage thickness and glycosaminoglycan distribution in the young canine knee joint after remobilization of the immobilized limb. J Orthop Res. 1994; 12: 161–7.

[41] Buckwalter JA, Grodzinsky AJ. Loading of healing bone, fibrous tissue, and muscle: implications for orthopaedic practice. J Am Acad Orthop Surg. 1999; 7: 291–9.

[42] Vanwanseele B, Eckstein F, Knecht H, Stussi E, Spaepen A. Knee cartilage of spinal cordinjured patients displays progressive thinning in the absence of normal joint loading and movement. Arthritis Rheum. 2002; 46: 2073–8.

[43] McNulty AL, Guilak F. Mechanobiology of the meniscus. J Biomech. 2015; 48: 1469–78.

第2部分 促进修复

在本书的这一部分中，你将探索如何为以下疾病制订运动管理计划。

所有预期修复时间范围内的急性病症和急性复发情况，例如：

- 所有急性组织损伤；
- 急性疼痛，无论是否有损伤；
- 关节和肌肉扭伤；
- 急性腰背痛和颈痛，包括椎间盘相关疾病；
- 手术后；
- 钝性创伤；
- 冻结肩疼痛期；
- 急性肌腱病变；
- 慢性疼痛病症的急性复发，例如腰痛和关节炎；
- 过度使用性损伤。

第3章

修复以促进恢复

“我（你）必须动起来。”

假设你现在需要为几位患者制订运动处方。他们的膝关节都出现了疼痛和肿胀。其中一位患者接受了交叉韧带手术，另一位接受了膝关节置换手术，还有一位患者的膝关节在最近的一次运动中扭伤并且发生了肿胀，这些情况都是在过去一周内发生的。针对这种情况，应该给出什么样的运动建议呢？是休息或避免做对关节造成压力的活动，还是进行运动呢？

让我们从进化的角度来看看这种情况。想象一下，现在是公元前5000年，你身处野外，刚刚扭伤了膝关节。你一个人，离下一个人类聚居地还有一周的步行路程，你面临同样的困境——休息还是行动。除了短暂的不动期外，你很快就必须移动，以寻找庇护和觅食。在这种情况下，膝关节修复必须在运动的情况下解决，而不是完全休息/不动（虽然一定程度的休息对修复有益）。从这个故事中，我们可能会得出结论：修复的生理学适应适宜在动态环境中解决。现在，情况几乎没有改变——运动仍然是急性损伤后有效的治疗方法。无论患有什么疾病，患者都会从运动而非静止不动的休息中受益。但是，我们能否将这种说法与任何科学研究相联系呢？

在20世纪70年代和80年代，观点发生了转变，运动开始作为一种促进修复的治疗方法。在那之前，大多数肌肉骨骼疾病和术后护理都是通过固定和长时间卧床来管理的。在那个时期，一些研究小组开始质疑这种做法，进行研究并尽早引入运动：通常在手术后一两天内，有时甚至在患者从手术中醒来之前[1]。研究发现，接受早期运动治疗的患者的住院时间更短，腿部水肿更少，疼痛减轻，术后粘连减少。早期的研究表明，即使是被动的关节运动也能带来改善[2]。这些发现凸显了运动对与修复相关的生物学过程有利。

本章将探讨修复过程如何进展和解决问题（见图3.1），以及如何利用运动构建最佳的恢复环境。此外，本章还将介绍一些非常有用的治疗技巧。

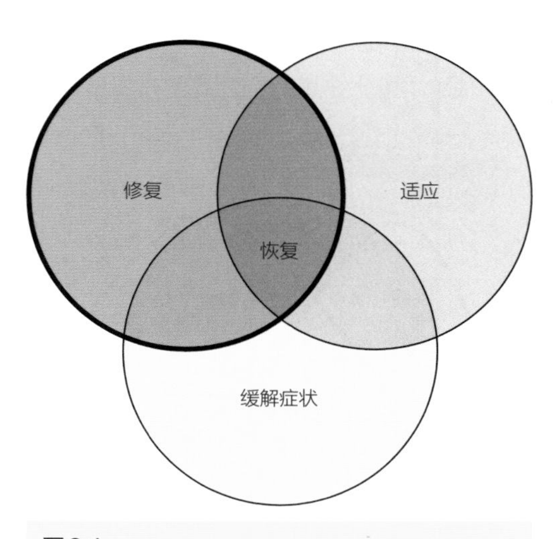

图3.1
通过促进修复实现功能恢复

修复过程

皮肤撕裂、椎间盘突出、肩胛上肌腱部分撕裂、踝关节扭伤、半月板损伤、骨折以及普通感冒，这些看起来是不同的疾病，然而，它们有着共同的生理修复机制——修复过程。当身体的任何部位出现组织损伤时，固有的“急救箱”会立即打开——修复过程负责恢复受损组织/器官的完整性、结构以及生物力学和生理特性。

修复过程是机体对组织损伤做出的愈合反应，其中破坏的组织被活体组织取代[3]。愈合反应可以采取修复和/或再生的形式。在修复中，原始的受损组织被瘢痕组织取代，这种组织愈合形式常见于皮肤创伤或韧带损伤。取代组织往往在生物力学/生理学上足够好，但比原始组织差。再生是指通过局部组织或器官特异性细胞的增殖，将受损组织替换为相同的组织。这常见于肌肉损伤，其中受损的肌细胞可以再生为功能完全的细胞。为了简化，这两种愈合形式通常统称为修复过程。

通常情况下，所有组织和器官的修复过程都遵循相似的顺序。这是一种生理联合反应，通常被描述为3个相互重叠的阶段——炎症阶段、增殖阶段和重塑阶段（见图3.2）[4]。本章和下一章将会讨论，运动处方是如何根据这些阶段构建的。为了了解何时、如何以及为什么要改变运动管理，我们需要更仔细地观察修复过程。

修复的过程类似于重建一座倒塌的建筑。

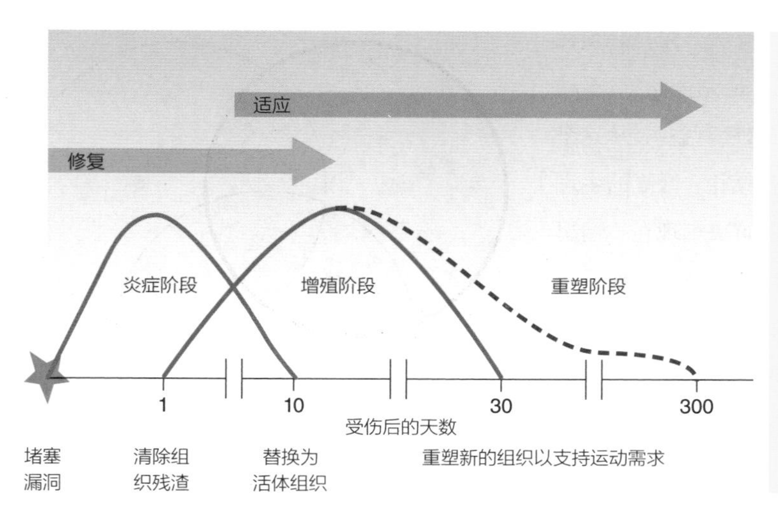

图3.2
修复的3个重叠阶段。在炎症和增殖阶段，损伤组织被移除并被活体组织所取代。需要注意的是，后续的重塑阶段是一种适应性过程

首批到达现场的工人会封住所有的漏洞并清除损坏的瓦砾。这基本上是在受伤后和炎症阶段中发生的。组织受损的瞬间，现场形成血凝块以封住漏洞和阻止血液渗漏。生物学上的血栓由纤维蛋白、血小板和红细胞混合受损处的细胞积极相互黏合而成[5,6]。与此同时，特异性的吞噬细胞（如中性粒细胞和巨噬细胞）被激活以寻找和清除受损的细胞和组织，清除伤口处的异物，在感染的情况下破坏病原体[5,6]。这些细胞的活动通常在受伤后最初的2~3天内达到高峰。

随后，初始的血凝块转化为肉芽组织，肉芽组织是一种生物的“胶水”和“填充材料”。肉芽组织内有再生的血管、吞噬细胞和成纤维细胞。后者是一群特殊的细胞，能够合成胶原纤维来强化肉芽组织。最初沉积的胶原形成了一种功能较弱的网状结构，几乎没有机械强度，并且很容易被剧烈的身体活动所干扰。

继续以重建建筑来比喻，增殖期类似于在受损的地点建立基本的脚手架。在这个阶段，肉芽组织被迅速替换为结缔组织（瘢痕组织）。同时，新的血管供应开始出现，新的血管侵入受损区域。这恢复了营养和氧气的供应，对成纤维细胞合成胶原蛋白至关重要。在引流方面，新的淋巴细胞开始再生于瘢痕内，形成最初的集合淋巴组织[7,8]。集合淋巴组织最终加入并重建了局部淋巴管道，以清除代谢废物。通常情况下，增殖期在受伤后2~3天内开始，于第14天左右达到高峰，持续3~4周[5,6]。

重建建筑的比喻也可以用来说明修复的重塑阶段。当所有的紧急工作都完成了（封闭、清理、黏合、填充和架设脚手架），初始的肉芽组织逐渐被更持久、更健壮的结缔组织取代。在这个阶段，胶原仍然有很高的工作效率，持续约4个月。此后，成纤维细胞和胶原周转数量逐渐减少。在重塑过程中，组织对运动所施加的力产生了生理和形态上的适应。正如后面将要讨论的那样，这种生物适应现象由一种被称为机械转导的生理过程控制（参见第5章）。在结缔组织中，重塑过程可能会持续一年甚至更长时间[5]。

在增殖和重塑阶段中，组织的抗张强度会逐渐增加。在动物模型中，经手术修复的肌腱在3周内恢复了原始强度的10%，6周内恢复了20%，9周内恢复了30%，12周后则恢复了50%[9]。因此，结缔组织的重塑速度相对较慢。与之相比，肌肉因撕裂而受损，3周内便能恢复86%的抗张强度，2个月内甚至能恢复高达96%[10]。皮肤创口在6周内恢复约70%的抗张强度[11]（见图3.3）。这些时间可变，并取决于众多因素，如损伤程度、手术程序、患者年龄、患者健康状况以及康复环境。

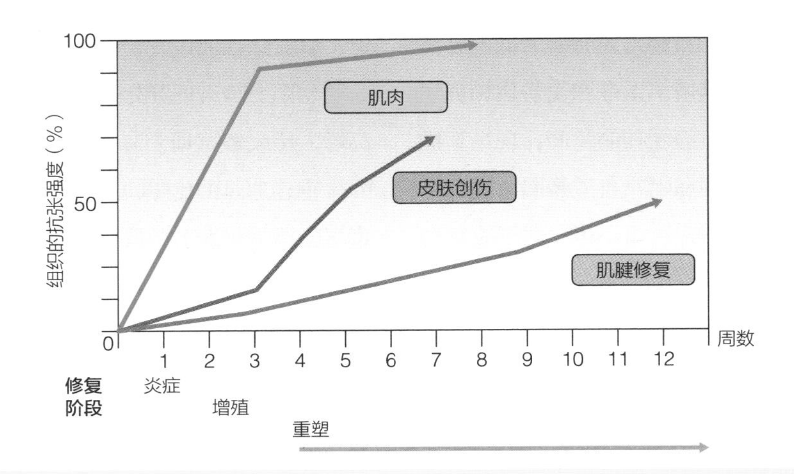

图3.3

手术修复后动物肌肉、结缔组织和皮肤的抗张强度。在临床上，它们的抗张强度随时间变化，并受许多因素影响，如损伤程度、患者年龄和健康状况

（引自：Kääriäinen M, Kääriäinen J, Järvinen TL, Sievänen H, Kalimo H, Järvinen M. Correlation between biomechanical and structural changes during the regeneration of skeletal muscle after laceration injury. J Orthop Res. 1998; 16: 197–206; Gelberman RH, Woo SL-Y, Lothringer K, Akeson WH, Amiel D. Effects of early intermittent passive mobilization on healing canine flexor tendons. J Hand Surg. 1982; 7: 170–5; and Ireton JE, Unger JG, Rohrich RJ. The role of wound healing and its everyday application in plastic surgery: a practical perspective and systematic review. Plast Reconstr Surg Glob Open. 2013; 1: e10–e19.）

修复和间质

间质为组织和器官相关细胞（如肌肉中的肌细胞和结缔组织中的成纤维细胞）提供微环境支持，同时还为营养物质的输送和代谢废物的清除提供介质[12]。此外，炎症过程也在间质中发生。

间质的结构像一个三维的海绵，主要由胶原纤维构成。它内部的空隙被凝胶（如糖胺聚糖）和各种细胞填充，其中包括服务于间质的特殊成纤维细胞和监测组织是否受到病原体入侵的免疫细胞[13]。许多间质基质的成分都是由特殊的类似成纤维细胞的看护细胞合成的[14]。这些看护细胞合成基质的胶原支架、填充基质的糖胺聚糖和去除这些成分的酶。这些看护细胞对机械刺激非常敏感，会根据运动反应性地合成基质成分[15]。身体活动对间质的稳态和修复起着重要作用。

间质包含微通道，允许组织液从毛细血管流动到初始淋巴管。像海绵一样，间质和初始淋巴管是可压缩–可变形的结构[14]。此结构中组织液的流动受到嵌入其中的组织定期挤压的影响；从本质上说，发生任何事件都可能导致间歇性组织变形（见图3.4）[16]。

运动和活动在流体动力学中发挥重要作用（见图3.5）。在锻炼过程中，骨骼肌的节律性收缩、心脏和动脉搏动、小动脉血管舒张和收缩、肌腱的周期性张力变化、筋膜平面的滑动、皮肤张力变化等都会提高流动性[17]。运动帮助大分子蛋白质通过相对较窄的间质微通道。在运动过程中，这些分子被间歇性组织挤压得变形，就像在蠕动。这个增强流动的系统可以被看作一个“跨间质泵”。

在炎症阶段，损伤部位的毛细血管扩张和通透性增加。这导致富含蛋白质的血浆渗漏到间质空间中，引起液体体积增加——水肿。通常，间质中的组织液流动相当缓慢，但在有炎症时流速增加了10倍[12]。水肿在物理治疗中经常有负面影响，但它是修复过程中必不可少的生理组成部分。它提供了一条供应和排出的“流动公路”，促进了液体、营养和大分子物质的传输；还增加了各种修复细胞对损伤部位的可及性。

增多的间质液体在细胞间的通信中扮演着重要角色。细胞间的通信就像建筑工地上不同工人之间进行广泛的交流，指导彼此的活动。细胞能够控制自己的运动和位置。类似地，间质、免疫和实质细胞通过释放大量信使分子，在这个扩张的液体介质中进行通信。这些分子包含调控与修复相关的所有细

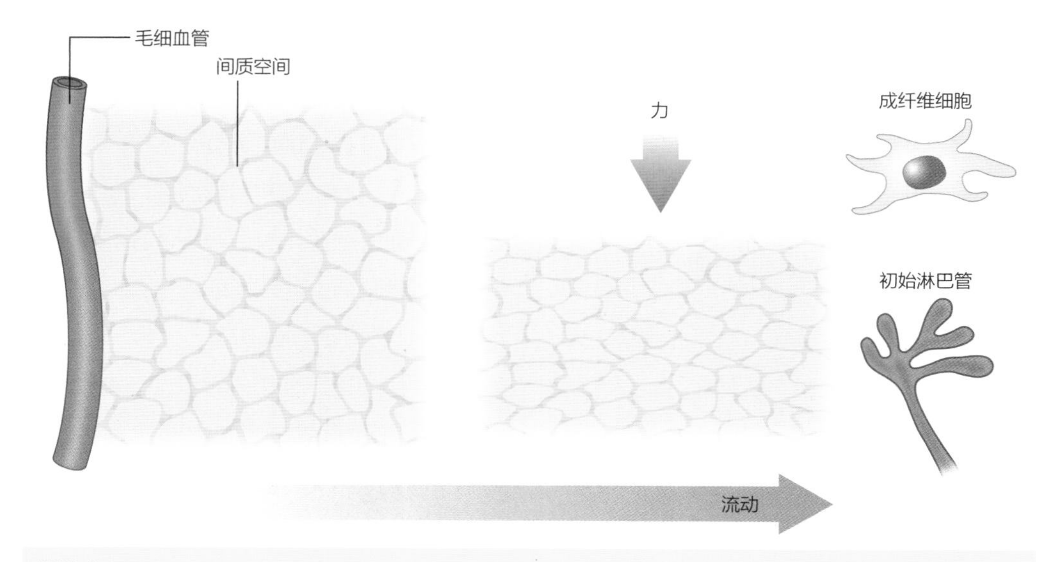

图3.4
间歇性组织变形使间质中的组织液流动增强
（引自：enias PC, Wells RG, Sackey-Aboagye B, Klavan H, Reidy J, Buonocuore D, et al. Structure and distribution of an unrecognized interstitium in human tissues. Sci Rep. 2018; 8: 4947.）

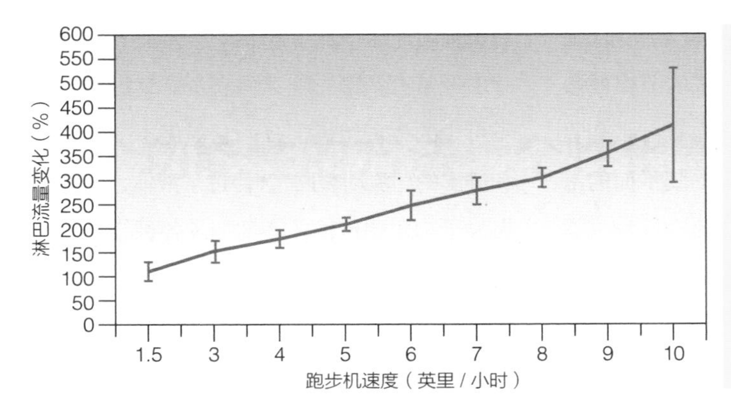

图3.5
淋巴流量随着运动强度的增加而增加
（引自：Desai P, Williams AG Jr, Prajapati P, Downey HF. Lymph flow in instrumented dogs varies with exercise intensity. Lymphat Res Biol. 2010; 8: 143–8.）

胞和血管变化过程的生物学指令[13, 18]。

通过信使分子对跨间质泵的影响，运动在促进修复的早期阶段扮演了几个重要角色。流动性的增强促进营养物质的供应，清除炎症代谢产物，能够满足局部代谢需求的增加。信使分子还指导间质和免疫细胞的迁移和活动。通过对流体动力学的影响，运动有助于调节间质空间的肿胀。这些分子可以限制过度水肿，否则水肿可能会干扰炎症消退。运动还在引导间质基质内的流动系统重建中起着作用[19]。

运动刺激了修复部位毛细血管和淋巴系统的再生、增殖和定向。随着运动，血管生成趋向于与组织产生的张力同步发展（见图3.6A）[20]。这种血管组织适应了施加在组织上的物理力[8]。相反，在固定后，血管再生更加无序，重新开始运动后再生往往会失败。间质内的淋巴系统再生和重新定向受到基质的流体动力学的指导。前体淋巴细胞对液体通过其膜产生的剪切力敏感。作为回应，前体淋巴细胞沿这些管道排列和扩展，形成新的淋巴通道（见图3.6B）[7]。

运动和结缔组织修复

结缔组织广泛存在于身体各部位，同时在所有损伤中均会受损。导致结缔组织受损的情况有很多种，例如轻微的扭伤、手术后的创伤、完全的肌腱和韧带撕裂以及关节软骨损伤。所有结缔组织的修复过程都非常相似，一般遵循前文的所述的3个阶段。

结缔组织对运动的反应

数十年的研究已经证明，直接施加适度的力于受损伤区域对结缔组织的生理学、形态学和修复是至关重要的[21–25]。这些机械应力可以通过日常功能性活动甚至手法治疗中的被动运动产生[9, 26–32]。

成纤维细胞是结缔组织的建造者和看护者，对运动非常敏感[28, 33]。它们会根据所受

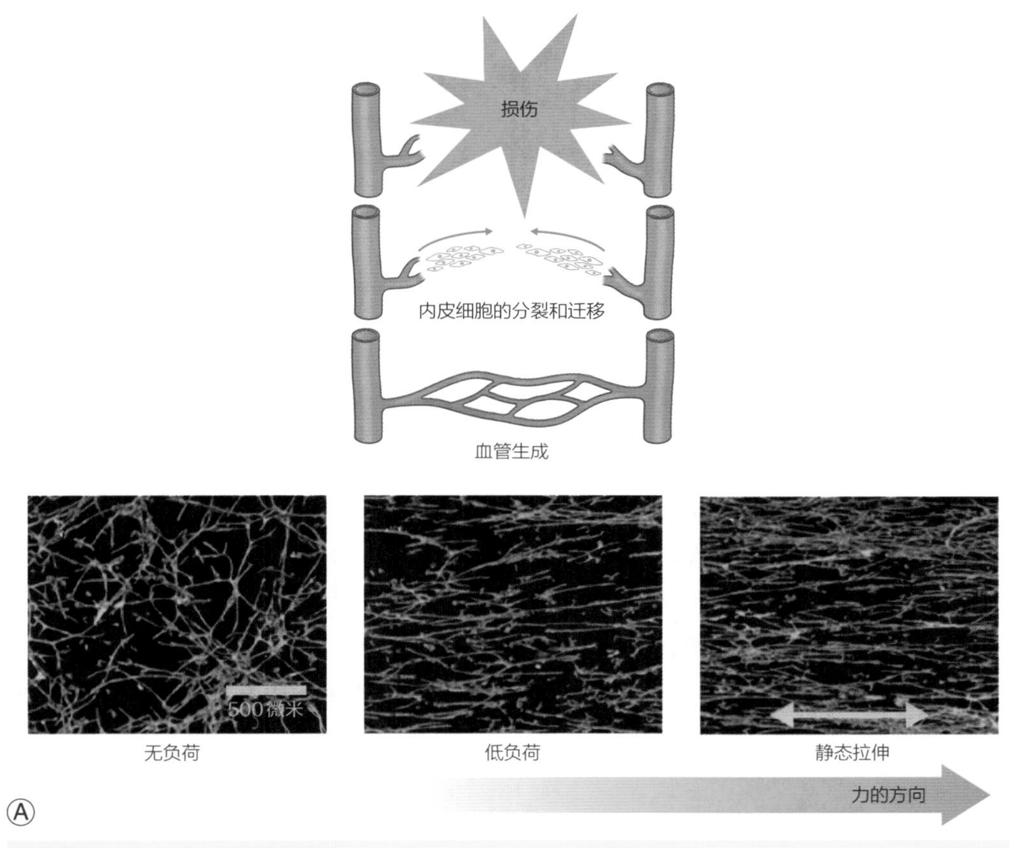

图3.6

实验证明，损伤后的毛细血管重组是由运动施加在该区域上的张力所引导的。在无力量模型中，毛细血管床是无序的

（A）使用低负荷和静态拉伸等方法，能够逐渐改善毛细血管床的无序状态，使其重新组织成更有序的结构

（引自：Krishnan L, Underwood CJ, Maas S, Ellis BJ, Kode TC, Hoying JB, et al. Effect of mechanical boundary conditions on orientation of angiogenic microvessels. Cardiovasc Res. 2008; 78: 324–32.）

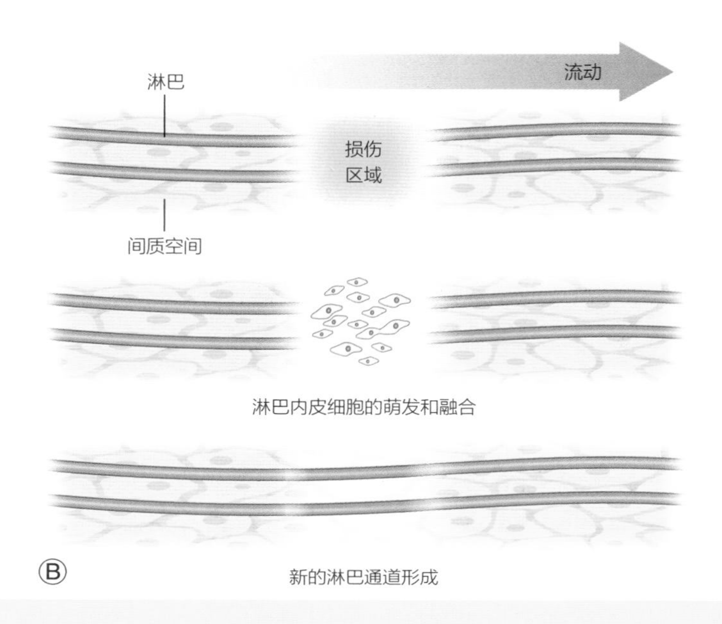

图3.6（续）

（B）损伤后的淋巴再生受到间质内液体流动的引导

（引自：Boardman KC, Swartz MA. Interstitial flow as a guide for lymphangiogenesis. Circ Res. 2003; 92: 801–8.）

到的力不断地“雕刻”嵌入其中的组织。这种“雕刻”是通过不断添加（合成）和去除（降解）结缔组织成分来实现的。在合成方面，成纤维细胞会产生胶原蛋白、弹性蛋白和糖胺聚糖的前体，随后将它们转运到细胞外空间进行组装[24]。同时，成纤维细胞还合成酶类，这些酶可以降解并去除不需要的结缔组织成分[35]。

一旦胶原蛋白被合成并沉积在细胞外空间中，它就会沿着运动产生的力矢量在该基质内对齐排列（见图3.7）。这种平行的排列赋予组织更好的生物力学特性，如抗张强度和可伸展性。在缺乏运动的情况下，纤维随机沉积在细胞外空间内，这种无序排列会导致抗张强度和可伸展性降低（见第5章）[1, 36]。

在所有结缔组织中，受伤后早期引入运动已被证明有益于结缔组织的修复。与固定不动相比，运动会使组织出现增强的修复标记（总DNA和细胞数量变化）、更高的抗张强度（见图3.8）和正常化的硬度，前提是关节运动不过度，瘢痕形成不受干扰[37, 38]。例如，手术后，进行早期运动的肌腱比固定不动的肌腱更不易破裂[39]。在关节镜下进行肩袖修复术后，相比固定不动的方案，早期运动是安全的，并能使肩关节的活动度更大[40]。在皮肤方面，早期运动也会使手术伤口的瘢

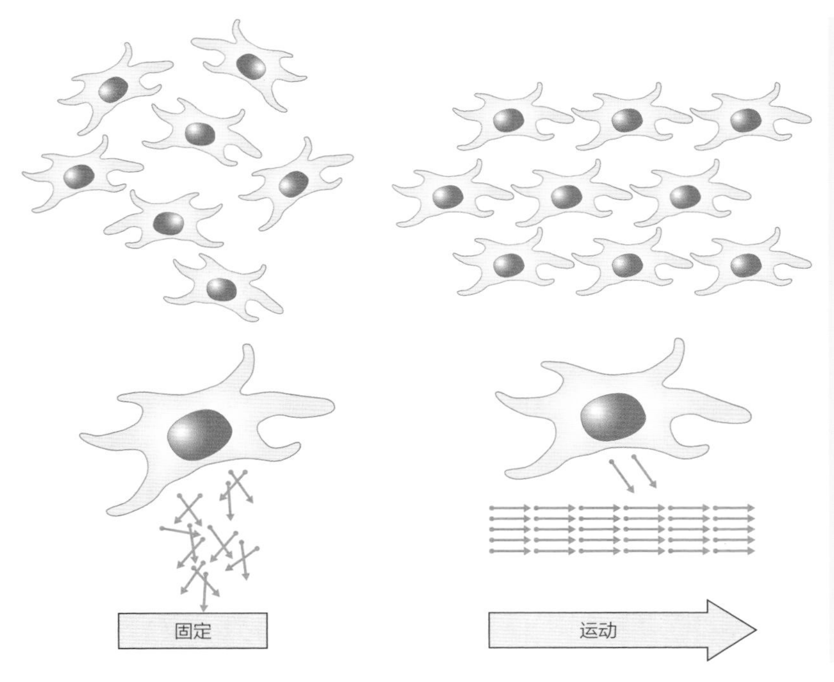

图3.7
运动引导胶原蛋白沿着组织的主要力矢量方向对齐排列

痕与正常皮肤非常相似[11, 41]。

粘连和活动度损失

在缺乏运动刺激的情况下，沉积的胶原纤维会变得较短且无序，并且缺乏赋予结缔组织可伸展性的正常的褶皱结构，这会对关节活动度产生不利影响（见图3.9）[1, 4]。

在固定期间，胶原纤维通过交联作用彼此黏合（见图3.10）[1, 4, 42]，使得关节活动度进一步减小。胶原蛋白是身体的生物胶，用于在修复期间黏合撕裂的组织[1, 4]。在运动过程中，糖胺聚糖和水分含量的平衡有助于维持纤维间距和润滑，从而减少胶原纤维彼此黏合（想象一下没有酱汁的意大利面）。固定期间，交联作用可以在纤维本身或两个滑动表面之间发生，例如在韧带内的韧带鞘中。总的来说，这种效应导致了生物力学关节活动度的减小。有关关节活动度减小的另外一些原因与适应和敏化过程有关（见第5章和第9章）。

跟胶水一样，交联作用会在1~2周的时间内逐渐“定型”（成熟），它们的抗张强度会增加，对外力的塑性会减弱[1, 4]。在此期间，早期的运动可以限制这种结果，促进关节活动度的恢复[1, 4]。如果错过了这个机会，推迟运动可能会导致康复期延长、永久性的关节活动度损失，以及需要手术[1, 4]。在术

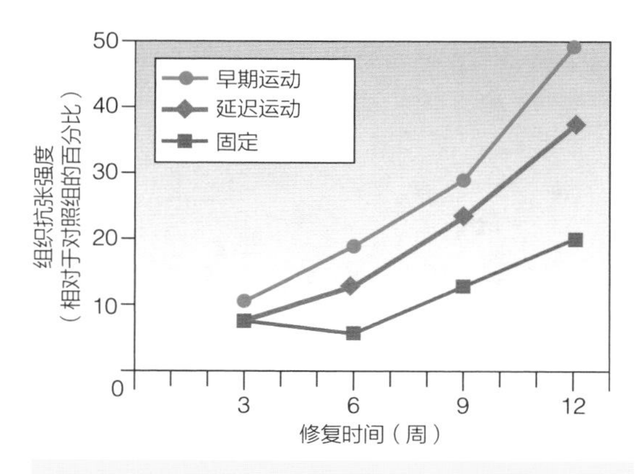

图3.8

固定、延迟运动和早期运动（使用被动运动）对修复后肌腱的抗张强度的影响

（引自：Gelberman RH, Woo SL-Y, Lothringer K, Akeson WH, Amiel D. Effects of early intermittent passive mobilization on healing canine flexor tendons. J Hand Surg. 1982; 7: 170–5.）

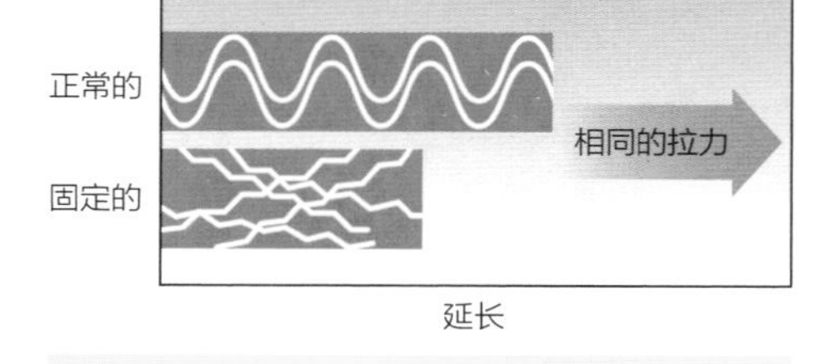

图3.9

运动有助于维持正常的组织结构和可伸展性。固定不动时，胶原纤维无序且失去了可伸展性，影响整体关节活动度

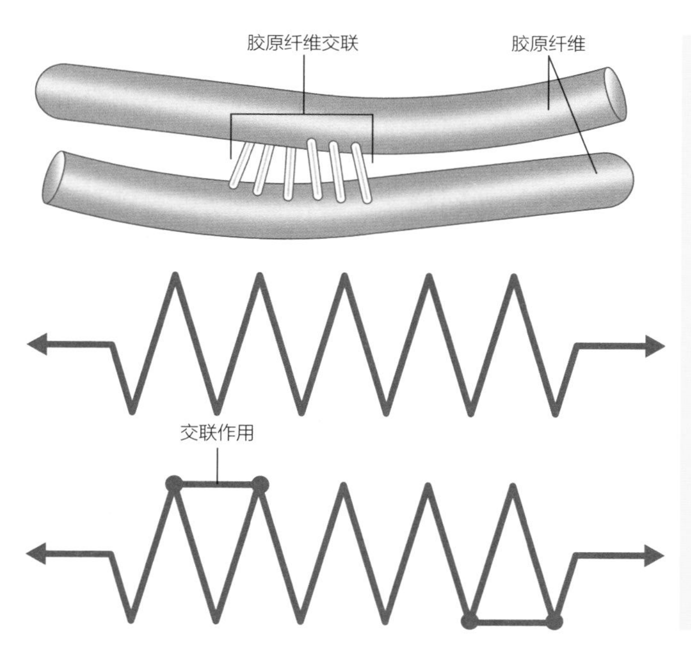

图3.10

结缔组织中的交联作用会降低胶原纤维的可伸展性，从而导致整体关节活动度减小

后肌腱修复中，早期运动的重要性得到了证明——减少了纤维组织的过度增生和肌腱与韧带鞘之间的粘连形成[9, 43]。手术后5天内的运动可使关节活动度恢复95%；如果在3周后才进行运动，则恢复率为67%；如果在12周后才进行运动，则只有19%的恢复率[39]。

运动和关节修复

关节本质上是可移动的，并且可以在重复的机械应力下活动。因此，运动对维护关节健康和促进修复过程都有着重要作用。运动在关节修复中的作用主要有两个：一方面，它可以调节关节囊内的稳态环境；另一方面，它对关节囊内和囊外结缔组织的修复过程产生影响。

滑膜和滑液

关节滑膜和滑液的生理学功能以及其与关节内部结构的关系在关节修复中发挥着重要作用。关节囊内的空间可以想象成一个扩大的“间质气泡”。滑膜覆盖在该空间内，滑膜表面的80%是细胞和血管。其余区域是具有高度渗透性的基质，可以使营养物质在关节腔和囊外液室（血管和淋巴）之间传递[44]。滑液由特殊的滑膜细胞产生的润滑剂与血液滤过液/渗出液混合而成[45–47]。

滑液的主要任务之一是润滑关节表面，保护它们在运动过程中不受损伤[48]。滑液还具有作为生理介质的作用，用于输送营养物质和清除关节软骨及其他关节内结构产生的废物[45, 46]。软骨细胞是支持和修复关节软骨的纤维样细胞，它们没有来自骨骼下方的直接血液供应。它们的营养供应和代谢产物的清除完全依赖于滑液的输送[49]。半月板无血液供应部分也具有类似的机制[48]。这些区域的营养物质供应是通过在软骨间隙内的扩散和泵样运动来完成的[22, 25, 26, 50, 51]。

在身体活动期间，滑液会被涂抹在关节和关节囊内表面上，使其内部的物质更容易被软骨细胞获取。然后通过软骨/半月板的间歇性压缩，将这些营养物质通过细胞间隙送达目标细胞[52]。滑膜和滑液对运动非常敏感。即使是低负荷运动，如循环被动运动，也能激活这种运输机制，这种运输机制已被证明有助于关节软骨的修复。在人类身上，透明软骨通常会以非专业化的“低质量”纤维软骨形式进行修复。然而，最近的研究表明，人类踝部的透明软骨可能存在一定的再生能力[49, 53, 54]。

有趣的是，大多数肌腱都有滑膜鞘和滑液。与关节一样，滑膜鞘和滑液为肌腱提供了一条重要的营养途径[55]。已经证明，在积极活动时，营养物质向肌腱的输送显著增加[56]。

跨滑膜泵

运动对关节修复的积极影响归因于一种生理机制的激活，称为跨滑膜泵[45, 46]。这个泵有助于在关节囊内和血管淋巴系统之间形成、流动和排放滑液物质。

跨滑膜泵有3个部分在运动中被激活：关节内压力交替变化，滑膜血流增加，渗出液向关节腔过滤及初始淋巴管引流增加（见图3.11）[45, 46]。循环重复运动，例如行走或骑车，会产生与关节角度有关的不同的关节内压力[57]。当膝关节处于中立角度时，关节内压力为负（气压），与液体流入关节间隙有关。当膝关节处于最大屈曲和伸展角度时，关节内压力提高，并使液体流出关节间隙[57, 58]。

跨滑膜泵在主动和被动运动中都会发挥作用。一般来说，不同的运动模式下，关节角度与流动模式之间的关系相似；但在主动运动中，压力和流量通常会升高[59]。不同的关节和病理情况（如滑膜炎、关节囊炎、韧带损伤和骨关节炎等）会导致关节内的压力模式和相应的流量产生变化[58–63]。生物力学的变化，例如前交叉韧带损伤，也可能导致压力和流量模式的变化[57]。

受伤时的关节内环境

在受伤时，关节内环境会发生变化。关节损伤通常伴随着滑膜内层的损伤和炎症[64]。滑膜绒毛因渗出液（有时是血液）流入关节间隙而肿胀，类似于在间质空间其他地方观察到的水肿。滑膜肿胀会引起伤害感受性兴奋和绒毛机械侵入关节囊腔，这意味着在运动过程中，敏感的绒毛可能会被两个关节表面“夹住”，从而增加伤害感受性信息，限制运动范围[65, 66]。因为炎症引起的滑膜内层代谢活性增加，关节内环境经历了生理学变化[67]。这会导致滑液缺氧和酸中毒。这些因素的结合可能会干扰正常的供应和流动，从而影响关节内结构的修复速度和质量[68]。

在关节软骨中，缺乏对软骨细胞的直接机械刺激会导致关节软骨变薄、变软，增加受损的可能性[67, 69]。在慢性关节疾病中可以观察到这种情况，例如骨关节炎，其中过多的关节积液可能会影响滑膜血流，改变滑膜生理学，最终导致软骨受损[70–74]。

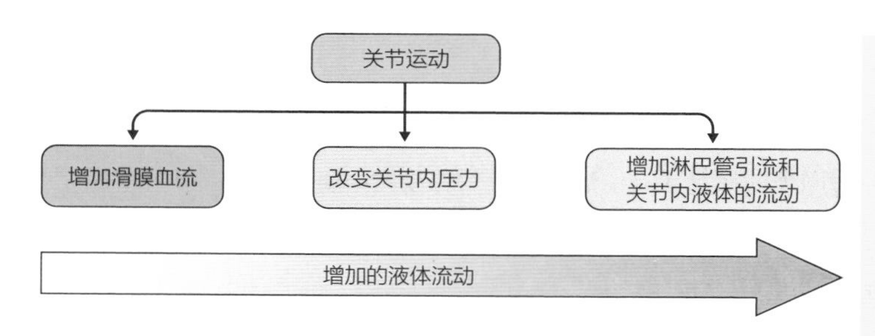

图3.11
跨滑膜泵是一种关节内液体循环系统，能够通过运动来激活。这个系统能够让营养物质和氧气在关节内流动，同时排除废物和二氧化碳。因此，运动可以促进营养物质流入关节间隙，帮助关节维持健康状态

通常情况下，在受伤后保持运动可以预防与运动限制和固定相关的许多负面结果。总的来说，通过运动激活跨滑膜泵和跨间质泵可以控制关节肿胀（积液）和关节腔内出血（血肿）[75, 76]。早期采取主动或被动低负荷关节活动已被证明可以提高恢复速度和质量，部分原因是激活了跨滑膜泵[60, 77–79]。这些干预措施通常在关节受伤或手术后2天内引入[76, 80]。此类负荷水平和运动模式可以通过主动的摆动运动来模拟（请参见第13章的运动演示）。

关节内粘连

滑膜看起来是最容易受到缺乏使用/固定影响的部位。固定几天后，滑膜绒毛就会开始相互粘连，导致关节活动度减小和疼痛感出现[81–84]。这些粘连通常是固定后关节活动度减小的初始原因。滑膜会发生纤维脂肪性变化，随着时间的推移，这种变化会蔓延到所有关节软组织中。在膝关节，这种变化在交叉韧带和股四头肌腱下表面处可观察到[81, 82]。随着时间的推移，纤维脂肪性组织可能会增生，覆盖非关节软骨区域[85]。这种组织成熟后，形成两个关节表面之间的粘连。已经证实，粘连形成可能在固定后15天就开始，并在30天内得到巩固[1, 86]。类似的变化已经在动物和人体的椎间盘和膝关节中得到证实[87, 88]。在前交叉韧带损伤的患者身上观察到了类似但不那么广泛的变化，在损伤的韧带旁边的髌脂肪垫和滑膜之间发现了粘连形成和纤维化[87]。

在制订运动处方时，重要的是要及时进行关节早期的活动，以最大限度地减少关节内和关节囊粘连的形成[42]。固定后，开始活动的时间越晚，粘连不易形变的可能性就越大。通常情况下，固定期间已经形成的粘连可以通过恢复活动来减少大部分；但这取决于粘连的程度和涉及的组织。

运动和肌肉修复

肌肉损伤可以分为两类：肌节损伤和肌肉撕裂（见图3.12）[89]。肌节损伤通常是在不寻常的运动或离心运动后观察到的。肌节损伤是良性疾病，可能与加速适应运动有关。它们是自限性的和短暂的（几天），不需要任何特殊护理。通常，即使在疼痛或存在不适感的情况下，身体活动也可以继续进行。在肌肉撕裂中，肌原纤维破裂并失去结构连续性，这通常在肌腱接合处观察到。

肌肉修复过程遵循与炎症、增殖和重塑阶段相似的模式（见图3.13）。损伤后，破裂肌纤维的松散末端会收缩形成间隙。该间隙充满血肿，随后被肉芽组织（生物“胶水”和“填充材料”）所取代。在断裂的肌纤维末端之间形成一个封口，将这些末端分开并保护它们免受进一步损伤。损伤后几秒内，就会引发炎症反应[90]。该过程包括免疫细胞在

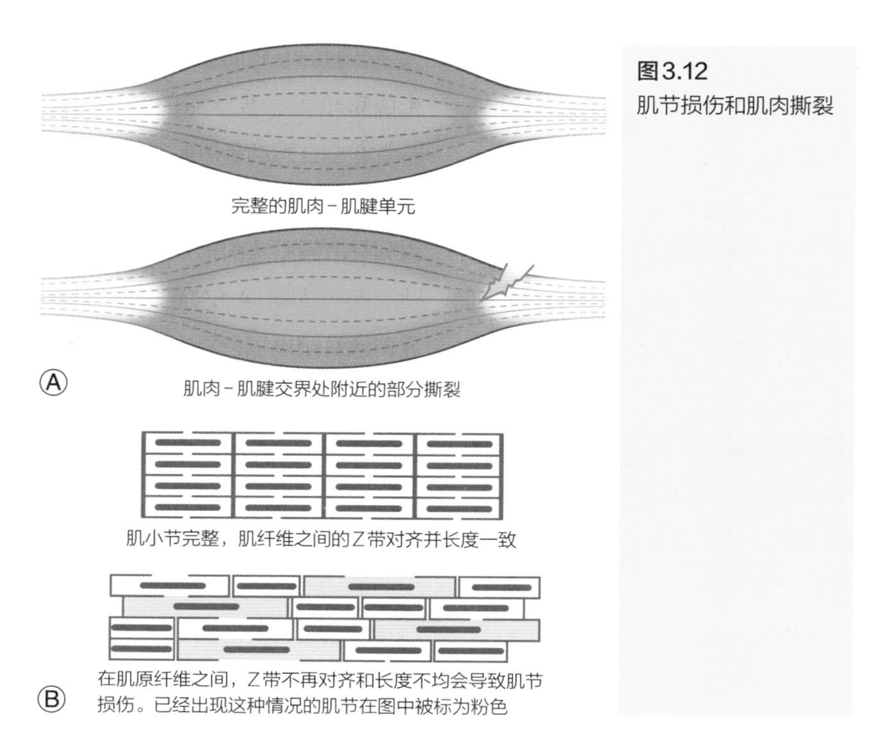

图3.12
肌节损伤和肌肉撕裂

损伤区域的迁移和增殖、反应性血管变化以及水肿扩张间质空间[91-93]。在4~6天内，免疫细胞清除了大部分细胞碎片，并开始出现肌纤维再生。随后，在损伤部位会形成瘢痕组织，连接松散的肌纤维末端。在理想情况下，肌纤维的两端穿过瘢痕组织，最终再生为连续的肌纤维。在修复的早期阶段引入运动可以使肌纤维更好地再生和定向。运动还有助于肌纤维与细胞外胶原基质之间的附着物形成[94-96]。肌纤维的这种排列有助于优化力从肌纤维传递到其骨骼附着点，加快恢复肌肉的抗张强度[97]。

在肌肉再生/增殖过程中，肌管成熟为多核肌细胞，并形成特殊的收缩肌节。此时，肌肉已经进入重塑阶段。肌纤维内肌节的合成和排列受身体活动的影响[98-100]。根据不同的运动形式，肌节可以被串联添加，就像链条上的链环一样，也可以平行排列（肥大）[100-102]。一般来说，涉及极限范围或速度挑战的运动将推动肌节的串联构建，最终形成更长的肌纤维。抗阻运动将导致肌节的平行沉积和增强产生力量的能力。这种活动特异性适应性将在第6章进一步讨论。

肌肉惊人的再生能力与一类独特的干细胞——卫星细胞（见图3.14）密切相关[103]。这些干细胞具有分化成完全可收缩的肌细胞

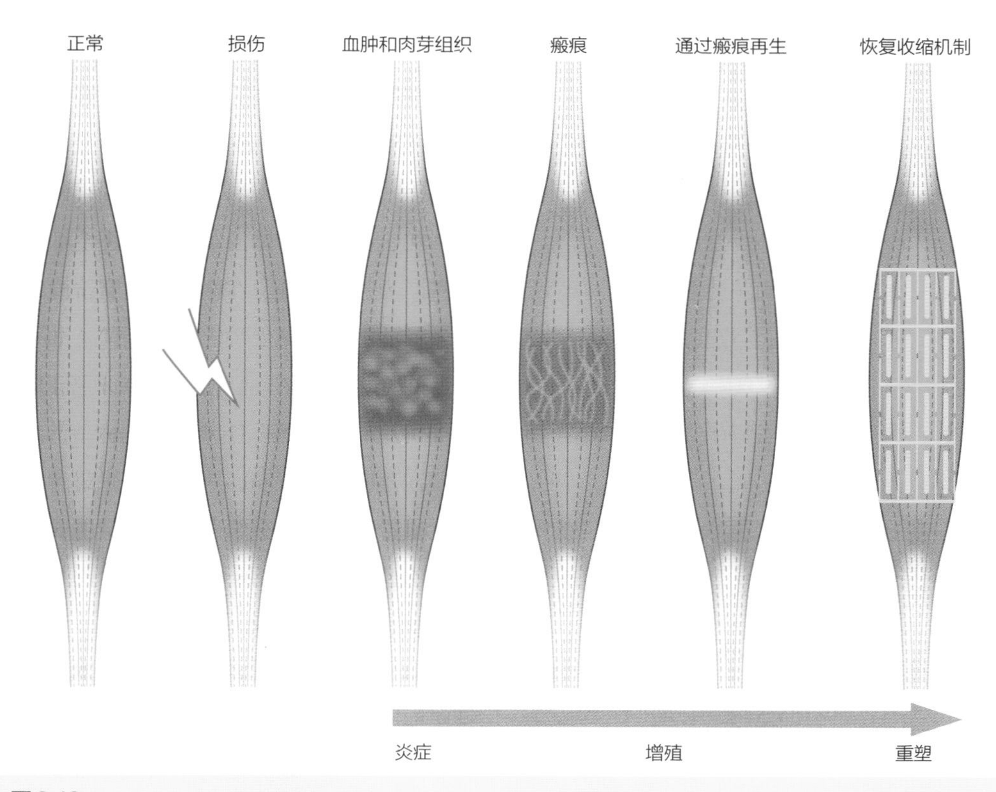

图3.13
肌肉修复

的能力。它们位于基底膜和肌细胞膜之间，在未受损的肌肉中通常处于休眠状态。在受伤后2~3天内，这些细胞被激活并在受损部位增殖，形成前体肌细胞，称为肌原细胞。随后，这些细胞融合在一起形成肌管，每个肌管贡献自己的细胞核到这个肌纤维前体中。卫星细胞具有专门的“触角”，可以评估和响应肌肉的物理负荷。因此，肌肉收缩和运动对卫星细胞分化（成为肌原细胞）、肌管形成以及肌管沿肌肉内力传递方向的排列都有着重要作用[104–106]。

骨骼肌具有完全再生而不留瘢痕的能力，这种能力在修复过程的所有阶段中高度依赖于身体活动/运动[107]。这种再生潜力已在严重骨折中得到证明，那里有大量肌肉组织受损[108]。据估计，较强的骨骼肌再生能力可以承受并恢复多达20%的肌肉损失。超过此水平的肌肉损失可能会导致功能障碍和严重的残疾[18]。通常情况下，肌肉再生会在受伤后3~4周内完成[109]。

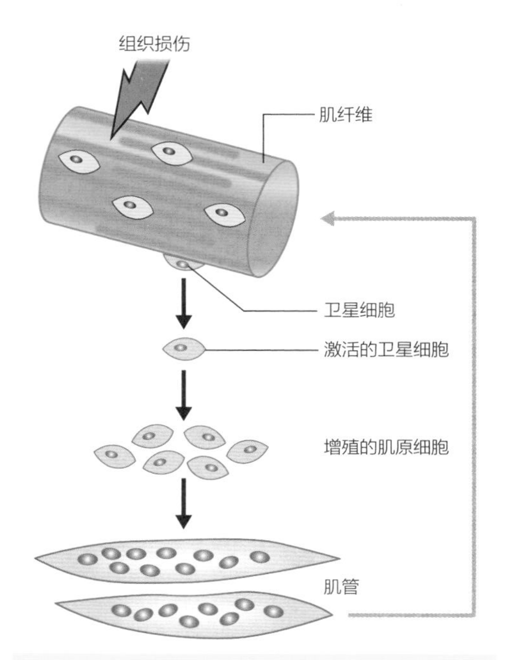

图3.14
受损的肌纤维通过激活称为卫星细胞的肌肉干细胞来再生

肌肉再生期间的血管事件

在肌肉再生过程中，血管供应会快速和深刻地改变，毛细血管数量、分支和吻合增加[110]。大约在2天内，该区域就会形成毛细血管，并且在2~3周内建立完整的血供[109]。在炎症早期阶段，毛细血管为免疫细胞提供了供应途径和各种营养物质，以支持修复过程。肌肉修复的速度和强度与血管再生直接相关，特别是在受伤后的第一周[97]。

身体活动在支持血管再生方面扮演重要角色。它可以增强血管再生，并促进肌肉间质基质的恢复[111,112]。相反，固定会导致毛细血管明显减少。在动物实验中，动物进行适度耐力运动一周后即可出现血管生成现象，两周后可以观察到排列良好的毛细血管网络[113]。

在肌腱中，身体活动可以促进毛细血管沿主要力矢量排列。在修复和重塑阶段，毛细血管从滑膜鞘向受损的肌腱延伸。如果手术后很快进行活动，血管供应会以平行于肌腱的排列方式进行恢复，这种排列方式能够承受肌腱在其鞘内的滑动。然而，如果患者被固定，血管往往会垂直于愈合的肌腱生长，这种生长方式在重新活动期间往往会失效[114]。

肌肉修复中的结缔组织

肌肉中存在着丰富的结缔组织网络，包括肌内膜、肌束膜、肌外膜和肌腱。在大多数肌肉损伤中，这些结构都会受到损伤，并经历在其他结缔组织中可见的完整修复过程。

正常肌肉功能和有效的力量传递都高度依赖束状肌纤维的质量和结构以及足够明确的骨骼附着点。和身体其他部位的结缔组织一样，肌肉中的结缔组织的生物力学和结构特性是根据运动和肌肉收缩所产生的力量调整的。在修复期间，再生的肌纤维沿着力矢量排列，并与细胞外结缔组织基质横向结合。这些连接的质量对重新建立肌肉的机械连续性和整体功能至关重要[115]。身体活动是指导和规范肌纤维与细胞外基质发育的必要条件。即使肌纤维已经完全再生，如果这些连接不足，则肌肉功能缺陷也可能发生[108]。

运动在恢复再生肌肉的结缔组织成分方面也发挥着关键作用[106]。在修复的早期阶段，肌肉中的结缔组织会增殖。如果不受控制，过多的结缔组织会导致肌肉的收缩能力和可伸展性的丧失。研究表明，早期运动（包括受影响肌肉的募集）可以使肌肉的收缩组织含量与结缔组织含量的比例恢复正常[116, 117]。

肌肉修复中的神经结构

神经支持对受伤后肌肉功能的恢复至关重要[118, 119]。肌肉/肌腱的损伤很可能会对其神经支配、神经肌肉接头、肌梭、感觉神经纤维及其轴突造成不同程度的影响。

神经肌肉接头是可变的结构，具有通过添加或移除突触前分支和突触后受体进行重塑的能力[120]。在损伤后的几个小时内，可以观察到受损区域的神经肌肉接头丧失[121]。神经肌肉接头的再生相对较快。两周后，可以观察到末梢的再生，3~4 周内可以观察到功能完全恢复[122]。

在肌肉损伤后的感觉成分中也会出现再生。肌梭可以在肌纤维和其传入神经完全破坏后的8周内完全再生[123]。而高尔基腱器在其轴突受损后似乎只有有限的再生能力[124]。

身体活动对肌肉运动和感觉成分的再生具有积极作用。锻炼可以诱导神经肌肉接头的肥大并促进其功能恢复，而身体活动减少则会引起神经肌肉接头的退化[125, 126]。较长时间的身体活动已经被证明可以促进感觉神经元轴突生长（见图3.15）和髓鞘再生[125–127]。受伤后进行身体活动还可以加速外周神经再生[128]。在坐骨神经损伤的动物中发现，在受伤后的第一天进行游泳锻炼，与在14天后进行游泳锻炼相比，功能恢复效果更好。运动和固定对不同组织修复过程的影响见表3.1。

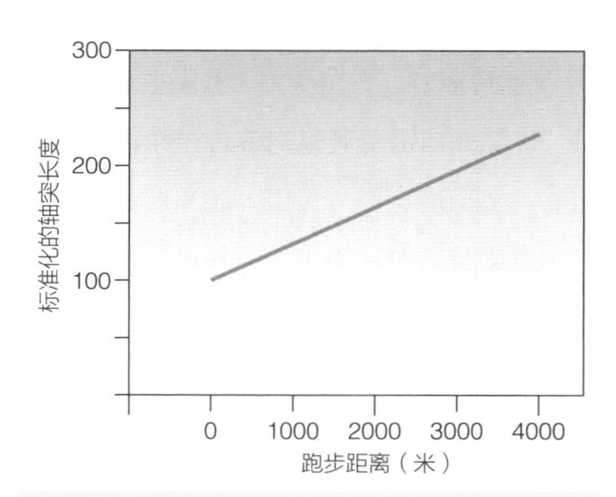

图3.15

主动运动可以促进感觉神经元轴突生长

（引自：Molteni R, Zheng JQ, Ying Z, Gómez-Pinilla F, Twiss JF. Voluntary exercise increases axonal regeneration from sensory neurons. Proc Natl Acad Sci U S A. 2004; 101: 8473– 8.）

表3.1 运动和固定对不同组织修复过程的影响

组织	运动的影响	固定的影响
间质空间	调节水肿的程度 促进营养物质的流动和供应 促进代谢产物和废物的排出 引导间质和免疫细胞的迁移并支持运动	更高程度的水肿，会干扰修复过程
血管	促进液体流动 沿力矢量引导血管生成	降低血流量，影响修复速率和质量 血管结构无序化
淋巴	促进排液 通过引导流体动力学方向指导淋巴管生成	淋巴水肿，修复情况差 无序的淋巴管生成
结缔组织	规范成纤维细胞合成胶原蛋白 影响和规范胶原蛋白在细胞外空间的沉积 恢复组织的生物力学特性（抗张强度、刚度） 减少异常交联和粘连的可能性	细胞外基质中胶原蛋白的失调 抗张强度和可伸展性的丧失 由异常交联和粘连引起的关节活动度丧失
肌肉	改善肌原纤维的再生和定向 帮助卫星细胞分化为肌原细胞 指导肌管沿肌肉内的力传递方向排列 帮助肌纤维和细胞外胶原基质之间的附着物形成，以实现力的传递 以特定于活动的方式合成和组织收缩蛋白	增加了瘢痕形成的可能性 对恢复时间有负面影响 肌肉的收缩特性降低 降低力传递效率和肌肉的伸展性 失去肌小节/肌肉萎缩
关节	和间质空间一样 支持软骨和关节囊内结构	较长的恢复期 关节挛缩和粘连 减弱关节内外结构（包括软骨在内）的生物力学特性

过度使用性损伤

过度使用性损伤是另一种可能与修复过程相关的组织损伤形式（我们不完全确定确切的机制是什么）。它们被描述为由重复的应力造成的损伤，随着时间的推移逐渐恶化，且没有明显的事件导致其发生[129]。它们可能是运动中常看到的慢性疼痛的原因。过度使用性损伤也可能具有神经敏化成分，这可能在一定程度上解释了它们的慢性程度（请参见第9章）。

急性损伤和过度使用性损伤可采用相同的管理策略，尽管它们发生在不同的时间。它们的管理将在第4章和第9章中讨论。

一个管理捷径——这很重要

膝盖出现急性疼痛和肿胀，是半月板、关节囊、韧带、脂肪垫损伤导致的，还是滑膜炎症导致的？是否需要根据特定的损伤进行具体的治疗方法管理并不重要。所有组织的恢复都将通过修复来解决，因此可以通过相似的运动挑战来管理它们，这个方法可以应用于身体的任何部位，例如，脊柱。一位患者出现急性腰背痛，这是否与椎间盘、筋膜、小关节、韧带或肌肉损伤有关？如果我们知道哪种组织受到影响，治疗方法是否会改变？由于所有这些组织都通过修复来恢复，因此运动挑战是相同的。实质上，治疗方法是针对修复阶段而不是针对导致症状的某个组织的。那么，运动处方如何随着3个阶段的变化而变化？关于这个问题的答案，你需要查看下一章。

小结

- 所有肌肉骨骼损伤都通过修复来恢复。
- 修复过程有3个阶段：炎症、增殖和重塑。
- 修复的3个阶段对所有组织都是通用的。
- 身体活动可用于促进愈合中的组织恢复。
- 在活动状态下愈合的组织在修复时间和质量方面可能会达到最佳水平。

参考文献

[1] Frank C, Akeson WH, Woo SL-Y, Amiel D, Coutts RD. Physiology and therapeutic value of passive joint motion. Clin Orthop Relat Res. 1984; 185: 113–25.

[2] Brosseau L, Milne S, Wells G, Tugwell P, Robinson V, Casimiro L, et al. Efficacy of continuous passive motion following total knee arthroplasty: a meta-analysis. J Rheumat. 2004; 31: 2251–64.

[3] Krafts KP. Tissue repair: the hidden drama. Organogenesis. 2010; 6: 225–33.

[4] Massoud EI. Healing of subcutaneous tendons: influence of the mechanical environment at the suture line on the healing process. World J Orthop. 2013; 4: 229.

[5] Madden JW, Peacock EE. Studies on the biology of collagen during wound healing. I. Rate of collagen synthesis and deposition in cutaneous wounds of the rat. Surgery. 1968; 64: 288–94.

[6] Hunt TK, Van Winkle W. Normal repair. In: Hunt TK, Dunphy JE, editors. Fundamentals of wound management. New York: Appleton-CenturyCrofts; 1979. Ch.1, pp.2–67.

[7] Boardman KC, Swartz MA. Interstitial flow as a guide for lymphangiogenesis. Circ Res. 2003; 92: 801–8.

[8] Liao S, von der Weid P-Y. Inflammation-induced lymphangiogenesis and lymphatic dysfunction. Angiogenesis. 2014; 17: 325–34.

[9] Gelberman RH, Woo SL-Y, Lothringer K, Akeson WH, Amiel D. Effects of early intermittent passive mobilization on healing canine flexor tendons. J Hand Surg. 1982; 7: 170–5.

[10] Kääriäinen M, Kääriäinen J, Järvinen TL, Sievänen H, Kalimo H, J rvinen M. Correlation between biomechanical and structural changes during the regeneration of skeletal muscle after laceration injury. J Orthop Res. 1998; 16: 197–206.

[11] Ireton JE, Unger JG, Rohrich RJ. The role of wound

healing and its everyday application in plastic surgery: a practical perspective and systematic review. Plast Reconstr Surg Glob Open. 2013; 1: e10–e19.

[12] Scallan J, Huxley VH, Korthuis RJ. Capillary fluid exchange: regulation, functions, and pathology. San Rafael, CA: Morgan & Claypool Life Sciences; 2010.

[13] Wiig H, Swartz MA. Interstitial fluid and lymph formation and transport: physiological regulation and roles in inflammation and cancer. Physiol Rev. 2012; 92: 1005–60.

[14] Benias PC, Wells RG, Sackey Aboagye B, Klavan H, Reidy J, Buonocuore D, et al. Structure and distribution of an unrecognized interstitium in human tissues. Sci Rep. 2018; 8: 4947.

[15] Ogawa R. Mechanobiology of scarring. Wound Repair Regen. 2011; 19 Suppl 1: s2–9.

[16] Desai P, Williams AG Jr, Prajapati P, Downey HF. Lymph flow in instrumented dogs varies with exercise intensity. Lymphat Res Biol. 2010; 8: 143–8.

[17] Schmid-Sch nbein GW. Microlymphatics and lymph flow. Physiol Rev. 1990; 70: 987–1028.

[18] Turner MD, Nedjai B, Hurst T, Pennington DJ. Cytokines and chemokines: at the crossroads of cell signalling and inflammatory disease. Biochim Biophys Acta. 2014; 1843: 2563–82.

[19] Villeco JP. Edema: a silent but important factor. J Hand Ther. 2012; 25: 153–62.

[20] Krishnan L, Underwood CJ, Maas S, Ellis BJ, Kode TC, Hoying JB, et al. Effect of mechanical boundary conditions on orientation of angiogenic microvessels. Cardiovasc Res. 2008; 78: 324–32.

[21] Hargens AR, Akeson WH. Stress effects on tissue nutrition and viability. In: Hargens AR, editor. Tissue nutrition and viability. New York: Springer; 1986.

[22] Eckstein F, Faber S, Muhlbauer R, Hohe J, Englmeier KH, Reiser M, et al. Functional adaptation of human joints to mechanical stimuli. Osteoarthritis Cartilage 2002; 10: 44–50.

[23] Montgomery RD. Healing of muscle, ligaments, and tendons. Semin Vet Med Surg (Small Anim). 1989; 4: 304–11.

[24] Schild C, Trueb B. Mechanical stress is required for high-level expression of connective tissue growth factor. Exp Cell Res. 2002; 274: 83–91.

[25] Kiviranta I, Jurvelin J, Tammi M, Saamanen AM, Helminen HJ. Weight bearing controls glycosaminoglycan concentration and articular cartilage thickness in the knee joints of young beagle dogs. Arthritis Rheum. 1987; 30: 801–9.

[26] Kiviranta I, Tammi M, Jurvelin J, Arokoski J, Saamanen AM, Helminen HJ. Articular cartilage thickness and glycosaminoglycan distribution in the young canine knee joint after remobilization of the immobilized limb. J Orthop Res. 1994; 12: 161–7.

[27] Buckwalter JA, Grodzinsky AJ. Loading of healing bone, fibrous tissue, and muscle: implications for orthopaedic practice. J Am Acad Orthop Surg. 1999; 7: 291–9.

[28] Zeichen J, van Griensven M, Bosch U. The proliferative response of isolated human tendon fibroblasts to cyclic biaxial mechanical strain. Am J Sports Med 2000; 28: 888–92.

[29] Skutek M, van Griensven M, Zeichen J, Brauer N, Bosch U. Cyclic mechanical stretching enhances secretion of interleukin 6 in human tendon fibroblasts. Knee Surg Sports Traumatol Arthrosc. 2001; 9: 322–6.

[30] Grinnell F, Ho CH. Transforming growth factor beta stimulates fibroblast-collagen matrix contraction by different mechanisms in mechanically loaded and unloaded matrices. Exp Cell Res. 2002; 273: 248–55.

[31] Yamaguchi N, Chiba M, Mitani H. The induction of c-fos mRNA expression by mechanical stress in human periodontal ligament cells. Arch Oral Biol. 200; 47: 465–71.

[32] Bosch U, Zeichen J, Skutek M, Albers I, van Griensven M, Gassler N. Effect of cyclical stretch on matrix synthesis of human patellar tendon cells. Unfallchirurg. 2002; 105: 437–42.

[33] Mudera VC, Pleass R, Eastwood M, Tarnuzzer R, Schultz G, Khaw P, et al. Molecular responses of

human dermal fibroblasts to dual cues: contact guidance and mechanical load. Cell Motil Cytoskeleton. 2000; 45: 1–9.

[34] Carlstedt CA, Nordin M. Biomechanics of tendons and ligaments. In: Nordin M, Frankel VH, editors. Basic biomechanics of the musculoskeletal system. London: Lea & Febiger; 1989. Ch.3, pp.698–738.

[35] Bauer EA, Stricklin GP, Jeffrey JJ, Eisen AZ. Collagenase production by human skin fibroblasts. Biochem Biophys Res Comm. 1975; 64: 232–40.

[36] Gelberman RH, Amifl D, Gonsalves M, Woo S, Akeson WH. The influence of protected passive mobilization on the healing of flexor tendons: a biochemical and microangiographic study. Hand. 1981; 13: 120–8.

[37] Viidik A. Interdependence between structure and function in collagenous tissues. In: Viidik A, Vuust J, editors. Biology of collagen. London: Academic Press; 1980. pp.257–80.

[38] Vailas AC, Tipton CM, Matthes RD, Gart M. Physical activity and its influence on the repair process of medial collateral ligaments. Connect Tissue Res. 1981; 9: 25–31.

[39] Strickland JW, Glogovac V. Digital function following flexor tendon repair in zone 2: a comparison of immobilization and controlled passive motion techniques. J Hand Surg. 1980; 5: 537–43.

[40] Shen C, Tang ZH, Hu JZ, Zou GY, Xiao RC, Yan DX. Does immobilization after arthroscopic rotator cuff repair increase tendon healing? A systematic review and metaanalysis. Arch Orthop Trauma Surg. 2014; 134: 1279–85.

[41] Lagrana NA, Alexander H, Strauchler I, Mehta A, Ricci J. Effect of mechanical load in wound healing. Ann Plast Surg. 1983; 10: 200–8.

[42] Akeson WH, Amiel D, Mechanic GL, Woo SL-Y, Harwood FL, Hamer ML. Collagen cross-linking alterations in joint contractures: changes in the reducible cross-links in periarticular connective tissue collagen after nine weeks of immobilization. Connect Tissue Res. 1977; 5: 15–19.

[43] Woo SL, Gelberman RH, Cobb NG, Amiel D, Lotheringer K, Akeson WH. The importance of controlled passive mobilization on flexor tendon healing. Acta Orthop Scand. 1981; 52: 615–22.

[44] Knight AD, Levick JR. The density and distribution of capillaries around a synovial cavity. Q J Exp Physiol. 1983; 68: 629–44.

[45] Levick JR. Synovial fluid and trans-synovial flow in stationary and moving normal joints. In: Helminen HJ, Kivaranki I, Tammi M, editors. Joint loading: biology and health of articular structures. Bristol: John Wright; 1987. pp.149–86.

[46] Levick JR. Microvascular architecture and exchange in synovial joints. Microcirculation 1995; 2: 217–33.

[47] Scott D, Coleman PJ, Mason RM, Levick JR. Direct evidence for the partial reflection of hyaluronan molecules by the lining of rabbit knee joints during trans-synovial flow. J Physiol. 1998; 508: 619–23.

[48] Fox AJS, Bedi A, Rodeo SA. The basic science of human knee menisci structure, composition, and function. Sports Health. 2012; 4: 340–51.

[49] Gershuni DH, Hargens AR, Danzig LA. Regional nutrition and cellularity of the meniscus. Implications for tear and repair. Sports Med. 1988; 5: 322–7.

[50] Vanwanseele B, Eckstein F, Knecht H, Stussi E, Spaepen A. Knee cartilage of spinal cordinjured patients displays progressive thinning in the absence of normal joint loading and movement. Arthritis Rheum. 2002; 46: 2073–8.

[51] Chang JK, Ho ML, Lin SY. Effects of compressive loading on articular cartilage repair of knee joint in rats. Kaohsiung J Med Sci. 1996; 12: 453–60.

[52] Maroudas A. Distribution and diffusion of solutes in articular cartilage. Biophys J. 1970: 10.

[53] Hsueh M-F, Önnerfjord P, Bolognesi MP, Easley ME, Kraus VB. Analysis of "old" proteins unmasks dynamic gradient of cartilage turnover in human limbs. Science Advances. 2019; 5: eaax3203.

[54] Knapik DM, Harris JD, Pangrazzi G, Griesser MJ, Siston RA, Agarwal S, et al. The basic science of

continuous passive motion in promoting knee health: a systematic review of studies in a rabbit model. Arthroscopy. 2013; 29: 1722–31.

[55] Fenwick SA, Hazleman BL, Riley GP. The vasculature and its role in the damaged and healing tendon. Arthritis Res Ther. 2002; 4: 252.

[56] Lundborg G, Holm S, Myrhage R. The role of the synovial fluid and tendon sheath for flexor tendon nutrition. Scand J Plast Reconstr Surg. 1980; 14: 99–107.

[57] Pedowitz RA, Gershuni DH, Crenshaw AG, Petras SL, Danzig LA, Hargens AR. Intraarticular pressure during continuous passive motion of the human knee. J Orthop Res. 1989; 7: 530–7.

[58] Alexander C, Caughey D, Withy S, Van Puymbroeck E, Munoz D. Relation between flexion angle and intraarticular pressure during active and passive movement of the normal knee. J Rheumatol. 1996; 23: 889–95.

[59] Wood L, Ferrell WR, Baxendale RH. Pressures in normal and acutely distended human knee joints and effects on quadriceps maximal voluntary contractions. Q J Exp Physiol. 1988; 73: 305–14.

[60] Strand E, Martin GS, Crawford MP, Kamerling SG, Burba DJ. Intra-articular pressure, elastance and range of motion in healthy and injured racehorse metacarpophalangeal joints. Equine Vet J. 1998; 30: 520–7.

[61] Goddard NJ, Gosling PT. Intra-articular fluid pressure and pain in osteoarthritis of the hip. J Bone Joint Surg Br. 1988; 70: 52–5.

[62] Hashimoto T, Suzuki K, Nobuhara K. Dynamic analysis of intraarticular pressure in the glenohumeral joint. J Shoulder Elbow Surg. 1995; 4: 209–18.

[63] Jensen K, Graf BK. The effects of knee effusion on quadriceps strength and knee intra-articular pressure. Arthroscopy. 1993; 9: 52–6.

[64] Sw rd P, Frobell R, Englund M, Roos H, Struglics A. Cartilage and bone markers and inflam-matory cytokines are increased in synovial fluid in the acute phase of knee injury (hemar-throsis): a cross-sectional analysis. Osteoarthritis Cartilage. 2012; 20: 1302–8.

[65] Ahlqvist J. Swelling of synovial joints—an anatomical, physiological and energy metabolical approach. Pathophysiol. 2000; 7: 1–19.

[66] Shay AK, Bliven ML, Scampoli DN, Otterness IG, Milici AJ. Effects of exercise on synovium and cartilage from normal and inflamed knees. Rheumatol Int. 1995; 14: 183–9.

[67] Haapala J, Arokoski JP, Ronkko S, Agren U, Kosma VM, Lohmander LS, et al. Decline after immobilisation and recovery after remobilisation of synovial fluid IL1, TIMP, and chondroitin sulphate levels in young beagle dogs. Ann Rheum Dis. 2001; 60: 55–60.

[68] Fassbender HG. Significance of endogenous and exogenous mechanisms in the development of osteoarthritis. In: Helminen HJ, editor. Joint loading: biology and health of articular structures. Bristol: John Wright; 1987.

[69] Vincent TL, Wann AK. Mechanoadaptation: articular cartilage through thick and thin. J Physiol. 2019; 597: 1271–81.

[70] Levick JR. Hypoxia and acidosis in chronic inflammatory arthritis; relation to vascular supply and dynamic effusion pressure. J Rheumatol. 1990; 17: 579–82.

[71] James MJ, Cleland LG, Rofe AM, Leslie AL. Intraarticular pressure and the relationship between synovial perfusion and metabolic demand. J Rheumatol. 1990; 17: 521–7.

[72] Hardy J, Bertone AL, Muir WW. Joint pressure influences synovial tissue blood flow as determined by colored microspheres. J Appl Physiol. 1996; 80: 1225–32.

[73] Geborek P, Moritz U, Wollheim FA. Joint capsular stiffness in knee arthritis. Relationship to intraarticular volume, hydrostatic pressures, and extensor muscle function. J Rheumatol. 1989; 16: 1351–8.

[74] Vegter J, Klopper PJ. Effects of intracapsular hyperpressure on femoral head blood flow. Laser Doppler

flowmetry in dogs. Acta Orthop Scand. 1991; 64: 337–41.
[75] O' Driscoll SW, Kumar A, Salter RB. The effect of continuous passive motion on the clearance of a hemarthrosis from a synovial joint. An experimental investigation in the rabbit. Clin Orthop Relat Res. 1983(176): 305–11.
[76] James MJ, Cleland LG, Gaffney RD, Proudman SM, Chatterton BE. Effect of exercise on 99mTc-DTPA clearance from knees with effusions. J Rheumatol. 1994; 21: 501–4.
[77] Greene WB. Use of continuous passive slow motion in the postoperative rehabilitation of difficult pediatric knee and elbow problems. J Pediatr Orthop. 1983; 3: 419–23.
[78] Simkin PA, de Lateur BJ, Alquist AD, Questad KA, Beardsley RM, Esselman PC. Continuous passive motion for osteoarthritis of the hip: a pilot study. Rheumatol. 1999; 26: 1987–91.
[79] Raab MG, Rzeszutko D, O' Connor W, Greatting MD. Early results of continuous passive motion after rotator cuff repair: a prospective, randomized, blinded, controlled study. Am J Orthop. 1996; 25: 214–20.
[80] Noyes FR, Mangine RE, Barber S. Early knee motion after open and arthroscopic anterior cruciate ligament reconstruction. Am J Sports Med. 1987; 15: 149–60.
[81] Trudel G, Seki M, Uhthoff HK. Synovial adhesions are more important than pannus proliferation in the pathogenesis of knee joint contracture after immobilization: an experimental investigation in the rat. J Rheumatol. 2000; 27: 351–7.
[82] Trudel G, Jabi M, Uhthoff HK. Localized and adaptive synoviocyte proliferation characteristics in rat knee joint contractures secondary to immobility. Arch Phys Med Rehabil. 2003; 84: 1350–6.
[83] Ando A, Hagiwara Y, Onoda Y, Hatori K, Suda H, Chimoto E, et al. Distribution of type A and B synoviocytes in the adhesive and shortened synovial membrane during immobilization of the knee joint in rats. Tohoku J Exp Med. 2010; 221: 161–8.
[84] Matsumoto F, Trudel G, Uhthoff HK. High collagen type I and low collagen type III levels in knee joint contracture: an immunohistochemical study with histological correlate. Acta Orthop Scand. 2002; 73: 335–43.
[85] Akeson WH, Amiel D, Abel MF, Garfin SR, Woo SL. Effects of immobilization on joints. Clin Orthop Relat Res. 1987(219): 28–37.
[86] Evans EB, Eggers GWN, Butler JK, Blumel J. Experimental immobilisation and remobilisation of rat knee joints. J Bone Joint Surg. 1960; 42: 737–58.
[87] Finsterbush A, Frankl U, Mann G. Fat pad adhesion to partially torn anterior cruciate ligament: a cause of knee locking. Am J Sports Med. 1989; 17: 92–5.
[88] Enneking WF, Horowitz M. The intra-articular effect of immobilization on the human knee. J Bone Joint Surg. 1972; 54: 973–85.
[89] McHugh MP, Tyler TF. Muscle strain injury vs muscle damage: two mutually exclusive clinical entities. Transl Sports Med. 2019; 2: 102–8.
[90] Yang W, Hu P. Skeletal muscle regeneration is modulated by inflammation. J Orthop Transl. 2018; 13: 25–32.
[91] Kharraz Y, Guerra J, Mann CJ, Serrano AL, Munoz-Cánoves P. Macrophage plasticity and the role of inflammation in skeletal muscle repair. Mediators Inflamm. 2013; 2013: 491497.
[92] Rigamonti E, Zordan P, Sciorati C, Rovere-Querini P, Brunelli S. Macrophage plasticity in skeletal muscle repair. Biomed Res Int. 2014; 2014: 560629.
[93] Tidball JG, Villalta SA. Regulatory interactions between muscle and the immune system during muscle regeneration. Am J Physiol Regul Integr Comp Physiol. 2010; 298: R1173–87.
[94] J rvinen MJ, Lehto MU. Healing of a crush injury in rat striated muscle. 2. A histological study of the effect of early mobilization and immobilization on the repair processes. Acta Pathol Microbiol Scand. 1975; 83: 269–82.
[95] Järvinen M. Healing of a crush injury in rat striated

muscle. 4. Effect of early mobilization and immobilization on the tensile properties of gastrocnemius muscle. Acta Chir Scand. 1976; 142: 47–56.

[96] Järvinen M. 1993 The effects of early mobilisation and immobilisation on the healing process following muscle injuries. Sports Med. 1993; 15: 78–89.

[97] Järvinen M. Healing of a crush injury in rat striated muscle. 3. A micro-angiographical study of the effect of early mobilization and immobilization on capillary ingrowth. Acta Pathol Microbiol Scand. 1976; 84: 85–94.

[98] Baldwin KM, Haddad F. Skeletal muscle plasticity: cellular and molecular responses to altered physical activity paradigms. Am J Phys Med Rehabil. 2002; 81: S40–51.

[99] Baker JH, Matsumoto DE. Adaptation of skeletal muscle to immobilization in a short-ened position. Muscle Nerve. 1988; 11: 231–44.

[100] Goldspink G. Changes in muscle mass and phenotype and the expression of autocrine and systemic growth factors by muscle in response to stretch and overload. J Anat. 1999; 194: 323–34.

[101] Williams PE, Goldspink G. Changes in sarcomere length and physiological properties in immobilized muscle. J Anat. 1978; 127(Pt 3): 459–68.

[102] Tabary JC, Tabary C, Tardieu C, Tardieu G, Goldspink G. Physiological and structural changes in the cat's soleus muscle due to immobilization at different lengths by plaster casts. J Physiol. 1972; 224: 231–44.

[103] Mukund K, Subramaniam S. Skeletal muscle: a review of molecular structure and function, in health and disease. Wiley Interdiscip Rev Syst Biol Med. 2020; 12: e1462.

[104] Roth SM, Martel GF, Ivey FM, Lemmer JT, Tracy BL, Metter EJ, et al. Skeletal muscle satellite cell characteristics in young and older men and women after heavy resistance strength training. J Gerontol A Biol Sci Med Sci. 2001; 56: B240–7.

[105] Trappmann B, Gautrot JE, Connelly JT, Strange DG, Li Y, Oyen ML, et al. Extracellular-matrix tethering regulates stemcell fate. Nat Mater. 2012; 11: 642–9.

[106] Allbrook DB, Baker W deC, Kirkaldy-Willis WH. Muscle regeneration in experimental animals and in man. J Bone Joint Surg. 1966; 48B: 153–69.

[107] Greising SM, Warren GL, Southern WM, Nichenko AS, Qualls AE, Corona BT. Early rehabilitation for volumetric muscle loss injury augments endogenous regenerative aspects of muscle strength and oxidative capacity. BMC Musculoskelet Disord. 2018; 19: 173.

[108] Allbrook D. Skeletal muscle regeneration. Muscle Nerve. 1981; 4: 234–45.

[109] Bodine-Fowler S. Skeletal muscle regeneration after injury: an overview. J Voice. 1994; 8: 53–62.

[110] Latroche C, Gayet MW, Muller L, Gitiaux C, Leblanc P, Liot S, et al. Coupling between myogenesis and angiogenesis during skeletal muscle regeneration is stimulated by restorative macrophages. Stem Cell Rep. 2017; 9: 2018–33.

[111] Bogdanis GC. Effects of physical activity and inactivity on muscle fatigue. Front Physiol. 2012; 3: 142.

[112] Cocks M, Shaw CS, Shepherd SO, Fisher JP, Ranasinghe AM, Barker TA, et al. Sprint interval and endurance training are equally effective in increasing muscle microvascular density and eNOS content in sedentary males. J Physiol. 2013; 591: 641–56.

[113] Olfert MI, Baum O, Hellsten Y, Egginton S. Advances and challenges in skeletal muscle angiogenesis. Am J Physiol Heart Circ Physiol. 2016; 310: H326–H336.

[114] Gelberman RH, Menon J, Gonsalves M, Akeson WH. The effects of mobilization on vascularization of healing flexor tendons in dogs. Clin Orthop. 1980; 153: 283–9.

[115] Kääriäinen M. Adhesion and biomechanics in regenerating skeletal muscle [Academic dissertation]. Tampere: Faculty of Medicine of the University of Tampere, Finland; 2001.

[116] Williams PE, Catanese T, Lucey EG, Goldspink G. The importance of stretch and contractile activity in the prevention of connective tissue accumulation in muscle. J Anat. 1988; 158: 109–14.

[117] Minoru O, Toshiro Y, Jiro N, Shinobu H, Hiromitsu T. Effect of denervation and immobilization in rat soleus muscle. J Neurol Sci. 1997; 150: 265.

[118] Mussini I, Favaro G, Carraro U. Maturation, dystrophic changes and the continuous production of fibers in skeletal muscle regenerating in the absence of nerve. J Neuropathol Exp Neurol. 1987; 46: 315–31.

[119] Carraro U, Boncompagni S, Gobbo V, Rossini K, Zampieri S, Mosole S, et al. Persistent muscle fiber regeneration in long term denervation. Past, present, future. Eur J Transl Myol. 2015; 25: 4832.

[120] Nishimune H, Stanford JA, Mori Y. Role of exercise in maintaining the integrity of the neuromuscular junction. Muscle Nerve. 2014; 49: 315–24.

[121] Nishizawa T, Tamaki H, Kasuga N, Takekura H. Degeneration and regeneration of neuromuscular junction architecture in rat skeletal muscle fibers damaged by bupivacaine hydrochloride. Muscle Res Cell Motil. 2003; 24: 527–37.

[122] Vedung S, Olsson Y. Formation of neuromuscular junctions in transplanted peroneus longus muscles in the rat. A quantitative comparison with reinnervation of the muscle in situ. Scand J Plast Reconstr Surg. 1983; 17: 7–18.

[123] Barker D, Scott JJ. Regeneration and recovery of cat muscle spindles after devascularization. J Physiol. 1990; 424: 27–39.

[124] Collins WF III, Mendell LM, Munson JB. On the specificity of sensory reinnervation of cat skeletal muscle. J Physiol. 1986; 375: 587–609.

[125] Neto WK, Ciena AP, Anaruma CA, de Souza RR, Gama EF. Effects of exercise on neuromuscular junction components across age: systematic review of animal experimental studies. BMC Res Notes. 2015; 8: 713.

[126] Lømo T. What controls the position, number, size, and distribution of neuromuscular junctions on rat muscle fibers? J Neurocytol. 2003; 32: 835–48.

[127] Molteni R, Zheng JQ, Ying Z, Gómez-Pinilla F, Twiss JF. Voluntary exercise increases axonal regeneration from sensory neurons. Proc Natl Acad Sci U S A. 2004; 101: 8473–8.

[128] Teodori RM, Betini J, de Oliveira LS, Sobral LL, Takeda SYM, de Lima Montebelo MI, et al. Swimming exercise in the acute or late phase after sciatic nerve crush accelerates nerve regeneration. Neural Plast. 2011; 2011: 783901.

[129] Bahr R. No injuries, but plenty of pain? On the methodology for recording overuse symptoms in sports. Br J Sports Med. 2009; 43: 966–72.

第4章

促进修复的运动处方

本章将探讨如何在修复过程的最初几周内构建一种运动管理计划，即如何支持和优化修复环境。

经过几十年的广泛研究，运动在优化组织修复方面发挥着至关重要的作用已经变得清晰明了。在医学中，没有任何东西能与运动在促进修复和恢复功能方面的广泛有益影响相媲美。在再生和代谢活动期间，运动帮助激活跨间质泵和跨滑膜泵，并促进组织的营养提供和传递。运动在指导毛细血管再生和受损部位淋巴系统恢复方面发挥着重要作用。运动指导成纤维细胞合成结缔组织成分并在结缔组织和间质组织内沉积。在肌肉中，运动有助于卫星细胞向肌管分化以及肌纤维修复。卫星细胞附着于细胞外基质，并固定在肌肉的筋膜和肌腱上。还有证据表明，运动可以增强外周神经的再生能力。除了这些益处，我们还需要降低在运动下愈合的组织形成粘连的可能性、维护未受损组织。通过运动，整体结果是组织具有更接近原来组织的形态、生物力学和生理特性，这些特性很适合支持功能性活动的需求。

相反地，固定不动和停止身体活动会对修复过程产生负面影响。这些影响包括修复时间延长、修复质量降低以及损伤的组织萎缩。此外，不活动还影响组织的生物力学特性，导致抗张强度降低、可伸展性和活动度的丧失。不活动可能会延长疼痛并增加疼痛的程度，最终延迟个体的恢复，降低其功能能力。

通常，受伤后过度休息和不动的主要原因可能是患者和治疗师担心再次损伤组织和加剧疼痛。但是，大多数研究表明运动更有可能支持、增强和加速修复过程。事实上，在动态环境下的组织修复通常比固定环境下产生更大的力量收益。因此，早期活动可能会稍微增加再次损伤和加剧疼痛的风险，但这种风险很低。可以通过活动分级策略来解决这些问题，有关内容详见第8章。

修复期间运动的特点

在炎症和增殖阶段的管理大致相似（通常称为修复的早期阶段）。修复的早期阶段旨在创造组织愈合和再生的最佳环境，并调节水肿和关节积液。运动可以通过对受损组织的间歇性压缩和对关节的周期性活动实现这种效果，实质上，重点是激活跨间质泵和跨滑膜泵。无论采用功能性还是非功能性活动方法都可以产生这些效果，只要它们符合以下原则：

- 应用于受损的组织/关节局部；
- 具有周期性；
- 在促进组织修复过程的范围和负荷水平下进行。

这些原则可以应用于急性膝关节扭伤中。非功能性活动包括温和、低负荷、循环运动，如直接应用于受损区域的摆动运动。请参见第13章中针对身体主要部位/关节的运动演示。采用功能运动方法可能更适合患者，因为这些生理运动模式可以很容易地融入日常活动中（如步行）。在早期阶段，两种方法的混合可能更有用，特别是如果个体无法执行完全的功能性活动，例如行走。在这种情况下，有限的行走可以通过坐下时的非功能性摆动膝关节运动得到支持。请参见第13章有关膝关节和髋关节（见图13.12A和B、图13.13A~E及图13.24A~D）以及肩关节（见图13.4A~G）的运动演示。

修复过程进入重塑阶段（通常称为修复的后期阶段）时，管理目标和运动方法也会发生变化。在这个阶段，组织会特别适应物理环境（与个体的运动行为有关）。在这个阶段，管理的目标是引导组织重塑/适应，这种重塑/适应在生物力学和生理上都能够支持功能性活动。此时，管理重心逐渐转向功能性活动，这通过逐渐增加日常活动（见第8章）来实现。通常，在重塑阶段，非功能性活动方法不太可能提供有意义的支持。非功能性活动往往是亚生理学的，产生的力量低于日常活动产生的力量（见第1章）。因此，它们应该被功能性活动迅速取代。

等等再做拉伸！但要运动

在修复的早期阶段，往往会出现僵硬和关节活动度丧失的情况，这是由于组织肿胀和伸展敏感性变化导致中枢神经系统受到影响（见第11章）。通常，患者会尝试通过拉伸来缓解这些症状。然而，在修复过程的早期阶段，拉伸是不必要的，甚至可能会对修复产生负面影响。在这个阶段，新形成的纤维强度很低，容易受到拉力的损害。此外，拉伸很难有效地激活跨间质泵和跨滑膜泵，而这些泵是减轻组织肿胀所必需的。因此，在修复的早期阶段，应该采用可承受范围内的主动运动来刺激组织泵（跨间质泵和跨滑膜泵），这有助于控制肿胀，并缓解僵硬（见第11章）。

第二部分总结：促进修复

与通过修复实现恢复相关的条件以及通过运动/身体活动进行管理的原则如下。

病情	所有急性疾病和在修复期望时间范围内的急性恶化情况，如下所示。 • 所有急性组织损伤 • 急性疼痛（有/无损伤） • 关节和肌肉扭伤 • 急性腰背痛和颈痛，包括椎间盘相关情况 • 手术后的急性期 • 钝性外伤 • 冻结肩疼痛期 • 急性肌腱病变 • 慢性疼痛疾病（例如腰痛和关节炎）的急性恶化情况 • 过度使用性损伤
恢复过程	修复
具体治疗	循环重复负荷 应用于受影响区域 最初，运动可以分解为特定的关节运动 主动或被动运动 任何运动模式，但最好是功能性的；非功能性的也可以，但应尽快被功能性活动替代 忍受不适/无痛运动 活动分级：最初，可能需要降低到亚功能强度，然后增加到低或中等功能性负荷

第3部分 促进适应

在本书的这一部分，你将探讨如何为以下情况构建运动管理计划。

所有影响功能能力和表现的情况（不一定与修复或疼痛有关），例如：

- 影响技能表现的情况；
- 影响任务组成部分（力量、耐力、速度和活动范围、平衡性和协调性）的情况；
- 修复的重塑阶段；
- 手术后的恢复阶段；
- 推荐引入结构/生物力学改变以促进恢复；
- 解除固定后的运动缺陷，如活动范围丧失；
- 冻结肩的僵硬阶段；
- 停训的肌肉骨骼效应；
- 中枢神经系统损伤导致的运动控制缺陷；
- 姿势和运动再教育/康复。

第5章

通过适应性训练促进恢复

“练习任务，身体就会跟着改变。”

想象一下，你需要为3种不同情况的个体制订运动处方：一位出现固定后的挛缩症状的患者，一位因中风而长期失去运动控制能力的患者，以及一位想要提高网球水平的运动员。这些个体功能的恢复或提升，取决于身体中多个适应性过程。本章探讨了这些适应性过程及其对运动处方的影响（见图5.1）。

适应和功能性

适应是个体应对行为变化进行的生理和形态学重组。它使我们以有效、舒适的状态应对未来出现的类似体验。这种理想的状态称为功能性适应。相反，功能性失调则是不能最大限度地支持我们在运动方面取得良好表现的因素。

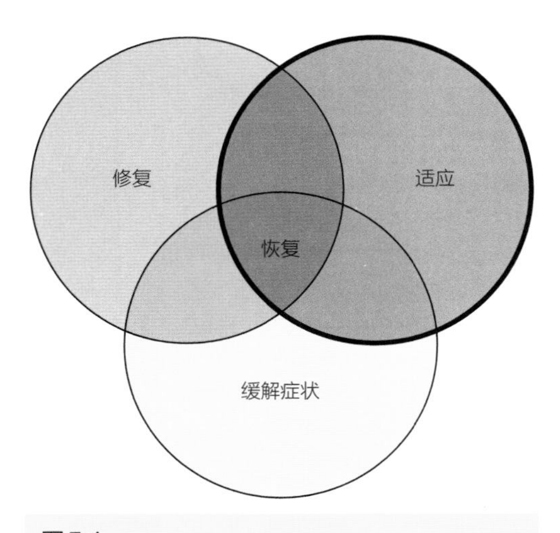

图5.1
通过适应实现功能恢复

适应性是由我们在环境中的行为和动作所驱动的。从某种程度上来说，我们通过行动不断地重塑我们的身体，因此我们处于不断适应变化的状态中。当我们尝试新的、不熟悉的事物时，例如经历一次不习惯的运动后出现了延迟性肌肉酸痛，功能状态就会变成失调状态。通过反复练习，这种失调状态最终会转变为日常的功能状态。这种波动的适应状态在固定、限制运动、停训等情况下也会出现。当一个人戴上石膏时，他们的运动行为会受到影响。这将导致一种适应限制性环境的重塑过程。然而，当石膏被取下时，戴上石膏时产生的适应性将无法支持日常活动的物理需求和控制要求。因此，功能性适应或失调，很大程度上取决于个体所处的环境和背景。

适应是一个涉及整体的过程

想象一个患者的踝关节被石膏固定了8周。拆除石膏后，我们预计会发现多个功能障碍的变化：一些是局部的，另一些是远离固定区域的。在受影响的组织中，可能会出现活动度的丧失，这是肌肉挛缩和萎缩引起的。在进一步检查后，我们可能会发现运动控制方面的改变，例如患侧的步态变化和单腿支撑时的不稳定性，这是神经适应性过程所导致的。此外，患者可能表现出对运动的恐惧、过度警觉和对患肢的保护。这些行为是心理层面的表现。因此，功能性适应变化是发生在组织、神经和心理层面上的多维事件（见图5.2），涉及全身、多系统、全过程的复杂的相互作用。这些交互作用不能以任何形式分割！正如我们在接下来的章节中所看到的，适应性的整体性对制订个性化和针对某种疾病的康复计划具有深远影响。

重塑和适应

与适应性恢复相关的过程可以在两个与运动处方相关的领域中看到：

1. 与受伤和修复有关的重塑；

2. 与运动学习和提高身体表现水平有关的适应性。

一种适应形式与后期重塑阶段有关。在这个阶段，受损组织正在重建：这是一种由运动时对组织施加的力引导的适应性重塑过程（见第3章）。

另一种适应形式与通过训练提高技能/任务表现和运动能力有关。这包括长期的肌肉骨骼、神经肌肉和运动控制变化。当一个人学习弹钢琴、训练网球发球技术、练习改善姿势或背诵一首诗时，这些适应性机制在发挥作用；但它们也会在人因缺乏运动或固定而遭受不利影响时发生。在此类别中，恢复中枢神经系统也与大脑中的长期可塑性有关，这是一个与神经适应相关的过程。

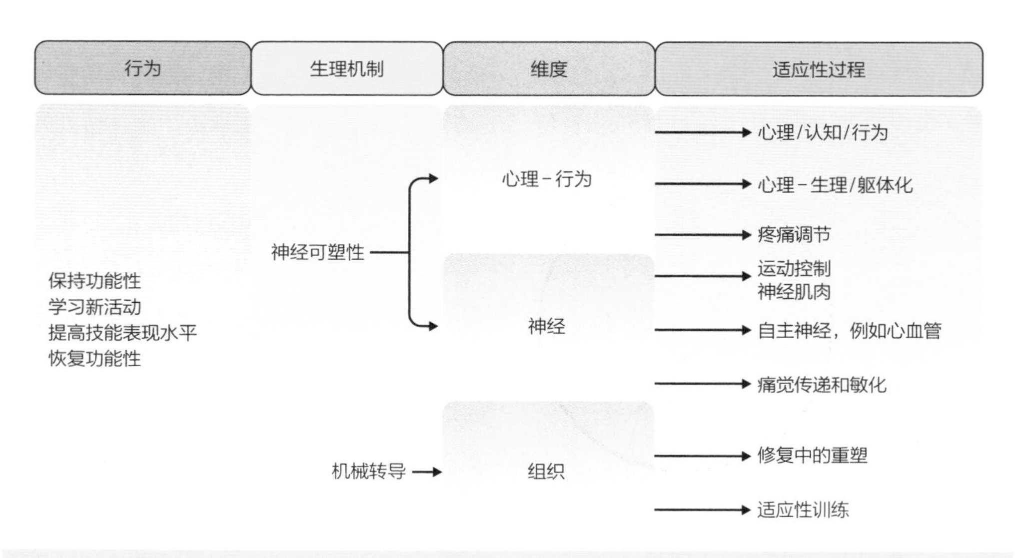

图5.2
适应性是一个多维、整体的过程

在修复期间的重塑和与训练/活动相关的适应都有着相似的生理机制，这意味着这两种事件的管理原则是相似的。它们之间唯一的区别在于管理的规模、持续时间以及康复程度。对一个腿被固定的患者和一个中风的患者都可以使用相同的管理原则。对中风患者的管理可能会跨越数月甚至数年，并且会带来不同程度的功能恢复，而对于腿被固定后的患者，大部分的功能恢复预计在2~3个月内完成，并且很可能恢复得更为完全。这些通用原则将在第6章中进一步讨论。但是，这些适应性过程背后的生理机制是什么？当身体的物理挑战减少，或者通过锻炼和增加日常活动，肌肉骨骼系统和中枢神经系统会发生什么变化呢？

组织层面的适应性

所有肌肉骨骼组织都会在身体的常规物理活动中做出结构和功能的调整。这些适应性反应可以在肌腱、肌肉、筋膜、韧带、关节囊和关节内结构（如关节面和滑膜）中被观察到[1-6]。但是，身体如何将身体活动转化为结构和生理组织的变化呢？

机械转导的作用

组织适应的核心是被称为机械转导的通用生理机制。通过这个机制，身体将力学信号转化为生物过程[7, 8]。当我们在健身房举重时，肌肉可以检测到对它施加的力——一种机械信号，相应地产生肌肉肥大——一种生物过程。

机械转导在决定所有肌肉骨骼组织的形态、生理和生物力学特性方面发挥着重要作用。其中，肌肉的肌细胞和结缔组织中的成纤维细胞特别重要，它们是肌肉骨骼系统的构建者和保护者。它们（通常被称为机械细胞）都具有机械转导的能力，并对物理事件高度敏感。它们通过特殊的细胞膜分子检测其所在的环境中的张力。其中，一个被广泛研究的分子是整合素，它从细胞表面伸出并附着在细胞外的结缔组织基质上（见图5.3）[9]。这些附属物可以检测在物理活动期间组织产生的张力，并将此信息传递到细胞核。这会引发一系列分子事件，最终导致各种组织特异性成分和去除它们的酶的合成。

成纤维细胞的“亲戚”：在其他结缔组织中，成纤维细胞有几个“亲戚”，它们也具有机械转导的能力——腱膜中的肌腱细胞、关节软骨中的软骨细胞和骨骼中的成骨细胞。它们都在维持各自组织的结构、功能和修复方面发挥作用[2]。

机械转导是适应性组织恢复的生理机制，它既能通过恢复性活动产生积极的改变，也能通过运动不足、长时间固定等导致消极的功能失调。组织承受的低负荷（物理事件）会改变机械细胞的机械微环境，通过机械转

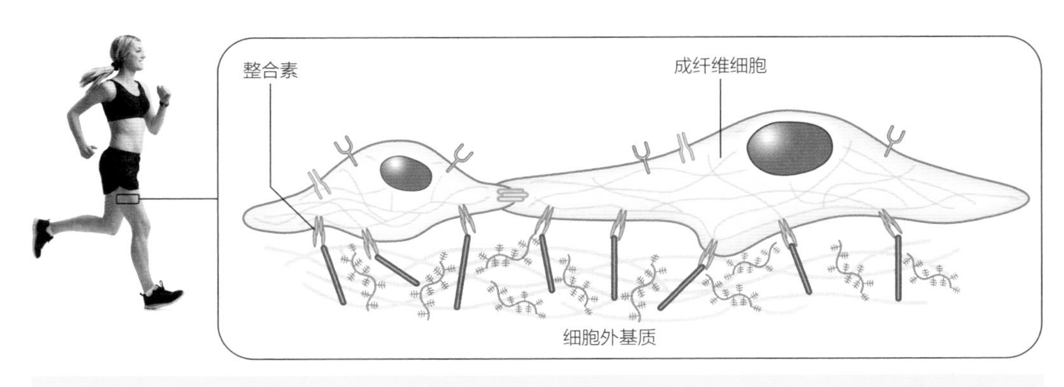

图5.3
成纤维细胞（以及肌细胞）可以通过它们表面上的专门分子，感知其跨膜的张力。其中一种这样的感受器是整合素，它从细胞膜上伸出，并与细胞外基质相连。整合素将有关运动的信息传递到细胞核，进而合成一系列结缔组织成分（例如胶原蛋白）。这些“材料”被运输到细胞外基质中进行组装

导作用，导致组织萎缩（生物事件）。

这些负面变化可以通过保持或提高活动水平来不同程度地预防和逆转。这些运动挑战将刺激机械转导，并推动适应性重组以支持功能需求（见图5.4）。

结缔组织和关节结构的适应性

在结缔组织中，负荷刺激会促使成纤维细胞合成构建组织结构和功能的材料，包括胶原纤维、纤维之间的胶状物甚至去除胶原的酶。此外，机械转导在细胞外基质中的胶原沉积和排列中也扮演着重要角色。机械刺激引导成纤维细胞排列并使胶原纤维沿应力方向排列在细胞外基质中[10, 11]。这种排列方式有助于增强组织的抗张强度和可伸展性。

如果身体挑战的环境（亚功能/负荷不足）低于正常水平，则会对结缔组织的结构、生理和生物力学产生不利影响。这些不利影响包括异常的交联和黏附，以及胶原纤维的大小和方向的改变。这将导致组织的可伸展性降低、僵硬度增加、抗张强度降低，以及活动范围受限，最终影响功能能力（更多讨论请参见第3章）[3, 12–25]。

结缔组织的适应性恢复

机械转导在重新活动或训练期间发挥重要作用。身体挑战可以在不同程度上帮助逆转许多的功能失调，这取决于多种因素，如固定的持续时间、粘连的程度、年龄、固定和重新活动的时间间隔以及环境的质量等。

重新引入运动挑战可以支持组织的生物力学和生理特性的恢复，通过正常化凝胶含量、减少异常的胶原交联、重塑弯曲结构、使纤维重新定向正常化以及减少粘连来实现[3, 26]。

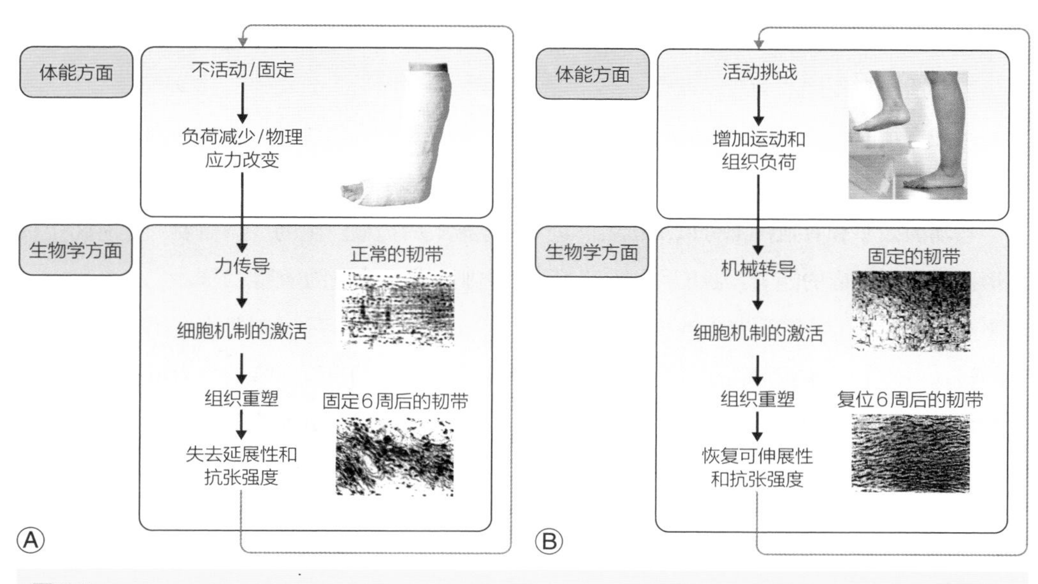

图5.4
（A）损伤适应、固定和静止的机械转导。（B）机械转导和功能恢复

重新运动已被证明可以通过恢复独特的结构并将胶原纤维压缩成更厚、更密的束来改善组织的抗张强度[3, 26–30]。在韧带中，胶原纤维的重组可以在重新运动后的6周内发生。实验室研究表明，反复承受张力的胶原蛋白束比未受刺激的胶原蛋白束强10倍，密度增加8倍。一般来说，结缔组织往往需要很长时间来适应，需要几个月甚至更长的时间才能恢复机械特性[3, 23]。

管理意义：受伤或手术后1~2周的时间是减少粘连形成的时机。粘连在形成的前2周具有较低的抗张强度，直到交联完全成熟和固化。在这段时间内，粘连可以通过正常运动或活动最小化。但是，一旦粘连成熟，它们有时可以像坚硬的皮带一样。此时，需要更大的努力和长期的管理来恢复组织的延展性（即可伸展性）/关节活动度（即关节的活动范围），因此在手术或受伤后应尽早活动。

肌肉适应

想象一下一个不寻常的情况，你在数个月内改变了你的锻炼方式，先从瑜伽开始，6个月后改为力量训练，再进行短跑，一段时间后又进行长跑。你的肌肉需要经历巨大的转变，以便最大限度地支持你进行这些不同种类的活动。广义上讲，做瑜伽时一些肌群可能需要经历长度变化；举重会导致力量产生变化；冲刺需要在高速下产生力量；长跑则改变了肌肉的能量供应，倾向于耐力模式。当从一种训练活动转向另一种活动时，肌肉需要适应在不同的力量、速度、活动范围和组织持续时间下运作，同时保持其能量供应的效率。

运动的效率和有效性部分取决于肌肉进行形态和生理适应的能力。我们可以从分子水平观察到肌肉大小和形状的改变：细胞核内的转录事件（编码肌细胞的重要功能），肌动蛋白、肌球蛋白的合成和肌肉、肌节（收缩装置）的排列，线粒体活性的改变（能量供应系统），细胞外基质的变化（提供结构和生化支持），血液供应的重组（提供氧气和营养），以及淋巴引流（处理代谢产物）[31]。那么，肌肉如何适应以产生更多力量，或在不同长度、速度和能量需求下运转呢？

力量适应

力量的长期变化与肌纤维中平行肌节的数量有关。根据运动需求的性质，肌节可以增加或减少，可以平行或串联排列（即“肌肉肥大”或“细长”，见图5.5）。需要力量的重复活动会导致肌动蛋白和肌球蛋白收缩蛋白的合成。这些蛋白质随后组装成肌节，然后在肌纤维内平行排列（肥大）[32]。这个过程很快就开始了。激烈的体育活动后不到1小时，导致收缩蛋白产生的前期过程已经在肌细胞核中显现出来，48小时后仍然可观察到[33]。肌原纤维形成新的肌节，运动后4天才能观察到[34]（这意味着我们是在运动后而不是运动期间增大肌肉体积）。通常，在活动开始3~4周后，肌肉肥大或萎缩会发生[35]。这意味着在力量训练中，最初的肌肉力量增加（长达4周）是通过对运动单元募集和放电模式的适应产生的[36]，需要一定时间让肌肉肥大跟上力量的增加。

停训或固定不动对肌肉有不良影响，这是通过上述的机制实现的。力量挑战的减少会导致平行肌节的损失和肌肉横截面积的减少。例如，脚踝骨折后6周内腿部不动可导致患侧小腿肌肉横截面积减少17%[37-38]。

长度适应

长度适应性与以串联的方式添加和移除肌节有关[32, 39]。肌纤维内的这种排列与运动中力量产生的效率和有效性密切相关。在肌肉的静止位置或关节的中立位置，力量产生更有效率（见图5.6）[40]。在此范围内，肌动蛋白与肌球蛋白的横桥处于最佳重叠位置以产生力量。然而，当肌肉维持或处于缩短位置或伸长位置时，肌肉收缩的效率会降低。在缩短的位置下，肌节重叠过多，而在伸长的位置下则过少。在这两个范围内，肌肉无法产生中立位置下的最佳力量。由于肌节的长度变化能力有限，这种机械劣势可以通过以串联的方式添加或移除肌节来克服，因此，当肌肉被迫长期处于缩短位置下工作时，串联肌节会被移除，而在被迫处于伸长位置下工作时，肌节则会被串联添加[41-46]。

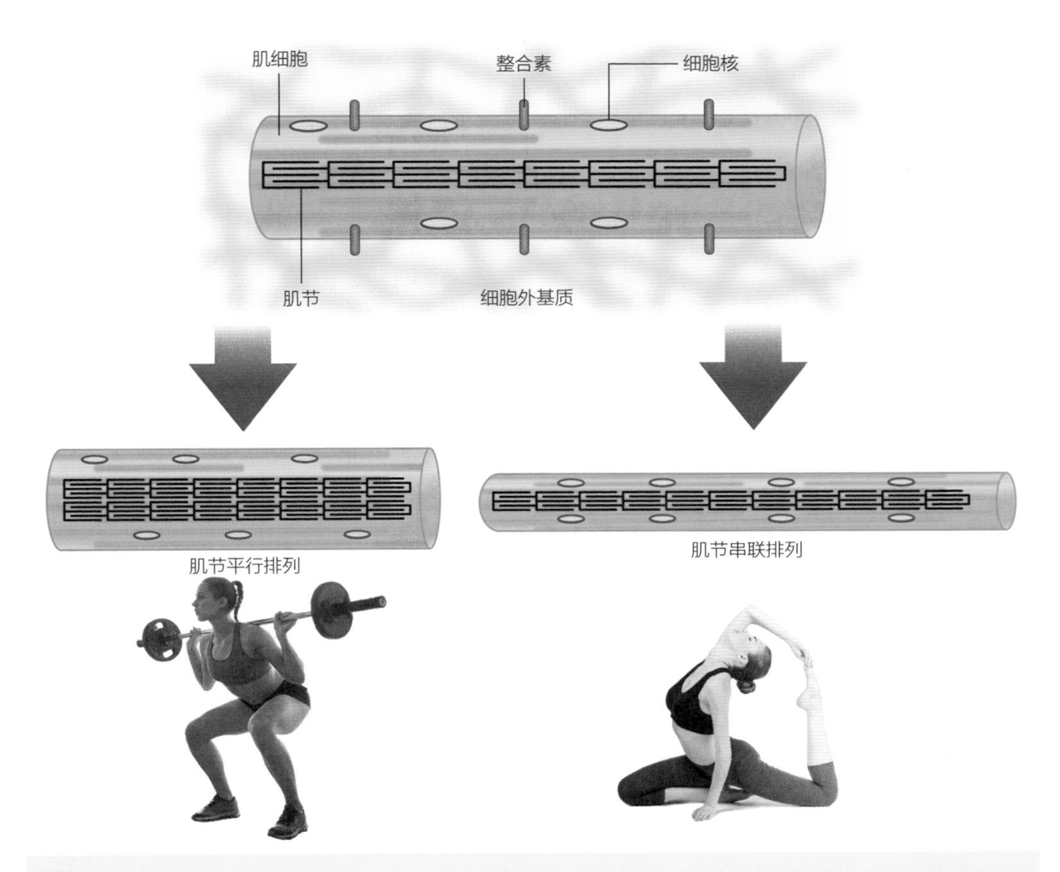

图5.5
机械转导在肌肉对物理活动做出反应时，引导肌节排列方面起着重要作用。对于增强力量，肌节是平行添加的；对于提高速度和扩大活动范围，它们是串联添加的。这些适应性可以结合在一起，具体取决于个体参与的活动类型，而且特定于个人的主要活动/训练

肌肉中这种串联的组织方式对肌肉固定期间关节活动度损失和再运动期间活动度增加有重要贡献。在固定期间，关节由中立位置被推到一个新的静态位置。因此，与关节有关的肌肉将以串联方式添加或移除肌节以保持横桥处于最佳重叠位置来适应这个新的中立位置（见图5.7）[47]。在缩短的肌肉中，串联肌节的损失可能高达40%，而在伸长的肌肉中，增加可能高达20%。这种适应过程已被证明在固定几个小时后或在肌肉处于缩短的位置/范围内被刺激收缩时开始[44]。

在固定的前两周内，相比其他结缔组织

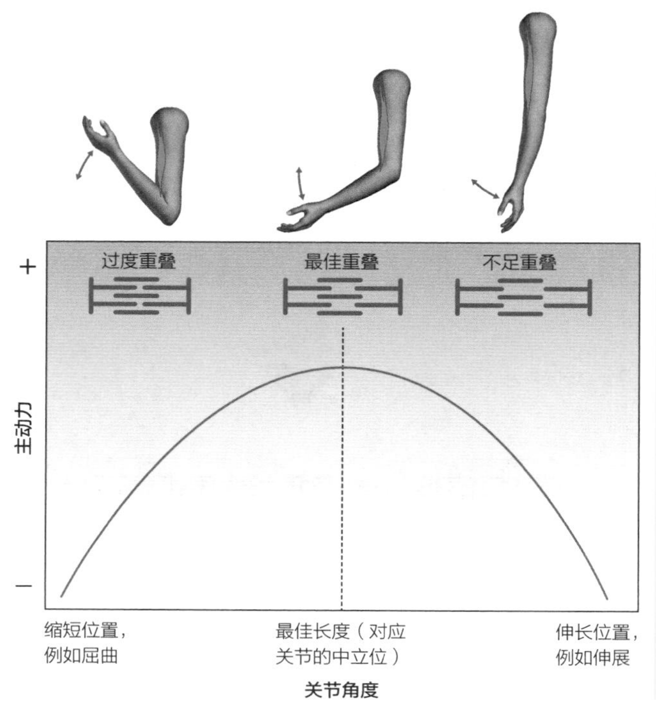

图5.6
肌动蛋白与肌球蛋白的横桥处于最佳重叠时，力量产生更为有效。如果让肌肉在缩短或伸长的状态下工作，力量产生效率会降低

结构，肌肉缩短对关节活动度损失的作用更大。在动物研究中，关节固定2周导致的关节活动度损失当中，20°归因于肌肉适应性，6.5°归因于关节结构。在调整期之后，肌肉似乎完成了适应过程，并在固定的角度“稳定”[48]。肌肉长度变化是可逆的，并且发生得相当迅速。重新运动后的几天内可以观察到适应性长度的改善，并且一周内可以观察

管理意义：通过将运动挑战从固定范围转移到功能性范围，可以逆转长度适应性失调。例如，在肘关节固定在90°后，可以将肘关节伸展或屈曲到一个可接受的新角度，比如100°。在这个新角度下，患者被指示执行日常活动，例如碰到和取回物品（屈伸循环），开启和关闭螺纹盖的罐子或瓶子（旋前和旋后循环），或用伸直的肘部购物等。这些任务将推动臂部协同肌围绕新角度进行重新适应。这种挑战可以重复进行，逐渐增加肘关节角度，直到达到功能性活动范围目标。这种方法也可以应用于其他地方，例如髋关节疾病中步幅受影响的情况。规定的活动可以是在逐渐增加步幅的同时练习行走。对患者的指示可以是“采取更大的步伐，直到感到髋部有拉伸感”或类似的指示。

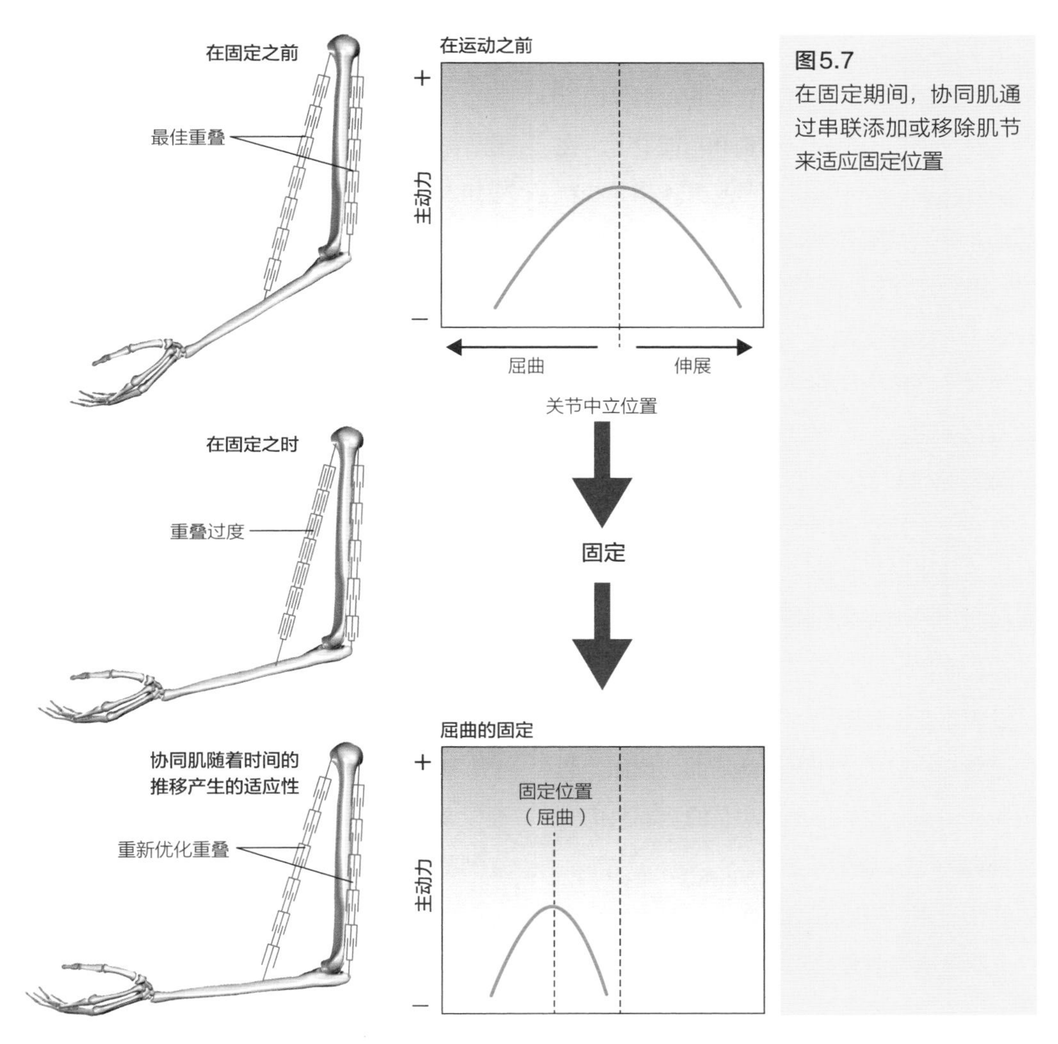

图5.7
在固定期间，协同肌通过串联添加或移除肌节来适应固定位置

到肌肉长度和围度的明显增加[49]。在普通受试者中，离心抗阻训练也可以促进肌肉长度的增加。这种增加可以在训练的第10天观察到[50]。

速度适应

肌肉收缩速度与肌节的串联沉积部分相关。通常，需要高速爆发力的活动会伴随着串联肌节的数量增加以及肌束长度的增加。例如，与长跑者相比，短跑者的腿部肌束长度更长[39]。

耐力、能量和血管供应

不同的身体活动需要特定的能量供应以实现最佳的肌肉性能。线粒体是细胞的动力站，可以产生大部分用于支持细胞产生生物化学反应所需的能量。这些细胞器具有高度的适应性，运动、失用、衰老和疾病等因素可以改变它们的体积、结构和功能[51, 52]。在运动过程中，分子应激信号上升，指导线粒体的生物合成和降解，以及受损线粒体的清除。耐力活动倾向于在骨骼肌内增加或维持高水平的线粒体含量，而失用和衰老则会导致线粒体网络失调和功能受损。这些线粒体的变化可能在一定程度上解释了受伤和固定后局部肌肉疲劳。

一个人接受过训练、尝试新的运动或者是短跑选手或马拉松选手，都会对肌肉的血液供应产生深远的影响。为了满足独特的营养和代谢需求，肌肉血流供应能力通过血管生成和改变血管阻力的方式进行适应[53]。这种适应是特定于个体主要活动的。例如，与短跑运动员相比，长跑运动员的腿部肌肉具有更高的毛细血管密度[54]。

肌肉结缔组织和肌腱的适应性

肌纤维与骨骼止点的正常机械连接对优化收缩力的传递至关重要[55]。这些连接是在肌纤维中肌小丝与内膜结缔组织之间形成的，随后连接到外膜结缔组织、肌腱、筋膜，最终到达骨骼。如果该连接链条的任何部分受到损伤或产生功能适应性变化，肌肉传递收缩力的能力将会受到限制[55–57]。

与其他结缔组织一样，肌肉的筋膜和肌腱会对负荷大小和模式的变化做出适应性调整[58]。在固定或活动受限时观察到的适应性重组与运动处方有关。这表现为结缔组织和肌纤维含量之间的失衡，组织长度变短、刚度增加以及筋膜总体结构的改变[55–57]。在部位固定后的2天内，由于肌纤维快速萎缩，肌肉中胶原的比例增加（在缩短而不是在伸长的肌肉中）。在部位固定后的4周内，肌肉的筋膜缩短可以多达25%[59, 60]。此外，在固定时，肌束的羽状角度倾向于减小，但在移除石膏后很快恢复[37, 38, 55]。值得注意的是，运动受限的不良影响也可以在未固定的肢体上观察到——结缔组织长度变短15%并且纤维重新定向[59, 60]。

通常情况下，肌肉的形态和生物力学特性以及结缔组织含量在复位8周内往往会恢复到基线水平[37, 38]。

临床提示：我们已经可以看到肌肉往往会根据个人的主要体育活动进行特定的适应。这就是处方活动必须与个体希望恢复的活动密切相似的原因。这是训练的特异性原则，在处方活动的物理形式方面具有重要意义（见第6章）。也许让受伤的马拉松选手进行纠正性的举重训练并不是一个好主意？

神经学方面的适应性：神经可塑性

我们学习新技能、提高现有技能或在受伤或手术后恢复技能的能力高度依赖于神经可塑性——中枢神经系统的适应能力[61–63]。运动控制能力与感觉运动系统中的神经可塑性相关。学习本质上是一个大规模的重新布局，与广泛的结构和功能重组相关。

我们可以将神经可塑性想象成草坪上被踩出的小径：走过小径的人越多，小径就会越来越清晰。同样，在神经可塑性中，重复的激活特定神经通路会强化和加固这些连接。神经可塑性的一个关键机制是长期增强，即通过反复的突触前后事件强化连接，从而形成更清晰的神经通路。在细胞层面上，神经可塑性与参与神经元之间的树突和突触萌发、现有突触阈值的降低、胶质细胞的激活以及某些脑区有限的神经再生能力有关[64, 65]。

感觉运动适应是一个相当快速的过程。练习新任务会导致小脑、纹状体和其他运动相关皮层区域的重组，这些过程在数小时和数天内就会发生[66–69]。皮层重组是如此迅速，以至于在麻醉阻滞本体感觉后的不久就可以展示出来[70]。而对新任务的长期感觉运动表征在练习的3周内便可建立[71, 72]。

与运动控制相关的神经可塑性通常被认为是中央特异性的，但实际上它是一种在中枢神经系统中广泛存在的现象[73]。固定、失用、中枢神经系统损伤、重新活动和康复等事件会导致中枢神经系统的广泛重组。这包括皮层感觉运动区、小脑以及脊髓运动神经元阈值的变化[71, 74–79]。

肌肉（肌膜）本身是一种传导组织，同时也是神经系统的物理延伸，可以视为适应性连续体的一部分，因此使用广义的术语——神经肌肉适应。适应过程是从中心发出并向周围传播的离心过程，让目标肌肉产生形态学变化。对于运动处方而言，这种适应的连续性不能被分割成独立的部分。这意味着对肌肉使用直接电刺激的治疗可能会导致局部形态学变化，但却无法带来对肌肉募集至关重要的中枢适应。如果缺乏中枢适应，特殊技能不太可能被恢复或增强。这将在第6章中进行讨论，该章对比了整体和目标运动与逐个肌肉或肌肉链康复，也称作“弗兰肯斯坦式康复”。

适应的能力和驱动因素

想象一下，如果需要为一位中风后康复患者和一位关节手术后康复患者制订运动管理计划，那么什么因素决定他们的适应性恢复速度和成功率？这里需要考虑几个因素：身体的适应能力、驱动这种适应的行为或训练方法，以及环境情况。

首先，功能恢复或改善高度依赖于身体适应系统的正常运作，如机械转导和神经可塑性的生理可行性。如果没有这些，恢复将会停滞甚至逆转。这些情况可以在肌肉萎缩症和心肌病等疾病中观察到，这些疾病中的机械转导缺陷在某种程度上影响了疾病的进程[80]。此外，适应性机制可能会受到多种内在因素的影响，例如个体的健康状况、并发症（如糖尿病）、年龄等。

其次，适应性机制（例如机械转导）是自主的、高度复杂的分子事件，只能通过身体活动间接进行控制。这意味着适应取决于个体的行为、动作和训练方法/条件，而这些又依赖于个体的心理因素、对运动的态度、社会经济环境、职业需求、户外空间的可用性和可获取性，甚至是天气条件等环境因素。这些因素呈现不同程度的可变性，研究表明在这些方面的干预可能更加成功。在运动处方中，训练条件和行为对个体恢复功能非常重要。

本节开头提出的临床难题可以通过观察患者的能力和驱动因素来解决。中风后的恢复和手术后的恢复都依靠适应性恢复。然而，我们预计中风的康复将是一个持久的（几个月/几年）、复杂的和不完全的过程。相比之下，手术后的康复治疗可能需要几周时间，更加聚焦在局部，而且在大多数情况下，患者最终会完全恢复功能。

正如之前所讨论的，适应是由个人的恢复行为所塑造的。因此，运动的性质和时间安排将对这些适应过程产生深远的影响。现在，最重要的一步来了：我们即将制订恢复性运动计划，但缺少一些能够使我们将对适应的理解转化到治疗领域的关键信息。因此，我们仍需要回答以下问题。

- 什么是促进这些适应过程的最佳训练条件或行为方式？
- 促进适应的理想活动是什么，功能性或非功能性活动？
- 运动是否应该分成更小的单位？
- 运动是否应该以组织、肌肉或区域为中心？
- 为了增强组织和运动适应性并提高表现水平，一个人应该多久锻炼一次？

这些问题的答案将在接下来的章节中进行讨论。

小结

- 适应是人体应对环境变化进行的生理和形态学重组。
- 与适应性恢复相关的主要事件有两个——修复的重塑阶段和适应，它们与技能/任务表现和能力的提高有关。
- 适应是一个涉及整体的过程，可以在外周组织和中枢神经系统中观察到。
- 组织适应性与机械转导有关，即身体将物理信号转化为生物过程的能力。
- 中枢神经系统的适应性与神经可塑性有关。
- 神经可塑性的特征表现为广泛的中枢结构和功能的重组。
- 感觉运动控制中的适应是运动学习、功能恢复和技能提高的基础。
- 适应性恢复的潜力取决于系统的健康状况和能力、个体的运动行为和环境驱动因素。
- 个体的行为在推动功能恢复方面起着至关重要的作用。

参考文献

[1] Goldspink G. Changes in muscle mass and phenotype and the expression of autocrine and systemic growth factors by muscle in response to stretch and overload. J Anat. 1999; 194: 323–34.

[2] Guilak F, Alexopoulos LG, Upton ML, Youn I, Choi JB, Cao L, et al. The pericellular matrix as a transducer of biomechanical and biochemical signals in articular cartilage. Ann NY Acad Sci. 2006; 1068: 498–512.

[3] Woo SL, Gomez MA, Sites TJ, Newton PO, Orlando CA, Akeson WH. The biomechanical and morphological changes in the medial collateral ligament of the rabbit after immobilization and remobilization. J Bone Joint Surg Am. 1987; 69: 1200–11.

[4] Nguyen TD, Liang R, Woo SL, Burton SD, Wu C, Almarza A, et al. Effects of cell seeding and cyclic stretch on the fiber remodeling in an extracellular matrixderived bioscaffold. Tissue Eng Part A. 2009; 15: 957–63.

[5] Balestrini JL, Billiar KL. Equibiaxial cyclic stretch stimulates fibroblasts to rapidly remodel fibrin. J Biomech. 2006; 39: 2983–90.

[6] Reeves ND, Narici MV, Maganaris CN. Strength training alters the viscoelastic properties of tendons in elderly humans. Muscle Nerve. 2003; 28: 74–81.

[7] Wang N. Review of cellular mechanotransduction. J Phys D Appl Phys. 2017; 50: 23302.

[8] Martino F, Perestrelo AR, Vinarsk V, Pagliari S, Forte G. Cellular mechanotransduction: from tension to function. Front Physiol. 2018; 9: 824.

[9] McGlashan SR, Jensen CG, Poole CA. Localization of extracellular matrix receptors on the chondrocyte primary cilium. J Histochem Cytochem. 2006; 54: 1005–14.

[10] Eastwood M, Mudera VC, McGrouther DA, Brown RA. Effect of precise mechanical loading on fibroblast populated collagen lattices: morphological changes. Cell Motil Cytoskeleton. 1998; 40: 13–21.

[11] Neidlinger-Wilke C, Grood E, Claes L, Brand R. Fibroblast orientation to stretch begins within three hours. J Orthop Res. 2002; 20: 953–6.

[12] Alberts B, Johnson A, Lewis J, Raff M, Roberts K, Walter P. Molecular biology of the cell. 4th ed. New York: Garland Science; 2002.

[13] Remington JW, Alexander RS. Relation of tissue extensibility to smooth muscle tone. Am J Physiol.

1956; 185: 302–8.
[14] Viidik A, Danielsen CC, Oxlund H. On fundamental and phenomenological models, structure and mechanical properties of collagen, elastin and glycosaminoglycan complex. Biorheology. 1982; 19: 437–51.
[15] Gelberman RH, Amifl D, Gonsalves M, Woo S, Akeson WH. The influence of protected passive mobilization on the healing of flexor tendons: a biochemical and microangiographic study. Hand 1981; 13: 120–8.
[16] Amiel D, Woo SL, Harwood FL, Akeson WH. The effect of immobilization on collagen turnover in connective tissue: a biochemical-biomechanical correlation. Acta Orthop Scand. 1982; 53: 325–32.
[17] Trudel G, Jabi M, Uhthoff HK. Localized and adaptive synoviocyte proliferation characteristics in rat knee joint contractures secondary to immobility. Arch Phys Med Rehab. 2003; 84: 1350–6.
[18] Ando A, Hagiwara Y, Onoda Y, Hatori K, Suda H, Chimoto E, et al. Distribution of type A and B synoviocytes in the adhesive and shortened synovial membrane during immobilization of the knee joint in rats. Tohoku J Exp Med. 2010; 221: 161–8.
[19] Matsumoto F, Trudel G, Uhthoff HK. High collagen type I and low collagen type III levels in knee joint contracture. Acta Orthop Scand. 2002; 73: 335–43.
[20] Trudel G, Seki M, Uhthoff HK. Synovial adhesions are more important than pannus proliferation in the pathogenesis of knee joint contracture after immobilization: an experimental investigation in the rat. J Rheumatol. 2000; 27: 351–7.
[21] Schollmeier G, Uhthoff HK, Sarkar K, Fukuhara K. Effects of immobilization on the capsule of the canine glenohumeral joint. A structural functional study. Clin Orthop Relat Res. 1994(304): 37–42.
[22] Schollmeier G, Sarkar K, Fukuhara K, Uhthoff HK. Structural and functional changes in the canine shoulder after cessation of immobilization. Clin Orthop Relat Res. 1996(323): 310–15.
[23] Noyes FR. Functional properties of knee ligaments and alterations induced by immobilization: a correlative biomechanical and histological study in primates. Clin Orthop Relat Res. 1977(123): 210–42.
[24] Newton PO, Woo SL, MacKenna DA, Akeson WH. Immobilization of the knee joint alters the mechanical and ultrastructural properties of the rabbit anterior cruciate ligament. J Orthop Res. 1995; 13: 191–200.
[25] Harwood FL, Amiel D. Differential metabolic responses of periarticular ligaments and tendons to joint immobilization. J Appl Physiol. 1992; 72: 1687–91.
[26] Woo SL, Gelberman RH, Cobb NG, Amiel D, Lothringer K, Akeson WH. The importance of controlled passive mobilization on flexor tendon healing. A biomechanical study. Acta Orthop Scand. 1981; 52: 615–22.
[27] Strickland JW, Glogovac SV. Digital function following flexor tendon repair in zone II: a comparison of immobilization and controlled passive motion techniques. J Hand Surg. 1980; 5: 537–43.
[28] Vailas AC, Tipton CM, Matthes RD, Gart M. Physical activity and its influence on the repair process of medial collateral ligaments. Connect Tissue Res. 1981; 9: 25–31.
[29] Pneumaticos SG, Noble PC, McGarvey WC, Mody DR, Trevino SG. The effects of early mobilization in the healing of Achilles tendon repair. Foot Ankle Int. 2000; 21: 551– 7.
[30] Sanders JE, Goldstein BS. Collagen fibril diameters increase and fibril densities decrease in skin subjected to repetitive compressive and shear stresses. J Biomech. 2001; 34: 1581–7.
[31] Bamman MM, Roberts BM, Adams GR. Molecular regulation of exercise-induced muscle fiber hypertrophy. Cold Spring Harb Perspect Med. 2018; 8: a029751.
[32] Franchi MV, Atherton PJ, Maganaris CN, Narici MV. Fascicle length does increase in response to longitudinal resistance training and in a contraction-mode specific manner. Springerplus. 2016; 5: 94.
[33] Mayhew DL, Kim JS, Cross JM, Ferrando AA,

Bamman MM. Translational signaling responses preceding resistance training-mediated myofiber hypertrophy in young and old humans. J Applied Physiol. 2009; 107: 1655–62.

[34] Williams P, Watt P, Bicik V, Goldspink G. Effect of stretch combined with electrical stimulation on the type of sarcomeres produced at the ends of muscle fibers. Exp Neurol. 1986; 93: 500–9.

[35] Damas F, Phillips SM, Libardi CA, Vechin FC, Lixandrao ME, Jannig PR et al. Resistance training-induced changes in integrated myofibrillar protein synthesis are related to hypertrophy only after attenuation of muscle damage. J Physiol. 2016; 594: 5209–22.

[36] Del Vecchio A, Casolo A, Negro F, Scorcelletti M, Bazzucchi I, Enoka R, et al. The increase in muscle force after 4 weeks of strength training is mediated by adaptations in motor unit recruitment and rate coding. J Physiol. 2019; 597: 1873– 87.

[37] Psatha M, Wu Z, Gammie FM, Ratkevicius A, Wackerhage H, Lee JH, et al. A longitudinal MRI study of muscle atrophy during lower leg immobilization following ankle fracture. J Magn Reson Imaging. 2012; 35: 686–95.

[38] Psatha M, Wu Z, Gammie FM, Ratkevicius A, Wackerhage H, Lee JH, et al. A longitudinal study of muscle rehabilitation in the lower leg after cast removal using magnetic resonance imaging and strength assessment. Int Biomech. 2015; 2: 101–12.

[39] Abe T, Kumagai K, Brechue WF. Fascicle length of leg muscles is greater in sprinters than distance runners. Med Sci Sports Exerc. 2000; 32: 1125–9.

[40] Arnold EM, Delp SL. Fibre operating lengths of human lower limb muscles during walking. Philos Trans R Soc Lond B Biol Sci. 2011; 366: 1530–9.

[41] Timmins RG, Ruddy JD, Presland J, Maniar N, Shield AJ, Williams MD, et al. Architectural changes of the biceps femoris long head after concentric or eccentric training. Med Sci Sports Exerc. 2016; 48: 499–508.

[42] Tamai K, Kurokawa T, Matsubara I. In situ observation of adjustment of sarcomere length in skeletal muscle under sustained stretch. Nihon Seikeigeka Gakkai Zasshi. 1989; 63: 1558–63.

[43] Tabary JC, Tabary C, Tardieu C, Tardieu G, Goldspink G. Physiological and structural changes in the cat' s soleus muscle due to immobilization at different lengths by plaster casts. J Physiol. 1972; 224: 231–44.

[44] Tabary JC, Tardieu C, Tardieu G, Tabary C. Experimental rapid sarcomere loss with concomitant hypoextensibility. Muscle Nerve. 1981; 4: 198–203.

[45] Pontén E, Fridén J. Immobilization of the rabbit tibialis anterior muscle in a lengthened position causes addition of sarcomeres in series and extracellular matrix proliferation. J Biomech. 2008; 41: 1801–4.

[46] Herbert RD, Balnave RJ. The effect of position of immobilisation on resting length, resting stiffness, and weight of the soleus muscle of the rabbit. J Orthop Res. 1993; 11: 358–66.

[47] Williams PE, Goldspink G. Changes in sarcomere length and physiological properties in immobilized muscle. J Anat. 1978; 127: 459.

[48] Trudel G, Uhthoff HK. Contractures secondary to immobility: is the restriction articular or muscular? An experimental longitudinal study in the rat knee. Arch Phys Med Rehab. 2000; 81: 6–13.

[49] Goldspink G, Scutt A, Loughna PT, Wells DJ, Jaenicke N, Gerlach GF. Gene expression in skeletal muscle in response to stretch and force generation. Am J Physiol. 1992; 262: R356–63.

[50] Seynnes OR, de Boer M, Narici MV. Early skeletal muscle hypertrophy and architectural changes in response to high-intensity resistance training. J Appl Physiol(1985). 2007; 102: 368–73.

[51] Hood DA, Memme JM, Oliveira AN, Triolo M. Maintenance of skeletal muscle mitochondria in health, exercise, and aging. Annu Rev Physiol. 2019; 81: 19–41.

[52] Mishra P, Chan DC. Metabolic regulation of mitochondrial dynamics. J Cell Biol. 2016; 212: 379–87.

[53] Laughlin MH, Roseguini B. Mechanisms for exercise training-induced increases in skeletal muscle blood flow capacity: differences with interval sprint training versus aerobic endurance training. J Physiol Pharmacol. 2008; 59: 71–88.

[54] Torok DJ, Duey WJ, Bassett DR Jr, Howley ET, Mancuso P. Cardiovascular responses to exercise in sprinters and distance runners. Med Sci Sports Exerc. 1995; 27: 1050–6.

[55] Williams PE, Goldspink G. Connective tissue changes in immobilised muscle. J Anat. 1984; 138: 343.

[56] Williams PE. Effect of intermittent stretch on immobilised muscle. Ann Rheum Dis. 1988a; 47: 1014–16.

[57] Williams PE, Catanese T, Lucey EG, Goldspink G. The importance of stretch and contractile activity in the prevention of connective tissue accumulation in muscle. J Anat. 1988; 158: 109.

[58] Bohm S, Mersmann F, Arampatzis A. Human tendon adaptation in response to mechanical loading: a systematic review and meta-analysis of exercise intervention studies on healthy adults. Sports Med Open. 2015; 1: 7.

[59] Heslinga JW, Huijing PA. Muscle length-force characteristics in relation to muscle architecture: a bilateral study of gastrocnemius medialis muscles of unilaterally immobilized rats. Eur J Appl Physiol Occup Physiol. 1993; 66: 289–98.

[60] Heslinga JW, Te Kronnie G, Huijing PA. Growth and immobilization effects on sarcomeres: a comparison between gastrocnemius and soleus muscles of the adult rat. Eur J Appl Physiol Occup Physiol. 1995; 70: 49–57.

[61] Wolters A, Sandbrink F, Schlottmann A, Kunesch E, Stefan K, Cohen LG, et al. A temporally asymmetric Hebbian rule governing plasticity in the human motor cortex. J Neurophysiol. 2003; 89: 2339–45.

[62] Monfils MH, Plautz EJ, Kleim JA. In search of the motor engram: motor map plasticity as a mechanism for encoding motor experience. Neuroscientist. 2005; 11: 471–83.

[63] Rosenkranz K, Rothwell JC. Differences between the effects of three plasticity inducing protocols on the organization of the human motor cortex. Eur J Neurosci. 2006; 23: 822–9.

[64] Koeppen J, Nguyen AQ, Nikolakopoulou AM, Garcia M, Hanna S, Woodruff S, et al. Functional consequences of synapse remodeling following astrocyte-specific regulation of ephrin-B1 in the adult hippocampus. J Neurosci. 2018; 38: 5710–26.

[65] Hertz L, Chen Y. All 3 types of glial cells are important for memory formation. Front Integ Neurosci. 2016; 10: 31.

[66] Elbert T, Pantev C, Wienbruch C, Rockstroh B, Taub E. Increased cortical representation of the fingers of the left hand in string players. Science. 1995; 270: 305–7.

[67] Pascual-Leone A, Cohen LG, Hallett M. Cortical map plasticity in humans. Trends Neurosci. 1992; 15: 13–14.

[68] Ungerleider LG, Doyon J, Karni A. Imaging brain plasticity during motor skill learning. Neurobiol Learn Mem. 2002; 78: 553–64.

[69] Kidd G, Lawes N, Musa I. Understanding neuromuscular plasticity: a basis for clinical rehabilitation. Edward Arnold, London; 1992.

[70] Rossi S, Pasqualetti P, Tecchio F, Sabato A, Rossini PM. Modulation of corticospinal output to human hand muscles following deprivation of sensory feedback. Neuroimage. 1998; 8: 163–75.

[71] Seki K, Taniguchi Y, Narusawa M. Effects of joint immobilization on firing rate modulation of human motor units. J Physiol. 2001; 530: 507–19.

[72] Karni A, Meyer G, ReyHipolito C, Jezzard P, Adams MM, Turner R, et al. The acquisition of skilled motor performance: fast and slow experience-driven changes in primary motor cortex. Proc Nat Acad Sci. 1998; 95: 861–8.

[73] McComas AJ. Human neuromuscular adaptations that accompany changes in activity. Med Sci Sports Exerc. 1994; 26: 1498–1509.

[74] Patten C, Kamen G. Adaptations in motor unit discharge activity with force control training in young

and older human adults. Eur J Appl Physiol. 2000; 83: 128–43.

[75] Duchateau J, Hainaut K. Effects of immobilization on contractile properties, recruitment and firing rates of human motor units. J Physiol. 1990; 422: 55–65.

[76] de Jong BM, Coert JH, Stenekes MW, Leenders KL, Paans AM, Nicolai JP. Cerebral reorganisation of human hand movement following dynamic immobilisation. Neuroreport. 2003; 14: 1693–6.

[77] Zanette G, Tinazzi M, Bonato C, di Summa A, Manganotti P, Polo A, et al. Reversible changes of motor cortical outputs following immobilization of the upper limb. Electroencephalogr Clin Neurophysiol. 1997; 105: 269–79.

[78] Cramer SC, Nelles G, Benson RR, Kaplan JD, Parker RA, Kwong KK, et al. A functional MRI study of subjects recovered from hemiparetic stroke. Stroke. 1997; 28: 2518–27.

[79] Rowe JB, Frackowiak RS. The impact of brain imaging technology on our understanding of motor function and dysfunction. Curr Opin Neurobiol. 1999; 9: 728–34.

[80] Jaalouk DE, Lammerding J. Mechanotransduction gone awry. Nat Rev Mol Cell Biol. 2009; 10: 63–73.

第6章

功能性适应的训练条件

“只有练习过的东西才能被更好地学习、提高或恢复。”

假设你需要为一位接受了下肢手术的患者开具运动处方，以帮助他们恢复行走等负重活动。理想情况下，治疗应该是有效且高效的，即在最短时间内提供最少的干预，实现最有效的功能恢复，并保持长期的改善。但是，在众多用于下肢康复的锻炼建议中，我们如何选择最有效的锻炼方式？是练习行走更好，还是进行腿推举或仰卧地板锻炼更好？选择的锻炼和行走的相似程度应该有多高？此外，锻炼应该以多高的频率和强度进行？是否有一些通用的训练原则可以指导我们规划功能恢复？

功能恢复的构建需要遵循3个关键的训练原则：特异性、重复和强度[1]。以学习弹钢琴为例，我们会本能地认为练习弹奏五弦琴或者进行手部握力锻炼不太可能帮助我们娴熟地弹奏钢琴。要学习或提高这项技能，我们需要练习弹钢琴。同样地，任何任务或活动的恢复主要受练习任务本身的影响，因此，通过练习行走来改善行走，通过练习网球发球来增强网球发球能力，以此类推。这个原则被称为训练特异性。与目标任务不同或不相似的辅助锻炼不太可能产生同样的好处。因此，训练特异性可以概括为：练习你想学习、改进或恢复的活动。

重复和经常练习目标活动是功能恢复另外的重要原则。经验表明，熟练或成功地完成任务高度依赖于定期练习该活动。单次训练或长时间的中断可能导致表现差、恢复缓慢，甚至会使适应性回到失用状态。为了恢复，例如在踝关节固定后恢复行走，患者需要重复进行多次背屈–跖屈训练，一天内进行数百甚至数千次重复练习，并在几周甚至几个月内保持练习。因此，训练重复可以总结为：经常练习你想要学习、改进或恢复的活动。

有些训练计划的目的是在活动中增强身体能力，例如举更重的重量或跑得更快。通常通过在训练中提高物理或生理需求水平来实现这一目标。例如，在训练中提高跑步速度，举起更重的重量等。这个训练原则通常被称为训练强度。这个原则也适用于恢复。例如，下肢的承重能力可能会由于使用拐杖而减弱，也可能会通过自由行走逐渐加强，最终实现加快步伐行走，自行上下楼梯等。简而言之，适应性的3个训练原则可以总结为：只［频繁地、（有时）更加强烈地］练习你想恢复或改进的活动。

特异性原则

当我们学习新技能、改变活动执行方式或从损伤中恢复时，我们的身体会发生深刻的整体的多系统适应[2–8]。这种适应是针对特定活动的，使得我们能够在最小的能量消耗、物理应力和失误下表现最佳。每个活动都有其独特的适应特征，不通用于所有活动（见图6.1）[9–11]。这意味着康复练习/训练如果不能与我们想要恢复的实际任务/活动相同[12]，也要与其相似，因此使用“训练特异性康复”或“任务特异性康复”这些术语。例如，如果目标是恢复网球发球能力或行走，那么训练必须类似于这些目标活动，最好使用行走或网球练习作为运动挑战。与这些活动不同的辅助或非功能训练对功能恢复可能没有或几乎没有益处。这就提出了一种可能性，即广泛使用的各种辅助性练习，包括重量训练、抗阻训练、拉伸锻炼、核心和稳定性训练等，对功能性练习的益处不大。

训练特异性导致了从分子水平、生理学和形态学角度可以观察到的针对特定活动的独特适应。例如，肌肉特异性适应在耐力和抗阻训练中被观察到。可以看到肌细胞核内信使核糖核酸（RNA）表达的差异：抗阻运动中有348个基因表达，有氧运动中只有48个基因表达[13]。这种活动特异性适应可以表现为毛细血管密度、线粒体网络、能量利用、肌节组装、纤维类型、横截面、肌筋膜长度以及肌节组织的差异[14]。特异性并不止于此。这些局部变化都是由中枢神经系统或个人驱动的。在大脑感觉运动区域和脊髓运动神经元的放电模式发生改变时，还可以观察到独特的活动适应。短跑和马拉松看起来可能相似，但每种活动都有其独特的、不可转移的膝关节力–角度特征[15]。因此，生物力学也与活动有关。在一种活动中的特定结构、生物力学、生理和神经适应性不太可能支持另一种不同活动的需求。

特异性原则也意味着，不存在一种通用的锻炼，可以提高所有人类活动的表现水平。每种活动都有其独特的适应性。那么，两种不同的活动之间是否存在可以传递的训练收益呢？

训练转移

想象一个临床情境，病人因下肢力量丧失而行走困难。传统上，为了恢复步行的力量，医生会为病人开出不同的辅助锻炼处方，例如腿举。在非功能训练时，人们认为该活动中的力量/功率元素会传递到步行中，从而提高步行能力。这种传递称为转移，即其他辅助性活动（如腿举）的练习影响目标活动（如行走）的表现[10, 16, 17]。

通常认为，运动的某些组成部分可以实现转移。以下几个运动组成部分被广泛认为是可转移的。

- **任务组成部分**：通常认为，任务组成部分中的一个或多个元素可以发生传递，如力量、速度、活动范围和耐力（详见第7章）。人们通常认为通过腿举或骑车训练耐力将有助于改善人在站立和行走中的耐力。
- **运动控制组成部分**：普遍认为，运动控制

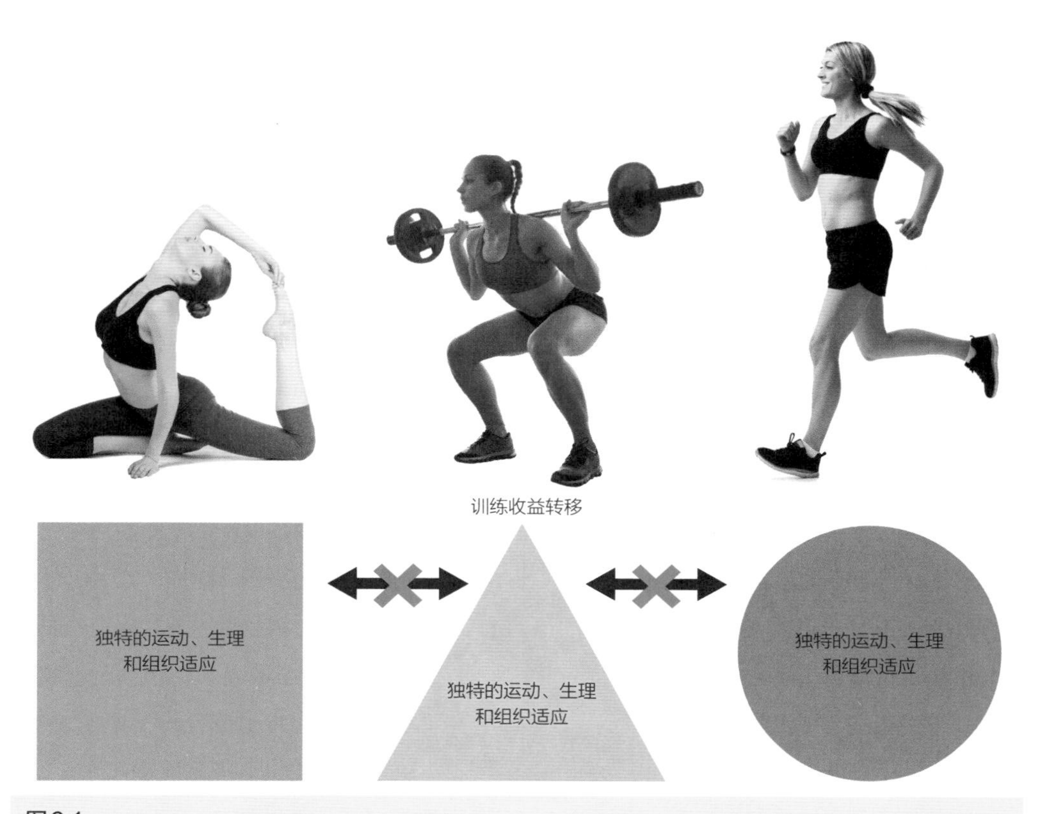

图6.1
每种活动的运动、生理和组织适应都是独特的。想象一下，你决定开始尝试瑜伽这样的新活动。在几个月内，你的身体将经历从分子和细胞层面一直到器官、系统和中枢神经系统的深刻适应。在几个月后，你在某种程度上将成为一个完全不同的人。如果你决定在6个月后转向重量训练，你又会经历全面的适应性变化以支持新的活动。如果你决定在6个月后转向马拉松，这个蜕变将再次重演。重要的是，一个活动的训练收益不会转移来支持下一个活动。瑜伽训练中的任何收益都不能帮助你提高重量训练或跑步表现

组成部分，如平衡、协调性和肌肉募集顺序，在不同的任务之间是可转移的。例如，躯干-骨盆-髋关节的协调性和行走时肌肉募集时机可以通过在四肢或仰卧位练习来规范化。同样，人们认为坐在瑞士球上进行平衡挑战取得的收益会转移到行走中。

那么，这些运动成分有多少可以转移？研究证明了什么？

特异性与人类表现

近几十年来，人们广泛研究了训练收益的转移。总的来说，这些研究表明，在两个不同的活动之间很少发生训练收益的转移[18]。

这种现象在儿童身上就可以观察到[5]。他们通过具体的活动学习运动技能，不同活动之间很少或没有相互转移，即使这些活动有相同的运动成分。例如，绘画中高水平的手部协调能力不会转移为玩乐高积木的能力。

- **力量、耐力和速度的转移**：不同形式的抗阻训练不能增强特定运动，如足球、短跑、曲棍球、水球和划船等[19–25]。至于速度，移动得更快似乎是提高运动速度的关键[26]；对于耐力，躯干耐力训练可能会对该特定活动中的躯干肌肉的募集产生积极影响，但不会提高功能活动或跑步的效率[27, 28]。此外，还有负面转移的可能性，辅助锻炼可能会干扰目标活动，例如，通过骑车进行交叉训练并不能提高跑步的经济性，甚至可能降低[29]。
- **转移目标不匹配**：通常情况下，当辅助锻炼所挑战的元素与目标活动所针对的元素不匹配时，转移就会失败。例如，单独的训练活动，像髋部柔韧性或躯干强化活动，不能提高行走或跑步的经济性[30]。
- **平衡性和协调性的转移**：进行平衡的辅助训练可以提高该活动的表现水平，但对目标活动的完成可能仅有轻微或没有效果[31–34]。通用平衡训练，如单腿站立，可能对整体平衡能力的测量没有太大的价值。对于高水平的体操运动员或其他运动员（柔道和舞蹈），训练以完成困难的、特定于运动的姿势，也不会将平衡能力转移到通常所用的站立姿势[35–38]。以腹部肌肉控制和协调为重点的核心稳定性训练，无法改善运动表现[39–43]。例如，在萨尔萨舞中训练协调性，并不能改善在越野滑雪中的表现[44]。
- **相似活动之间的转移**：即使是看起来与目标活动非常相似的辅助训练，转移也可能会失败。例如，一种特定姿势的抗阻训练可能无法将提升的力量转移到其他姿势[35–38, 45]。使用加重牵引设备进行抗阻冲刺训练无法提高冲刺表现水平[46]。同样，冰上之外的溜冰练习不能提高速滑选手在冰上的表现水平[47]。垂直跳跃训练可以提高垂直跳跃能力，但是横跳训练却不行[48]。研究表明，练习单腿水平跳跃而不是双腿垂直跳跃（例如跳跃深蹲）可以提高冲刺表现水平[22]。目标有微小的变化也可能不会产生很好的转移效果。例如，力量的增长效果在某一训练速度和活动范围最优，在其他速度和角度上的效果欠佳[49–54]。是的，特异性可能就是如此棘手。这意味着，如果目标是提升速度（比如在网球或行走中），进行低速大重量的举重训练可能会适得其反。

同时还存在负面转移的潜在问题，即辅助训练可能会干扰目标活动的表现。例如，离心骑车可以诱导肌肉肥大并增强离心肌力[55]。然而，这些收益并不能转化为骑车表现水平的提高，反而似乎对这项技能有限制或不利影响。

在临床中还存在着一种转移错觉（见图6.2）。假设一位足球运动员被开出增强辅助锻炼的处方，在随后的临床会诊中，他展现了在该活动中取得的明显改善。然而，在临床中，我们无法追踪他在足球方面的进步。因此，基于临床发现，我们可能会错误地认为他的足球表现也改善了。另一个转移错觉出现在一位成熟的运动员将他主要的运动项目转为类似的项目时，例如从羽毛球转向网球。他仍然需要进行针对网球的适应。因此，几个月内他往往会打“羽网球”，即使用羽毛球的运动模式来打网球。他需要约6个月的时间才能建立真正的网球打法。

总的来说，为了提高活动表现水平，训练内容应该与目标活动密切相似。但是，对正在治疗肌肉骨骼疾病的人，特异性原则是否仍然适用呢？

针对特异性的推理：

问：学习或提高网球发球（或者其他任何活动）技术的最佳训练是什么？

答：大多数人会回答——练习打网球。

问：那么，对打网球第二好的训练是什么样的呢？

答：不同的受访者可能会有不同的答案。通常建议进行上肢抗阻训练、拉伸等，但有时答案仍然不变——打网球——这是正确的回答。

问：假设第二好的训练有用，那么，既然我们可以进行最佳训练，为什么要选择第二好的训练呢？

运动恢复中的特异性

特异性和训练转移在很大程度上被用于神经康复，但在创伤/手术后的治疗管理中常常被忽略[1]。

在患有慢性颈痛的人中，非功能颈部训练（抗阻和耐力）并不能带来头颈运动功能的改善[56]。一项研究证实了姿势稳定性在侧踝扭伤者中的积极转移。在实验室研究中，适度不稳定条件下的训练收益可以转化为在更具挑战性的稳定条件下的姿势控制的改善[57]。然而，这些改善可能不会转移到实验室外的功能性活动中。例如，在晃动板上进行平衡训练并不能降低踝关节扭伤的发生率，这可能与下肢协调性缺陷有关[58]。最近的一项系统性回顾研究表明，在老年人中，抗阻训练的物理收益转化为日常活动（如行走）中的表现提升似乎有限[59]。对老年人的小型研究发现，功能训练与使用阻力带锻炼相比，在腿部力量方面取得了相同的增益[60]。然而，在日常生活中进行功能训练还能极大地提高动态平衡控制能力和协调能力。一项类似但规模更大的研究发现，在健康的老年妇女中，功能训练比抗阻训练更有效地改善功能性活动表现[61]。

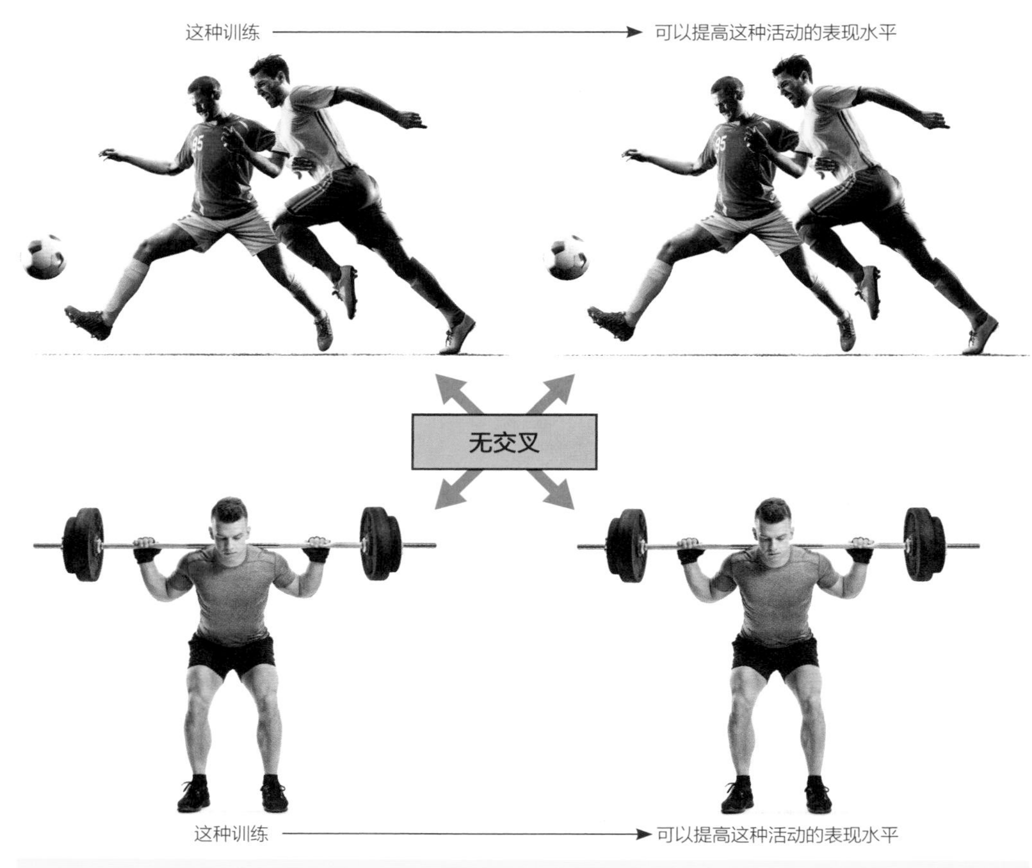

图6.2
临床中的转移错觉。辅助训练中的临床改善并不代表目标活动表现的改善

研究表明，针对年龄相关的/病理性关节活动度损失的个体进行的辅助拉伸锻炼并不能增加功能性活动范围。一项研究发现，老年妇女进行常规运动和拉伸对行走表现没有影响[62]。类似地，一项针对髋屈曲挛缩老年人的研究发现，8周的髋关节和踝关节拉伸锻炼仅略微提高了被动关节活动度（髋关节6.8°，踝关节3.5°），但未改善步幅[63]。一项类似的研究发现，10周的髋关节和踝关节拉伸锻炼，使髋关节活动度有所改善（1.5°），但未显著改善步态表现。12周足部锻炼（包括踝关节拉伸），未能改善老年人的功能性步态表现[64]。一项系统性回顾报告称，传统拉伸锻炼对挛缩改善无效（这也可能与拉伸无法改善组织的可伸展性有关）[65]。

中风患者通过抗阻骑车或坐姿力量训练

可以提高在这些活动中的力量，但对行走几乎没有影响[66, 67]。类似地，坐姿伸展训练可以提高坐姿伸展能力以及前倾时通过腿部产生垂直力的能力[68]。腿部垂直力的改善似乎能够转化为从坐位起立的改善，但这种训练对行走的改善效果不大。然而，中风患者进行行走训练可以改善步行速度和距离，但并不能改善平衡能力[69-71]。挑战平衡似乎可以提高平衡能力[72, 73]。但是，挑战站立静态平衡可能无法很好地转化为行走时的动态平衡[74]。因此，转移效果是不可预测且微妙的。最近一项关于中风康复的系统性回顾提出：有强有力的证据表明，物理治疗干预倾向于在中风后安排高强度的重复任务和特定任务。重要的是，效果仅限于实际接受训练的功能和活动[75]。

总的来说，几十年的研究表明，特异性是训练/实践的主要结果，不同任务之间的转移是不可预测的，大多数情况下不存在，如果存在，也被认为是适度的，即我们无法预测哪种辅助训练会对我们试图改善的活动有益[76, 77]。也许是时候摒弃依赖辅助锻炼和转移的管理方式了，但是如何做到呢？

消除转移

如果我们浏览任何康复出版物或网站，其中开具的大多数处方可能是辅助性的，与人们在日常或运动活动中的运动方式几乎没有相似之处[78]。有人错误地认为，锻炼越离谱，其治疗价值就越大。然而，随着辅助训练与目标活动之间的差异扩大，转移的可能性会降低。简单的解决方法是实践时尽可能地接近目标活动的功能表现，以此最小化对转移的依赖（见图6.3）。这可以减少辅助训练中固有的无效性和不可预测性。例如，一个因下肢问题而无法从坐位站起的患者通常会被建议选择半蹲靠墙或坐位抗阻膝关节伸展等练习。但是这些锻炼与实际活动过于不同，且过度依赖转移。简单的替代方法是在高座位上练习坐起站立。

活动的泛化

我们都有在较短时间内改变习惯的日常活动的经历，例如在不重新学习驾驶的情况下开一辆租来的不熟悉的车。如果适应性的特异性是绝对的，那么我们就需要学习该活动及其变体，这显然是不切实际的。因此，我们可以通过将学习或训练经验推广到相同活动或任务的不同变体中，来克服这种适应性问题。这种能力被称为活动的泛化[79-82]。

当新手学习新的活动时，他们经常在实践中增加一些变化元素，比如从不同的位置投篮。实际上，我们从不以完全相同的方式重复一次运动。正如爱非斯学派的赫拉克利特（公元前475年）所说："人不能两次踏进同一条河流。"或者正如他的一个学生所说："没有相同的人会两次踏进同一条河流。"因此，我们迈出的每一步、进行的每一次呼吸

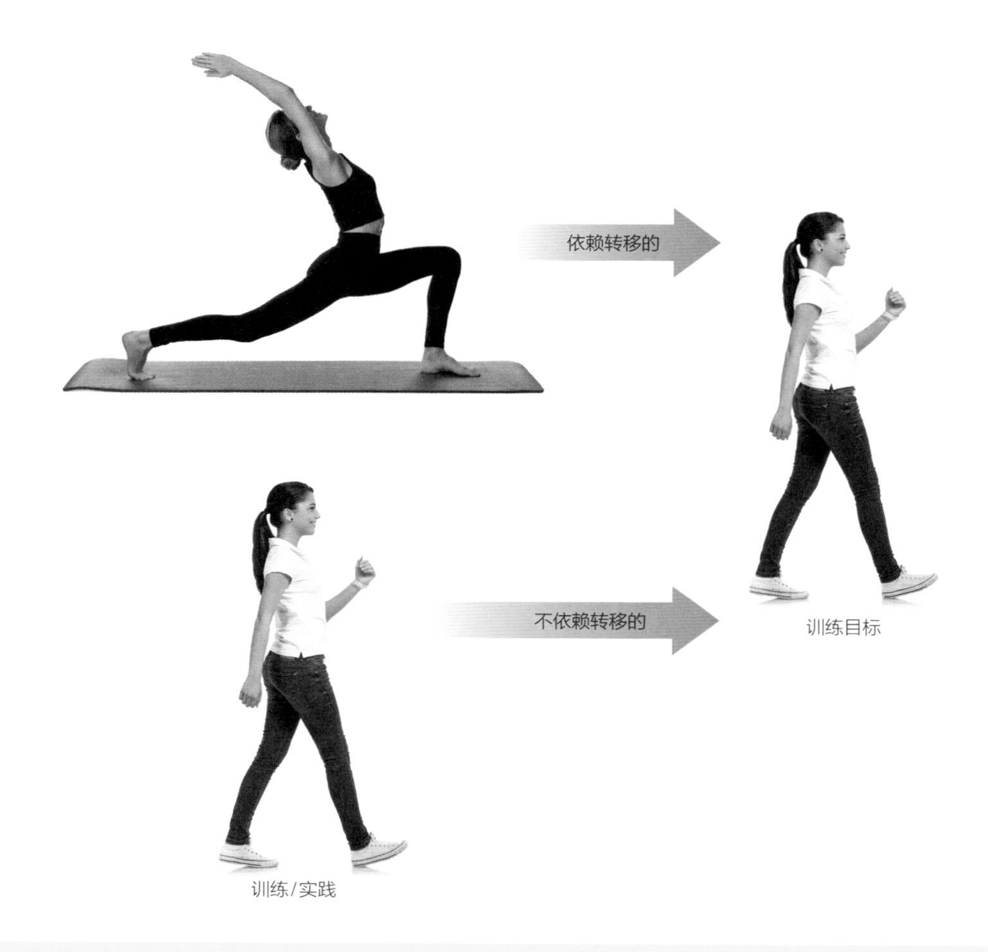

图6.3
实践目标活动，可以消除对训练收益转移的依赖

和执行的每一个网球发球都与任何其他的呼吸和发球不同。每次迭代中的各种因素都是不同的（尽管它们可能看起来是相同的）。因此，在所有的学习和训练过程中，任务的可变性是自然存在的[83]。后来，可变性为我们提供了一定的泛化能力。它使我们能够在未来修改任务，而不必从头开始学习每个变体或练习任务的所有版本[84–86]。因此，娴熟的投篮可以在训练中从未遇到过的情况下进行[87]，对此赫拉克利特会说“没有同一个人会两次进行同样的投篮”。

家庭实验室：尝试用无名指、小指和拇指夹住笔写字，而不是通常的拇指和食指握笔。你很可能会发现写起来相当容易，尽管你从未使用过这种握笔方法。

一些关于训练特异性的思考：
“你只能学到你所练习的东西（你不能学到你没有练习的东西）。”
“你只能适应你所练习的东西（你不能适应你没有练习的东西）。”
“练习你希望恢复的东西（身体会跟着变化）。”
“（特异性的）练习造就完美。”

综上所述，科学告诉我们的运动处方信息是很清晰的：可以在任务中加以变化，但是不应该期望在不同的任务之间产生良好的转移效果。例如，人们可以接受关于走路时步幅增大的建议（普遍化），但不应期望核心稳定性训练与行走之间产生良好的转移效果。

重复原则

重复练习是学习新技能、提升现有技能和促进功能恢复的重要驱动因素[75, 76, 88]。反复进行某项活动会引起神经系统和肌肉骨骼系统内广泛的分子重编程，从而引起长期的适应[89, 90]。但是，什么样的练习计划才是推动长期适应的最佳方案呢？

运动处方的时间安排是临床中一个普遍的难题。在制订运动管理计划时，首要的问题就是“需要进行多长时间，以及多久进行一次”。答案并不简单。时间安排建议取决于许多因素，如目标活动的复杂性、病变程度、受影响的组织、停训期的长短、年龄、其他医学状况以及可以练习的时间等。

时间安排中的持续时间可以通过观察维持自然功能能力的活动水平来确定。基本上，我们进行日常活动的能力取决于这些活动的持续时间和重复参与次数。我们如果每天频繁地伸手和取物，那么不需要在这些熟悉的活动上花费更多的时间来保持这些活动能力。因此，损伤前的功能能力成为康复的目标。例如，一个曾经可以走路1小时的腿部受伤患者，现在只能坚持15分钟，那么术后和损伤前的时间长度可以作为治疗参数：将步行时间从15分钟增加到1小时。同样，对于一名受伤的跑步者，康复管理目标是使他的术后跑步能力从10分钟提高到术前1.5小时的水平。在理想的康复情况下，一旦实现了这些目标，个体通过持续参与这些具体活动，就能够持续改善功能能力。因此，现在我们可以确定任何特定活动的起始和结束时间。

在恢复期，可以通过活动分级来管理从恢复前到恢复后的活动时间（见第8章）。活动时间可以逐周递增。增量的大小没有严格规定，只需实际可行、有效、易于记忆。可以以个体目前的能力为基础，例如每天参与特定活动5分钟，逐周递增持续时间，例如增加10%或20%，直到个体在受影响的活动中达到或接近目标持续时间。如有必要，每天的活动时间可以分成更小的单位，例如3次10分钟的步行，而不是一次30分钟的步行。基本上，在逐步增加持续时间的过程中调整日程安排。

功能训练中，锻炼和日常活动之间没有明确界限。因此，另一种不太结构化的安排方法是鼓励个体尽可能频繁地参与受影响的活动。例如，肩部活动范围受限的人可以被鼓励在日常伸手取物活动中优先使用患侧手臂，并在行走时尽可能多地摆动患侧手臂（有关示例参见第13章）。这些和其他与手臂相关的活动可以在一天中尽可能多地重复进行。

学习技能和提高表现水平的日程安排

运动处方通常旨在改善或纠正已有的活动表现。这里关注的是技能熟练程度或表现方式，更注重“如何做好”而非“做多少”。这种管理方式涵盖广泛的情况，例如，如何保持正确的姿势，如何正确弯曲和提起物品，等等。此外，它还涉及如何在体育活动中修改不正确或无效的动作，例如在打排球时如何避免下肢受伤，或者通过改进划水方式来提高游泳表现水平。表现水平和技能的提高很大程度上取决于运动学习过程，而这个过程则决定了练习计划。

在表现水平和技能提高方面有两个运动控制问题需要考虑：学习新任务和提高已有技能的表现水平。例如，从零学习网球发球和改善已有的发球技能之间的差异。这两种学习情境的日程安排有显著的差异。我们日常进行的许多活动都是在长时间和无数次重复中习得和完善的。例如，学习走路需要6~10年的时间和数百万次重复。要精通投篮，需要进行约100万次投篮。学习略微变化的已有技能可能只需要几次尝试，并且可以在几天或几周内完善。为了学习改进的着地技巧，经验丰富的运动员可能只需要重复20次或者在6周内进行每周3次的训练[91, 92]。需要注意的是，这些研究是在运动实验室环境中进行的，我们不知道学习改进后的着地技巧是否会在比赛中转化。

“经常练习你想恢复的活动。”

训练的强度

训练的强度大多关于“多少”而不是“多好”。在受伤、固定和停训的情况下通常会出现能力损失，且倾向于影响4个任务组成部分——力量、耐力、活动范围和速度（请参见第7章）。这些任务组成部分可以成为运动处方的目标，它们的强度可以根据患者的情况被增大或减小。以每天的步行活动为例，在这项活动中，这4个任务组成部分的强度可以在不改变步行本身的情况下修改。我们可以通过步行上坡或上楼梯，或者简单地加快步行速度，增加力量的成分。步行的时间可以延长（耐力），步幅也可以加长（活动范围）。但是我们如何知道增加到多少呢?

与上述日程安排原则类似，强度是由个体受伤前后的能力水平所确定的。个体受伤前的功能能力是恢复目标，而受伤后的情况则代表恢复的起点。例如，对于接受了腿部手术的人，恢复坐起和站立的能力可以从一个舒适和可行的座位高度（如使用垫子垫高）开始，并逐步降低直到恢复功能水平（详见第13章）。同样，跑步者的速度能力可以从受伤后的水平逐渐恢复到受伤前的水平等。这些原则在第7章和第8章中会有更详细的讨论。

小结

- 学习新活动、提高表现水平和实现功能恢复是由个体的训练行为推动和指导的适应性过程。
- 3个关键的训练原则构成了功能性运动管理计划：特异性、重复和强度。
- 特异性是帮助实现最佳运动表现的独特的活动适应能力。
- 不具相似性的活动有它们各自的特定适应，适应不能在它们之间转移。
- 训练应该与目标活动相同或至少非常相似。
- 训练的重复原则驱动与长期适应相关的肌肉骨骼和神经可塑性。
- 反复练习受影响的活动可以促进神经肌肉恢复和提高技能表现水平。
- 训练强度可以根据个体受伤前后的状态进行增大或减小。
- 只［频繁地、（有时）更加强烈地］练习你想要恢复或改进的活动。

参考文献

[1] Hubbard IJ, Parsons MW, Neilson C, Carey LM. Task-specific training: evidence for and translation to clinical practice. Occup Ther Int. 2009; 16: 175–89.

[2] DeAnna LA, Boychuk J, Remple MS, Kleim JA. Motor training induces experience-specific patterns of plasticity across motor cortex and spinal cord. J Appl Physiol. 2006; 101: 1776–82.

[3] Millet GP, Vleck VE, Bentley DJ. Physiological differences between cycling and running: lessons from triathletes. Sports Med. 2009; 39: 179–206.

[4] Withers RT, Sherman WM, Miller JM, Costill DL. Specificity of the anaerobic threshold in endurance trained cyclists and runners. Eur J Appl Physiol Occup Physiol. 1981; 47: 93–104.

[5] Haga M, Pedersen AV, Sigmundsson H. Interrelationship among selected measures of motor skills. Child Care Health Dev. 2008; 34: 245–8.

[6] Magel JR, Foglia GF, McArdle WD, Gutin B, Pechar GS, Katch FI. Specificity of swim training on maximum oxygen uptake. J Appl Physiol. 1975; 38: 151–5.

[7] Beneke R, Hofmann C, Strauss N, Hartwig F, Hoffmann K, Behn C. Maximal lactate steady state depends on sports discipline. Med Sci Sports Exerc. 1993; 25: Supplement abstract 365.

[8] Town GP, Bradley SS. Maximal metabolic responses of deep and shallow water running in trained runners.

Med Sci Sports Exerc. 1991; 23: 238–41.
[9] Holding DH. Principles of training. London: Pergamon Press; 1965.
[10] Osgood CE. The similarity paradox in human learning: a resolution. Psychol Rev. 1949; 56: 132–43.
[11] van Ingen Schenau GJ, de Koning JJ, de Groot G. Optimisation of sprinting performance in running, cycling and speed skating. Sports Med. 1994; 17: 259–75.
[12] Livesey JP, Laszlo JI. Effect of task similarity on transfer performance. J Mot Behav. 1979; 11: 11–21.
[13] Dickinson JM, D' Lugos AC, Naymik MA, Siniard AL, Wolfe AJ, Curtis DR, et al. Transcriptome response of human skeletal muscle to divergent exercise stimuli. J Appl Physiol. 2018; 124: 1529–40.
[14] Abe T, Kumagai K, Brechue WF. Fascicle length of leg muscles is greater in sprinters than distance runners. Med Sci Sports Exerc. 2000; 32: 1125–9.
[15] Shealy MJ, Callister R, Dudley GA, Fleck SJ. Human torque velocity adaptations to sprint, endurance, or combined modes of training. Am J Sports Med. 1992; 20: 581–6.
[16] Dragana MC, Golubovi J, Brati M. Motor learning in sports. Phys Educ Sport. 2004; 2: 45–59.
[17] Cratty BJ. Movement behaviour and motor learning. 2nd ed. London: Henry Kimpton; 1967.
[18] Hawley JA. Specificity of training adaptation: time for a rethink? J Physiol. 2008; 586: 1–2.
[19] Aagaard P, Simonsen EB, Trolle M, Bangsbo J, Klausen K. Specificity of training velocity and training load on gains in isokinetic knee joint strength. Acta Physiol Scand. 1996; 156: 123–9.
[20] Cronin J, McNair PJ, Marshall RN. Velocity specificity, combination training and sport specific tasks. J Sci Med Sport. 2001; 4: 168–78.
[21] Bell GJ, Petersen SR, Quinney HA, Wenger HA. The effect of velocity-specific strength training on peak torque and anaerobic rowing power. J Sports Sci. 1989; 7: 205–14.
[22] Young WB. Transfer of strength and power training to sports performance. Int J Sports Physiol Perform. 2006; 1: 74–83.
[23] Young WB, Rath DA. Enhancing foot velocity in football kicking: the role of strength training. J Strength Cond Res. 2011; 25: 561–6.
[24] Farlinger CM, Fowles JR. The effect of sequence of skating-specific training on skating performance. Int J Sports Physiol Perform. 2008; 3: 185–98.
[25] Bloomfield J, Blanksby BA, Ackland TR, Allison GT. The influence of strength training on overhead throwing velocity of elite water polo players. Austr J Sci Med Sport. 1990; 22: 63–7.
[26] Behm DG, Sale DG. Velocity specificity of resistance training. Sports Med. 1993; 15: 374–88.
[27] Stanton R, Reaburn PR, Humphries B. The effect of short-term Swiss ball training on core stability and running economy. J Strength Cond Res. 2004; 18: 522–8.
[28] Tse MA, McManus AM, Masters RS. Development and validation of a core endurance intervention program: implications for performance in college-age rowers. J Strength Cond Res. 2005; 19: 547–52.
[29] Pizza FX, Flynn MG, Starling RD, Brolinson PG, Sigg J, Kubitz ER, et al. Run training vs cross training: influence of increased training on running economy, foot impact shock and run performance. Int J Sports Med. 1995; 16: 180–4.
[30] Godges JJ, MacRae PG, Engelke KA. Effects of exercise on hip range of motion, trunk muscle performance, and gait economy. Phys Ther. 1993; 73: 468–77.
[31] Casabona A, Leonardi G, Aimola E, La Grua G, Polizzi CM, Cioni M, et al. Specificity of foot configuration during bipedal stance in ballet dancers. Gait Posture. 2016; 46: 91–7.
[32] Giboin LS, Gruber M, Kramer A. Task-specificity of balance training. Hum Mov Sci. 2015; 44: 22–31.
[33] Donath L, Roth R, Zahner L, Faude O. Slackline training (balancing over narrow nylon ribbons) and balance performance: a metaanalytical review. Sports Med. 2017; 47: 1075–86.
[34] Kümmel J, Kramer A, Giboin LS, Gruber M. Speci-

ficity of balance training in healthy individuals: a systematic review and meta-analysis. Sports Med. 2016; 46: 1261–71.

[35] Aseman F, Caron O, Cremieux J. Is there a transfer of postural ability from specific to unspecific postures in elite gymnasts? Neurosci Lett. 2004; 358: 83–6.

[36] Paillard T, Noe F, Riviere T. Performance and strategy in the unipedal stance of soccer players at different levels of competition. J Athl Train. 2006; 41: 172–6.

[37] Paillard T, Costes-Salon MC, Lafont C, Dupui P. Are there differences in postural regulation according to the level of competition in judoists? Br J Sports Med. 2002; 36: 304–5.

[38] Simmons RW. Sensory organization determinants of postural stability in trained ballet dancers. Int J Neuro. 2005; 115: 87–97.

[39] Hibbs AE, Thompson KG, French D, Wrigley A, Spears I. Optimizing performance by improving core stability and core strength. Sports Med. 2008; 38: 995–1008.

[40] Reed CA, Ford KR, Myer GD, Hewett TE. The effects of isolated and integrated 'core stability' training on athletic performance measures: a systematic review. Sports Med. 2012; 42: 697–706.

[41] Wirth K, Hartmann H, Mickel C, Szilas E, Keiner M, Sander A. Core stability in athletes: a critical analysis of current guidelines. Sports Med. 2017; 47: 401–14.

[42] Parkhouse KL, Ball N. Influence of dynamic versus static core exercises on performance in field based fitness tests. J Bodyw Mov Ther. 2011; 15: 517–24.

[43] Okada T, Huxel KC, Nesser TW. Relationship between core stability, functional movement, and performance. J Strength Cond Res. 2011; 25: 252–61.

[44] Alricsson M, Werner S. The effect of pre-season dance training on physical indices and back pain in elite cross-country skiers: a prospective controlled intervention study. Br J Sports Med. 2004; 38: 148–53.

[45] Wilson GJ, Murphy AJ, Walshe A. The specificity of strength training: the effect of posture. Eur J Appl Physiol Occup Physiol. 1996; 73: 346–52.

[46] Kristensen GO, van den Tillaar R, Ettema GJ. Velocity specificity in early-phase sprint training. J Strength Cond Res. 2006; 20: 833–7.

[47] de Boer RW, Ettema GJ, Faessen BG, Krekels H, Hollander AP, de Groot G, et al. Specific characteristics of speed skating: implications for summer training. Med Sci Sports Exerc. 1987; 19: 504–10.

[48] King JA, Cipriani DJ. Comparing preseason frontal and sagittal plane plyometric programs on vertical jump height in high-school basketball players. J Strength Cond Res. 2010; 24: 2109–14.

[49] Folland JP, Hawker K, Leach B, Little T, Jones DA. Strength training: isometric training at a range of joint angles versus dynamic training. J Sports Sci. 2005; 23: 817–24.

[50] Weir JP, Housh DJ, Housh TJ, Weir LL. The effect of unilateral eccentric weight training and detraining on joint angle specificity, cross-training, and the bilateral task deficit. J Orthop Sports Phys Ther. 1995; 22: 207–15.

[51] Morrissey MC, Harman EA, Johnson MJ. Resistance training modes: specificity and effectiveness. Med Sci Sports Exerc. 1995; 27: 648–60.

[52] Ingebrigtsen J, Holtermann A, Roeleveld K. Effects of load and contraction velocity during three-week biceps curls training on isometric and isokinetic performance. J Strength Cond Res. 2009; 23: 1670–6.

[53] Blazevich AJ, Jenkins D. Physical performance differences between weight-trained sprinters and weight trainers. J Sci Med Sport. 1998; 1: 12–21.

[54] Pereira MIR, Gomes PSC. Movement velocity in resistance training. Sports Med. 2003; 33: 427–38.

[55] Paulsen G, Eidsheim H , Helland C, Seynnes O, Solberg PA, R nnestad BR. Eccentric cycling does not improve cycling performance in amateur cyclists. PLoS One. 2019; 14: e0208452.

[56] Falla D, Jull G, Hodges P. Training the cervical muscles with prescribed motor tasks does not change muscle activation during a functional activity. Man Ther. 2008; 13: 507–12.

[57] Rotem-Lehrer N, Laufer Y. Effect of focus of attention on transfer of a postural control task following an ankle sprain. J Orthop Sports Phys Ther. 2007; 37: 564–9.

[58] Postle K, Pak D, Smith TO. Effectiveness of proprioceptive exercises for ankle ligament injury in adults: a systematic literature and meta-analysis. Man Ther. 2012; 17: 285–91.

[59] Liu C-J, Shiroy DM, Jones LY, Clark DO. Systematic review of functional training on muscle strength, physical functioning, and activities of daily living in older adults. Eur Rev Aging Phys Activ. 2014; 11: 144.

[60] Krebs D, Scarborough DM, McGibbon CA. Functional vs. strength training in disabled elderly outpatients. Am J Phys Med Rehab. 2007; 86: 93–103.

[61] de Vreede PL, Samson MM, van Meeteren NL, Duursma SA, Verhaar HJ. Functionaltask exercise versus resistance strength exercise to improve daily function in older women: a randomized, controlled trial. J Am Geriatr Soc. 2005; 53: 2–10.

[62] Reis JG, Costa GC, Schmidt A, Ferreira CH, Abreu DC. Do muscle strengthening exercises improve performance in the 6-minute walk test in postmenopausal women? Braz J Phys Ther. 2012; 16: 236–40.

[63] Christiansen CL. The effects of hip and ankle stretching on gait function of older people. Arch Phys Med Rehabil. 2008; 89: 1421–8.

[64] Hartmann A, Murer K, de Bie RA, de Bruin ED. The effect of a foot gymnastic exercise programme on gait performance in older adults: a randomised controlled trial. Disabil Rehabil. 2009; 31: 2101–10.

[65] Harvey LA, Katalinic OM, Herbert RD, Moseley AM, Lannin NA, Schurr K. Stretch for the treatment and prevention of contractures. Cochrane Database Syst Rev. 2017 Jan 9; 1: CD007455.

[66] Sullivan KJ, Brown DA, Klassen T, Mulroy S, Ge T, Azen SP, et al. Effects of task-specific locomotor and strength training in adults who were ambulatory after stroke: results of the STEPS randomized clinical trial. Phys Ther. 2007; 87: 1580–602; discussion 1603–7.

[67] Flansbjer UB, Miller M, Downham D, Lexell J. Progressive resistance training after stroke: effects on muscle strength, muscle tone, gait performance and perceived participation. J Rehabil Med. 2008; 40: 42–8.

[68] Dean CM, Channon EF, Hall JM. Sitting training early after stroke improves sitting ability and quality and carries over to standing up but not to walking: a randomised trial. Aust J Physiother. 2007; 53: 97–102.

[69] van de Port IG, Wood-Dauphinee S, Lindeman E, Kwakkel G. Effects of exercise training programs on walking competency after stroke: a systematic review. Am J Phys Med Rehabil. 2007; 86: 935–51.

[70] Van Peppen RP, Kwakkel G, Wood-Dauphinee W, Hendriks HJM, Van der Wees PhH, Dekker J. The impact of physical therapy on functional outcomes after stroke: what' s the evidence? Clin Rehabil. 2004; 18: 833–62.

[71] Bogey R, Hornby GT. Gait training strategies utilized in poststroke rehabilitation: are we really making a difference? Top Stroke Rehabil. 2007; 14: 1–8.

[72] de Haart M, Geurts AC, Huidekoper SC, Fasotti L, van Limbeek J. Recovery of standing balance in postacute stroke patients: a rehabilitation cohort study. Arch Phys Med Rehabil. 2004; 85: 886–95.

[73] Sherrington C, Whitney JC, Lord SR, Herbert RD, Cumming RG, Close JCT. Effective exercise for the prevention of falls: a systematic review and meta-analysis. J Am Geriatr Soc. 2008; 56: 2234–43.

[74] Genthon N, Rougier P, Gissot AS, Froger J, Pélissier J, Pérrennou D. Contribution of each lower limb to upright standing in stroke patients. Stroke. 2008; 39: 1793–9.

[75] Veerbeek JM, van Wegen E, van Peppen R, van der Wees PJ, Hendriks E, Rietberg M, et al. What is the evidence for physical therapy poststroke? A systematic review and meta-analysis. PLoS One 2014; 9: e87987.

[76] Schmidt RA, Lee TD, editors. Motor control and learning: a behavioral emphasis. 4th ed. Champaign,

IL: Human Kinetics; 2005. pp.271–97, 321–63, and 432–59.

[77] Healy AF, Wohldmann EL, Sutton EM, Bourne LE Jr. Specificity effects in training and transfer of speeded responses. J Exp Psychol Learn Mem Cogn. 2006; 32; 534–46.

[78] Maestroni L, Read P, Bishop C, Turner A. Strength and power training in rehabilitation: underpinning principles and practical strategies to return athletes to high performance. Sports Med. 2020; 50: 239–52.

[79] Goodbody SJ, Wolpert DM. Temporal and amplitude generalization in motor learning. J Neurophysiol. 1998; 79: 1825–38.

[80] Morton SM, Lang CE, Bastian AJ. Inter- and intra-limb generalization of adaptation during catching. Exp Brain Res. 2001; 141: 438–45.

[81] Shea CH, Kohl RM. Specificity and variability of practice. Res Q Exerc Sport. 1990; 61: 169–77.

[82] Henry F. Specificity vs. generality in learning motor skills. In: 61st Annual Proceedings of the College of the Physical Education Association. Santa Monica, CA; 1958.

[83] Green DP, Whitehead J, Sugden DA. Practice variability and transfer of a racket skill. Percept Mot Skills. 1995; 81: 1275–81.

[84] Shadmehr R. Generalization as a behavioral window to the neural mechanisms of learning internal models. Hum Mov Sci. 2004; 23: 543–68.

[85] Krakauer JW, Mazzoni P, Ghazizadeh A, Ravindran R, Shadmehr R. Generalization of motor learning depends on the history of prior action. PLoS Biol. 2006; 4: e316.

[86] Wilde H, Shea CH. Proportional and nonproportional transfer of movement sequences. Q J Exp Psychol (Colchester). 2006; 59: 1626–47.

[87] Memmert D. Long-term effects of type of practice on the learning and transfer of a complex motor skill. Percept Mot Skills. 2006; 103: 912–16.

[88] Kottke FJ. From reflex to skill: the training of coordination. Arch Phys Med Rehab. 1980; 61: 551–61.

[89] Flück M, Hoppeler H. Molecular basis of skeletal muscle plasticity: from gene to form and function. Rev Physiol Biochem Pharmacol. 2003; 146: 159–216.

[90] Wang N. Review of cellular mechanotransduction. J Phys D Appl Phys. 2017; 50: 23002.

[91] Barber-Westin SD, Smith ST, Campbell T, Noyes FR. The drop-jump video screening test: retention of improvement in neuromuscular control in female volleyball players. J Strength Cond Res. 2010; 24: 3055–62.

[92] Welling W, Benjaminse A, Gokeler A, Otten B. Retention of movement technique: implications for primary prevention of ACL injuries. Int J Sports Phys Ther. 2017; 12: 908–20.

第 7 章

运动处方：以任务、组成部分和运动为导向

想象一个情境，在下肢病症的康复过程中，尤其是在修复的后期阶段，步态得以恢复。此时，患者的情况已从炎症阶段和增殖阶段转变为重塑阶段。他的组织正在迅速恢复生物力学特性，患者本能地想要恢复日常活动。在这个关键时刻，康复的重点和目标是什么呢？

这里有几种康复方法。一种方法是完成整个任务，例如用步行来恢复步行，称为任务导向的康复；另一种方法是专注于步行的特定成分，如平衡性、力量、耐力等，称为任务组成部分导向的康复；还有一种着重于纠正或修改步行运动模式，称为运动导向的康复（见图7.1A~C）。

那么，我们该选择哪一种方法呢？

任务导向的康复

“专注于任务，让身体自行调节其余部分。”

任务导向的康复侧重于熟练地执行某项活动。在任务导向的康复中，鼓励患者在符合病情的限制条件下完成受影响的任务。一个因下肢病症而跛行的人可以走路，即使有跛行的情况；一个因慢性背痛而受限于躯干运动的人可以继续尝试弯腰、扭转和举起物品。任务导向的康复也被用于恢复和提高活动表现水平，例如在长期失用或停训后的情况下。这种方法也被用于中枢神经系统疾病的治疗，例如，训练中风患者在日常活动中重复使用他们的手，如熟练使用叉子、拿起杯子等。随着时间的推移，这些活动内容将因

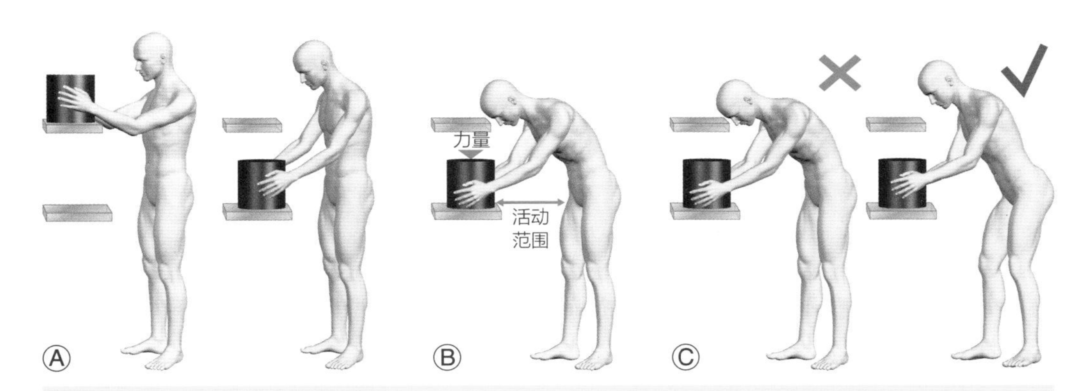

图7.1
康复的重点
（A）任务导向的康复：完成整个任务。（B）任务组成部分导向的康复：相同的任务，但修改活动范围和力量等组成部分。（C）运动导向的康复：相同的任务，但修改与任务相关的运动（“正确的运动”）

每日重复而规范化。顺便说一句，这也是大多数人从生命中所遭受的众多损伤中恢复的方法。

那么，为什么选择任务导向的康复？如果我们不使用这种方法，会发生什么？为了回答这些问题，我们需要探讨运动控制在功能恢复中的作用，特别是运动如何作为目标和整体被组织的。

目标导向的运动

我们都有练习新活动的经历，一段时间后不必思考如何执行它，它就像是符合“意愿”而自动发生的。这是一种运动学习现象，伴随从认知阶段到自主阶段的技能习得过程转变而发生：由“初学者”逐渐转变成“专家”（见图7.2）[1]。

在学习的早期认知阶段，我们会高度集中于任务细节和相关运动，这被称为高度有意识的活动。随着技能的熟练程度越来越高，我们运动的自主性越来越强，受到的有意识控制也会越来越少。到了自主阶段，任务和相关的运动被集成，由大脑控制，并以整体的方式执行。这种整合变得如此自然，以至于我们一整天进行许多活动时，完全不需要意识到支持这些活动的运动[2–4]。举例来说，如果让你去摸手机，你会发现这件事会自然而然地发生，你不需要考虑你的手臂位置、肘部角度、肱二头肌所产生的力量等。我们的运动都是围绕着目标或目的进行的，比如拿起杯子、打球、走到某个地方，但我们并不会有意识地去移动我们的肢体、移动关节或者收缩肌肉[5, 6]。在自主阶段，运动和任务/目标会牢固地结合在一起，因此，如果要改变长期且已经熟练掌握的运动模式，比如一个经验丰富的运动员学习新的网球发球或游泳姿势，就会变得非常困难。

从认知阶段到自主阶段的转变还表现在注意力焦点的不同[7]。我们关注自己身体的运作和与任务相关的动作，被称为内部注意力焦点。这与早期的认知阶段相关。一旦我们变得熟练，注意力就会转向活动的目标，也就是外部注意力焦点（如抓起电话）。在运动学习中，内部和外部注意力焦点都有其作用[8]。从头开始学习一项活动时，例如学习发球，最初需要内部注意力焦点。此时，我们需要学习任务的基本原则，如握拍方式、发球技巧、站姿等动作要领。一旦掌握了这些基本原则，注意力就会逐渐转向外部，例如将球落在对手场地的特定区域[9]。

关注焦点从内部向外部的转变是所有技能学习过程中普遍存在的。然而，重要的是要注意，这个转变不能逆转。当“专家”被指示关注内部并重新审视他们的运动时，他们的表现往往会在学习效果、准确性和运动经济性方面受到损害[10]。在一项关于篮球罚球的研究中，参与者被给予内部关注（手腕动作）和外部关注（篮筐）的指令。在投篮

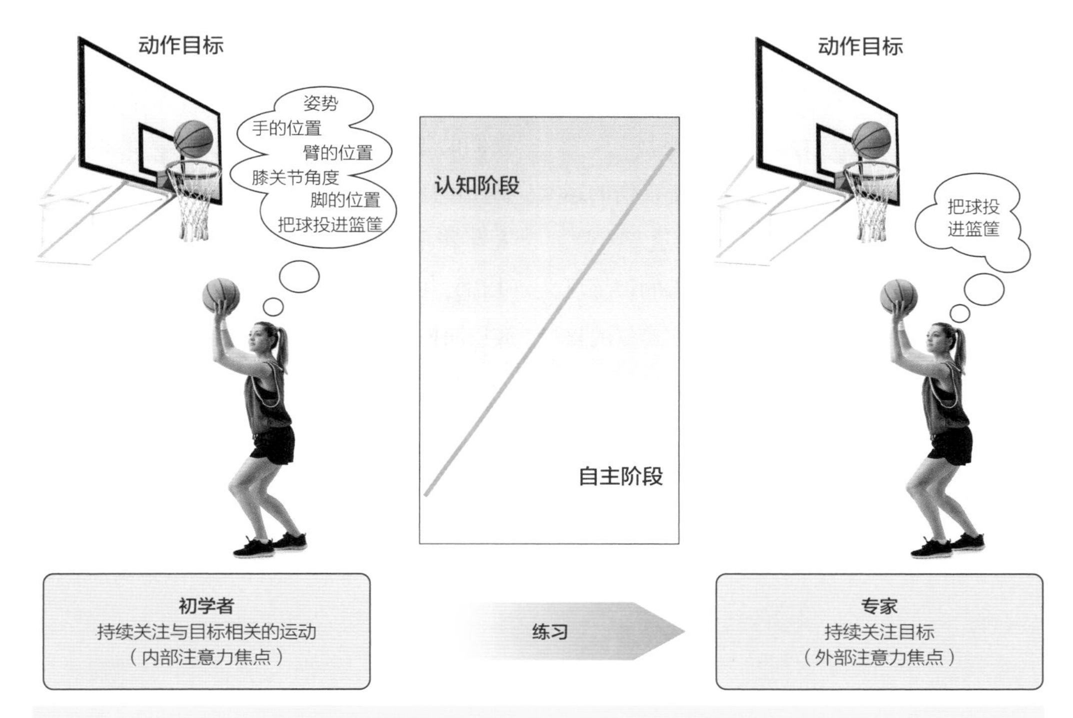

图7.2
在运动学习过程中，人们经历从认知（初学者）到自主（专家）阶段的转变。在早期阶段，个体会关注内部——自己的身体，身体的位置和与目标相关的任务原则。在自主阶段，身体“消失”，个体关注外部目标

时，参与者的投球手臂的肌电图活动被记录下来，结果表明，采用外部关注进行投篮的准确性更高，肌电图活动更弱，表明运动经济性得到了提高。在完成举重这样简单的任务中，研究对象被要求关注目标高度、肘部角度或肱二头肌活动[11, 12]，故而外部关注的运动经济性优势得到了证明。而且，在关注外部条件下肌电图活动较弱。在高尔夫、排球、足球等体育运动中，外部关注的优势已经得到证明[13–15]。同样地，外部关注（如关注远处的点而不是关注脚）可以提高平衡表现水平[16]。甚至已经证明，意识到腹肌紧张（内部注意力）会降低姿势控制的能力[17]。因此，建议人们在运动中关注内部并锻炼核心是完全不必要的，这反而可能会降低表现水平[18]。

受伤、疼痛或因中枢神经系统损伤而存在运动缺陷的人往往自然而然地关注他们的身体，这可能会进一步降低他们的运动表现水平。这种效应已在经膝关节手术恢复过来

的棒球球员和经肘关节手术恢复过来的投手（恢复时间长达18个月）身上得到证明[19]。位置球员的内部注意力集中在膝盖上，而受伤投手的内部注意力分散了，与未受伤的运动员相比，他们的运动表现较差。这意味着，在受伤后，通过强调外部关注焦点的训练可以促进运动恢复。例如，一个正在康复的接受了肘关节手术的人可以进行带有外部关注指令的分级臂伸展活动，如“去拿瓶水”，而不是关注加强特定的手臂肌肉或肢体位置（内部关注）。在失调后遗症（例如因踝关节扭伤）和中枢神经系统疾病（例如中风和帕金森病）等情况下，外部关注在平衡和行走表现方面也被证明有其益处[20–23]。

给患者的建议：专注于目标，而不是身体本身。尽量避免让患者过度关注身体的训练情况。

整体与部分

“整合以协同。”

传统上，运动康复使用的练习通常针对特定的肌肉组或肌肉链，如膝关节疾病患者需要加强股四头肌，背痛患者需要锻炼核心肌肉，或者需要集中训练肩胛骨滑动来缓解肩部疾病。这些做法遵循传统的训练准则——“分解以整合”。虽然运动分解在所有形式的运动治疗和训练中广泛应用，但它是否有益呢？

观察运动过程中肌肉募集的程度，可以探索运动的部分。当我们进行任何活动时，我们的整个身体都会从头到脚为此做好准备。可视化运动输出的一种方法是想象一个人穿着全身套装，上面覆盖着发光二极管（LED，light emitting diode），这些灯代表了底层肌肉的活动强度。如果这是可能的，我们可能会看到一场迷幻的全身灯光秀，灯光随着人的运动而不断变化，甚至在人静止时也有所变化[24]。在静态和动态活动中，有些区域会出现低甚至是无活动的相位（称为外周抑制）[25, 26]。肌群放松也是运动计划的一部分。如果它们没有保持放松，那么任务就无法完成，例如在前屈期间背部肌肉放松[27]。从运动控制的角度来看，运动是作为一个整体进行组织的——没有单个的、特定的肌群或子系统肌肉的募集（见图7.3A和图7.3B）。

没有哪个肌肉比其他肌肉更重要，它们都以最佳方式组织起来完成任务。任务决定了肌肉的募集模式（见图7.4）[28–30]，因此同一肌肉在不同的任务中被募集的方式也会不同（见图7.5）。所有手部肌肉都参与书写、编织或揉面团等活动，但这些肌肉中没有一块是特定于这些活动的。同样，没有特定的稳定肌、主动肌或姿势肌[31, 32]。从运动系统的角度来看，任务决定了肌肉的募集模式。

任务决定的肌肉募集模式和整体运动组

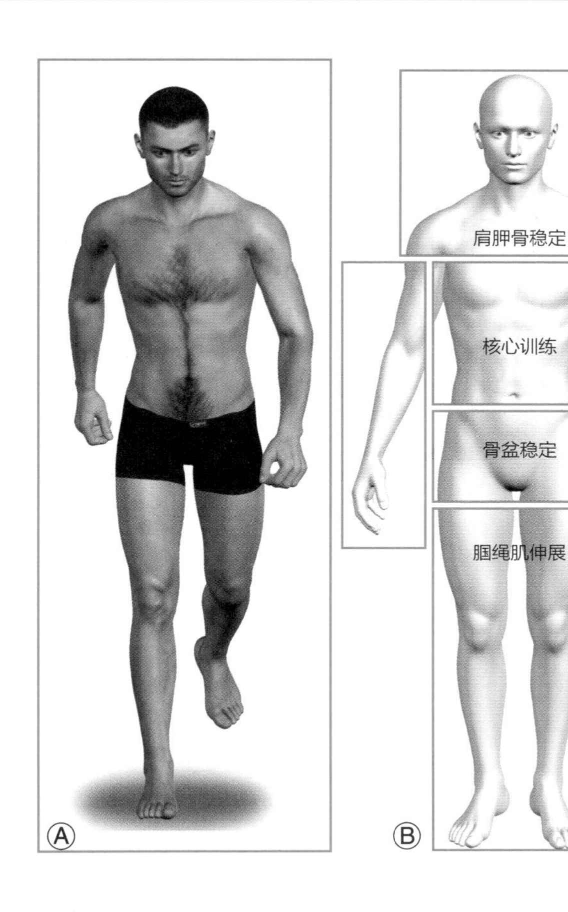

图7.3
（A）身体的运动是以整体的方式进行的。（B）身体中不存在封闭或孤立的肌肉系统

织对制订运动处方有重要影响。通常，为了提高任务的完成率会给予肌肉或关节特定的练习。然而，这种分解是一种训练误解。首先无论如何，运动始终涉及整体肌肉的募集，很难单独选择特定的肌肉或肌群。例如，为了改善网球发球技术开具的强化练习运动处方，比如肱二头肌弯举，会发生什么呢？就大脑而言，它的主人——人，正在命令它学习一个叫作肱二头肌弯举的新活动——一个新任务，带有新的名称和全新的全身肌肉募集模式。然而，新的肌肉募集模式对肱二头肌弯举可能很有帮助，但对高爆发力的网球发球则没有太多帮助。这涉及训练的特异性，即在不同的活动之间，表现的收益是不可转移的（请参见第6章）。在分解的康复形式中，我们最终会得到一系列围绕这些特定的运动部分形成的新任务，但这些任务并不能为目标任务带来实质性的好处。

通常，采用运动分割的训练未能证明有益于在目标活动中的表现。例如，加强踝部

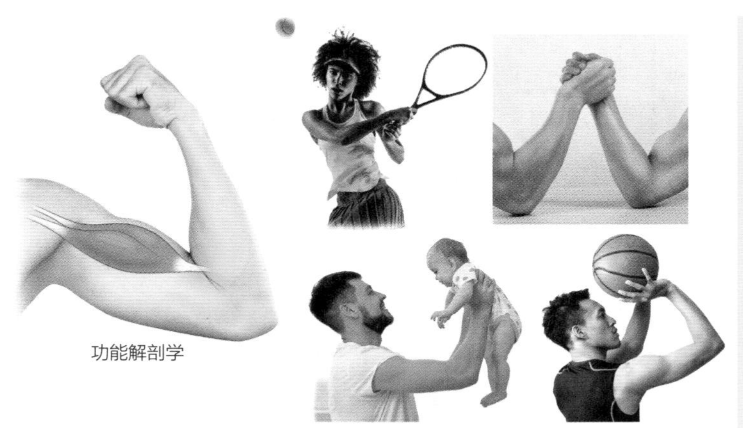

图7.4
任务特定的肌肉募集。同一块肌肉在所有活动中都被使用，但是募集模式对任务来说是独特的。考虑运动控制而非功能解剖学

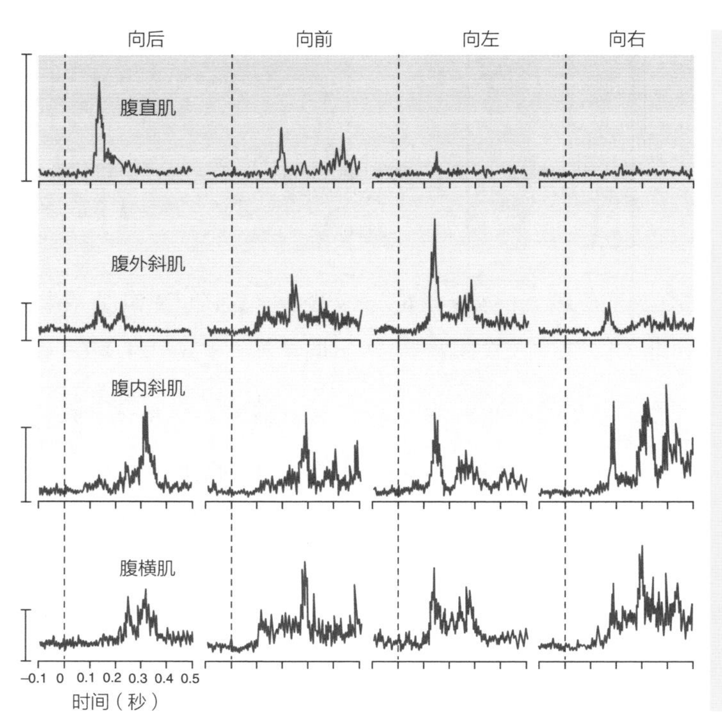

图7.5
募集特异性，躯干前部肌肉屈曲时的肌电图
（引自：Carpenter MG, Tokuno CD, Thorstensson A, Cresswell AG. Differential control of abdominal muscles during multi-directional supportsurface translations in man. Exper Brain Res. 2008; 188: 445.）

或膝部的局部力量训练而取得的收益不能转化为垂直跳跃高度的增加，尽管这项任务与踝部或膝部的局部神经、肌肉成分有关[33]。孤立地练习踢球动作似乎无益于提升踢球时的表现，训练需要涉及完成整个踢球动作会用到的肌肉[34]。针对单独任务的训练，例如髋部灵活性或躯干加强活动，并未提高步行或奔跑的经济性[35]。专门的核心锻炼无法改善步行或增强对运动表现的控制[36, 37]。在老年人中，抗阻练习对日常活动的表现影响很小；在中风患者中，整体任务练习更能明显地改善功能[38, 39]（有关训练特异性的更多内容见第6章）。

在两种例外的情况下可以使用非功能性局部运动练习：修复和缓解症状。在急性损伤中，可以特定地锻炼受影响的关节/组织，以促进局部修复过程，例如急性膝关节损伤或术后的下肢坐式钟摆摆动（见第13章）。然而，这应该限制在初期的炎症和增殖阶段。随着修复向重塑阶段转移，应该力求运动类似于功能性活动。至于缓解症状，不同形式的运动可以对症状产生影响，包括针对特定部位的练习，例如针对症状性关节炎的肢体特定强化练习[40]。然而，长期来看，全面和功能性的管理可能会更有益（见第12章）。

总之，基于一个目标的整体性运动任务符合隐藏在背后的、恢复运动控制和提高技能表现水平的运动控制过程。使用整体性运动和目标性运动意味着“受伤的专家”可以在其技能范围内进行训练。他们可以跳过依赖运动分割和分解的练习，这些练习可能会阻碍而不是促进康复。所有形式的运动分割都可能超出个人的经验范围，因此本质上是非功能的。最终，这些训练方法无法为目标活动带来实质性的益处（见第6章）。从功能角度来看，对于患者和治疗师来说，最有效、高效和简单的康复方式是作为一个整体练习受影响的任务。任务导向的康复的关键是“专注于任务，让身体调节其余部分”。

谨防弗兰肯斯坦式康复：从本质上讲，通过逐节恢复肌肉、关节的“逆向工程”无法恢复整体，例如“加强这块肌肉，拉伸另一块肌肉”。这种传统的训练方法像弗兰肯斯坦创造怪物：试图通过组装不同的身体部分来使整个人复活。如果亚里士多德在场，他肯定会说：“任务大于其肌肉之和。”

一个新的训练原则：“整合以协同”（而非“分解以整合”）。
功能性方法的重点是恢复整体而非肌肉——完成任务，身体会跟随。

任务组成部分导向的康复

有人认为，为恢复功能，应该将重点放在整个任务的执行上。现在想象一下这样一种情况：患者因为髋关节手术而步行困难，无法连续行走超过几分钟，此外，步幅因髋关节柔韧性丧失而受限。我们可以观察到两个明显受到影响的任务组成部分：一个是耐力，与行走时间有关；另一个是活动度，与髋关节活动范围有关。在任务导向的康复中，我们可以简单地指导患者行走，希望根据“完成任务，身体会跟随”的原则，这两个部分最终会恢复。但是，如果只有一个部分恢复了——行走时间恢复了，但步幅仍受限怎么办？为了克服这个限制，我们建议患者在行走时步伐更大。现在，我们将干预重点放在了活动度上。这本质上是以任务组成部分为重点的管理，受影响的任务组成部分被识别并成为运动干预的重点[36]。重要的是，这些组成部分始终在受影响的任务（例如这个例子中的步行）的背景下进行康复。这主要是因为所有任务都有相同的组成部分，然而每个任务都有其独特的组成部分（见图7.6A和图7.6B）。例如，网球发球的力量曲线与举起一杯茶或举起哑铃的力量曲线完全不同。这意味着这些力量曲线是与任务紧密相关的，而且在不同的活动之间不能互相转换（请参考第6章的特异性原则）。

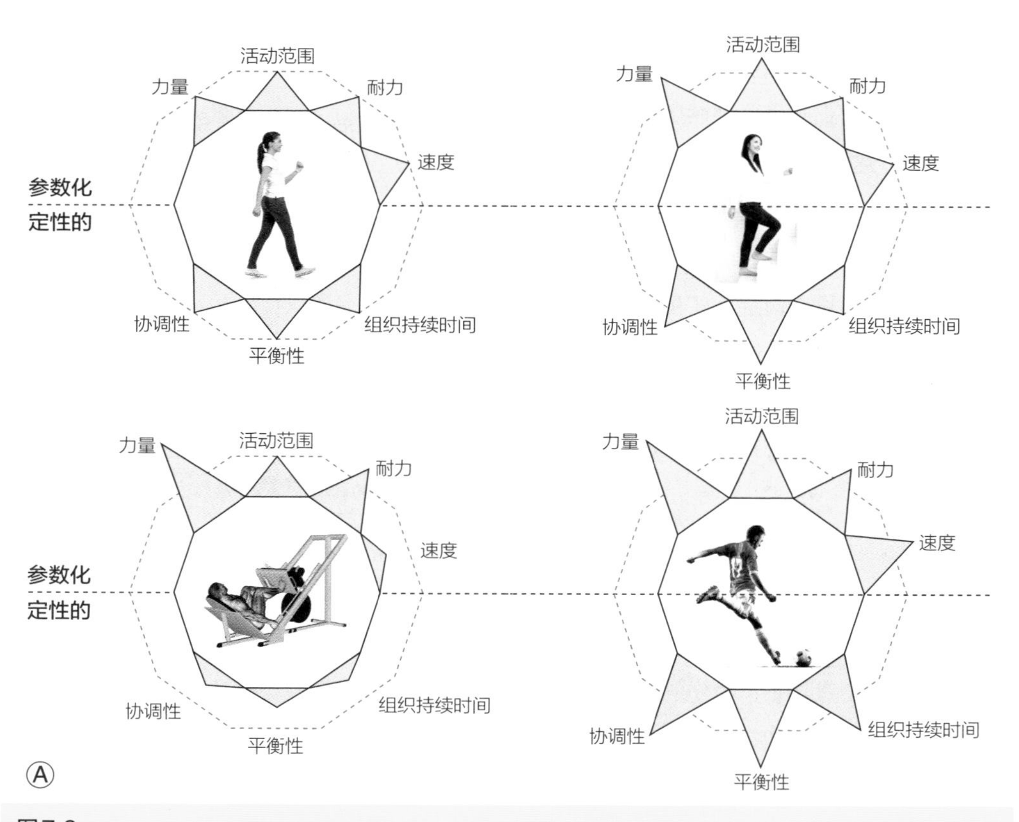

图7.6

（A）试图比较在不同活动中腿部任务的组成部分与步行任务的组成部分（虚线轮廓）的差异

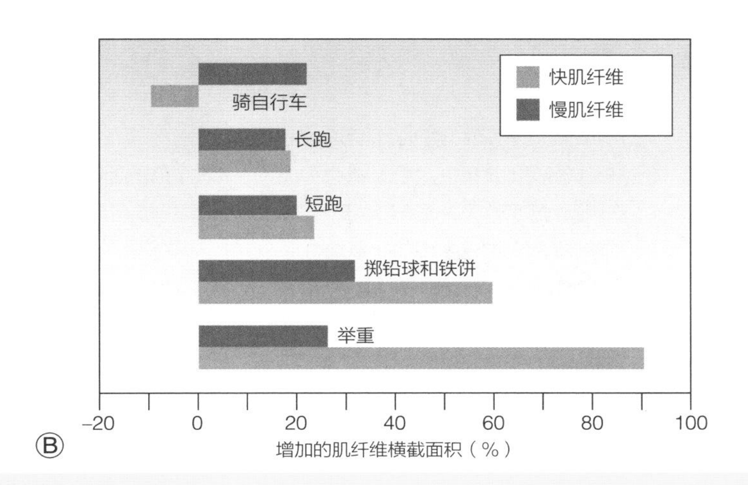

图7.6（续）

（B）不同的活动具有特定的肌纤维生成情况。在不同运动项目运动员的（股四头肌）快肌纤维和慢肌纤维的横截面积比例中观察到这一点，对照组是久坐不动的一般人

（参见：Goldspink G. Malleability of the motor system: a comparative approach. J Exper Biol. 1985; 115: 375–91.）

任务组成部分

任务或运动的组成部分是熟练表现的定量和定性特征（见表7.1）[41]。这涉及我们能够以多大程度（定量）和多好的方式（定性）执行任务。由于“定量的”不好理解，我们将使用“参数化组成部分”这个术语。

参数化组成部分可以通过观察简单的活动（比如从桌子上够取物品）来探究。在不改变任务性质的情况下，修改完成该活动的几个条件，例如可以以不同程度的力量举起满瓶或半空瓶，还可以将瓶子放在桌子上更近或更远的位置来控制活动的范围。此外，活动的持续时间可以有所变化，也可以以不同的速度执行，具体取决于任务的性质。因此，我们可以确定4个参数化组成部分，分别是力量、活动范围、耐力和速度（见表7.1）[36]。

定性组成部分可以通过上述够取的例子来探究。为了成功地完成这个任务，我们需要避免摔倒，因此平衡性变得重要。如果手还需要操作物品，手指的协同工作可以被视为精细协调。整只手臂的运动被称为单肢协调，同时使用两只手臂则被称为多肢协调。由于手臂连接在身体的其他部位上，肢体和躯干的平稳整合可以被视为整体协调。此外，我们经常倾向于连续执行各种任务。例如在烹饪时做够取动作，则会伴随一系列动作，如拿、搅拌、倒等，能够在不同任务之间快速切换的能力被称为组织持续时间。根据上面的例子，可以确定3个定性组成部

表 7.1 任务组成部分及其描述

组成部分	描述
力量	成功完成任务所需的生成和调节力量的能力
活动范围	在完成任务的过程中，能够控制活动范围，完成全范围活动的能力
耐力	在感受到疲劳（失去力量和速度，感受到疼痛）之前执行任务直至完成的能力
速度	能够控制运动的速度/速率，以成功完成任务
平衡性	在执行任务时不跌倒的能力
协调性	能够协调身体的不同部分以进行运动，从而使任务成功完成
组织持续时间	在不同的任务之间快速切换，使完成目标任务不受干扰或延迟的能力

分：平衡性、协调性和组织持续时间（见表 7.1）[36]。

关于力量的注意事项：力量与成功执行任务所需的力量调节有关。根据任务不同，力量调节可以在多种情况下出现，例如，最大力量产生时，完全放松肌肉时。力量调节和放松的能力在运动组织中发挥着重要作用。例如，运动让肌群部分或完全松弛，或单臂伸出，而另一只手臂却休息未用（外周抑制）。在存在异常或肌肉过度驱动的情况下，调节和关闭力量的能力非常重要。这种情况在应对由压力引起的肌肉紧张，以及中枢神经系统病理引起的痉挛和肌肉过度紧张等情况下得到体现。第 13 章讨论了运动放松的一个例子，即通过“微松弛”来缓解慢性颈痛。

关于平衡的注意事项：在肌肉骨骼疾病和疼痛病症中，患侧的协同肌不协调会影响单腿（步行支撑期）平衡。这与影响前庭器官或小脑的中枢病变不同，在肌肉骨骼损伤中，这些中心/系统仍然完好。因此，患者通常能够在健侧执行单腿活动。而有中枢前庭平衡缺陷的人，在诸如双脚站立、单腿平衡（任何一侧）甚至是从坐姿起身等多种承重活动中都会不稳定。方便的是，对于这两种不稳定的形式，运动方法是相同的（见第 8 章）。

任务组成部分在外周和中枢病理中的作用

在各种疾病中，任务组成部分会受到不同程度的影响，因此是运动处方的重点（见图 7.7）[36]。任务组成部分由运动控制调节，同时也取决于一系列生理因素。因此，中枢神经系统和外周神经系统病变影响这两个组成部分之间存在的某种关系。了解这种关系可以帮助我们更精确地为患者量身定制运动处方。

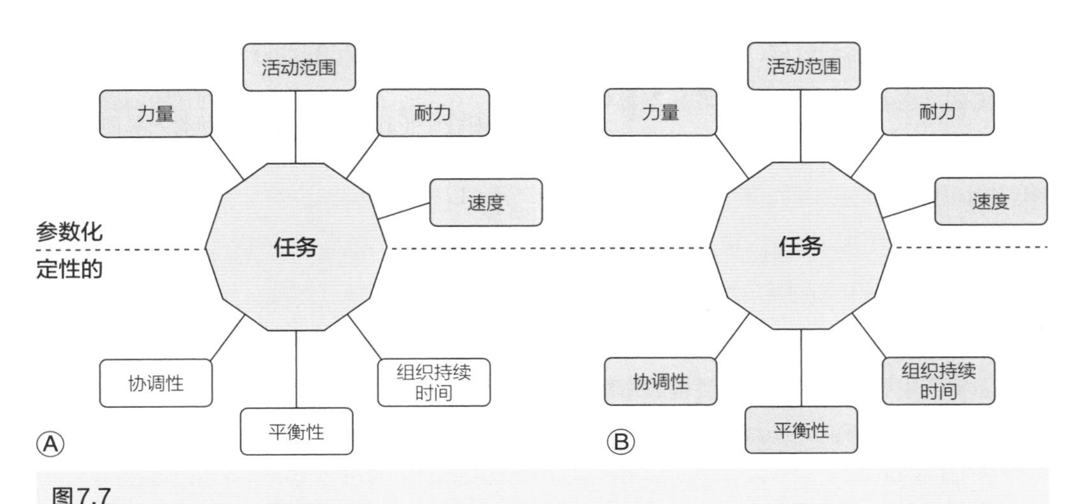

图7.7
（A）肌肉骨骼损伤、疼痛病症和运动恐惧往往主要影响参数化组成部分。（B）在中枢神经系统疾病中，所有组成部分都可能会受到影响，变化更为深刻和发散，恢复往往是长期且不完全的

总的来说，虽然不一定绝对，肌肉骨骼损伤或疼痛症状往往会更容易影响参数化组成部分。参数化组成部分同样依赖于肌肉的完整性和其运动控制。例如，力量产生与肌肉肥大有关，速度和活动范围与肌束长度有关，耐力与线粒体活动有关。然而，这些组成部分也深受运动系统的调节影响。因此，参数化组成部分可能会受肌肉损伤、中枢神经系统疾病（如中风）、疼痛体验和运动恐惧等因素的影响[42–45]。例如，急性或慢性腰背痛会降低前屈时的力量和速度，那些被认为可能有害或导致疼痛的躯干运动也会降低前屈时的力量和速度[46]。定性组成部分也会受肌肉骨骼疾病的影响。例如，损伤会导致附近的协同肌不协调[47, 48]。

一般而言，与中枢神经系统病理相比，肌肉骨骼疾病和疼痛症状中的任务组成部分的变化更局部化且不那么严重。这主要是因为在肌肉骨骼疾病中，运动系统是完好的。观察到的控制变化是有益的，这是一种保护性和恢复性运动策略：本质上是一种可靠的策略，能够遏制我们在受伤后的运动。第一道保护线是疼痛和对疼痛的恐惧。此外，为确保个体得到适当的信息，任务的4个参数化组成部分都有所减小。因此，通过减小力量、速度、活动范围和我们可以维持活动的时间（耐力）来降低受损组织的负荷。在修复过程的后期，随着组织开始重新获得它们的抗张强度，这些任务组成部分会逐步受到挑战，因为个体重新开始进行功能性活动。

在中枢神经系统损伤中，定性和参数化组成部分都会失调[49–51]。定性组成部分在很大程度上依赖于运动过程，但对外周神经系统的依赖程度较小。因此，定性和参数化组成部分更有可能受到中枢神经系统疾病的影响。中风患者可能会出现平衡或协调问题，而没有肌肉骨骼损伤。然而，在中枢神经系统损伤中，参数化组成部分往往存在深度失调，如肌肉张力过高或过低。这会对肌肉生理学和形态学产生影响，形成肌肉萎缩、挛缩等问题。

在肌肉骨骼损伤中，相关组成部分的恢复速度更快（几周）且更完整，而在中枢神经系统疾病中，相关组成部分的恢复速度较慢，在身体内更为分散，并且不完整。

运动导向的康复

运动导向的康复与“运动正确性”相关，识别问题并提供某种形式的运动再教育。在这种康复中，不正确的运动对肌肉骨骼健康和身体表现有害。运动再教育在物理治疗中扮演着重要角色，从坐姿和站姿的建议，弯腰和提起物品的指导，到腰骶部的曲度、节律以及肩胛骨的位置，甚至到运动表现风格，如跑步或游泳风格，以及预防措施，如球类运动中着地时的脚位等。

有3个关键领域将动作作为康复的重点：受伤和疼痛引起的动作整合，预防损伤的动作矫正和提高任务表现的动作重塑。

受伤和疼痛引起的动作整合

在受伤和疼痛反应中最明显的动作整合是减痛性姿势和运动[52, 53]。在这些情况下，运动以一种能够减少对受损或正在恢复的组织的物理应力的方式重组，这在很大程度上是对疼痛的反应。因此，试图修改与受伤反应相关的运动模式是否有价值呢？

我们必须假设减痛性行为是与当前环境因素相适应的正确运动。例如，一个患有急性膝关节损伤或腰背痛的人的步态模式代表了这些内部和外部环境变量的总和。因此，如果没有处理根本原因（如修复或缓解症状），这些模式将难以改变。这意味着，在急性情况下，应鼓励个体在其功能能力范围内保持积极活动，理解运动模式的改变是暂时的，并且可能会自行变化和恢复正常。

运动导向的康复可以在减痛性步态或姿势的持续时间超过症状期的情况下发挥作用。有关运动安慰与再教育的更多内容请参见下文。

永久性组织损伤和动作

有症状的损伤是强大的运动调节因素，但没有症状的损伤又如何呢？无症状的损伤组织变化在什么时候会影响任务的完成或相关运动模式呢？

运动控制会受到疼痛和僵硬体验、对运动的恐惧以及对受伤的认识的影响[46]。然而，在它们不存在的情况下，除了在重大组织损伤或神经系统患病的情况下，运动和功能大多保持不受影响。无功能丧失的无症状病理变化在全身都很普遍，这种现象在脚部（如结构性错位）[54, 55]、膝关节（如关节炎、半月板损伤）[56, 57]、髋部（如滑膜撕裂、关节炎）[58–60]、腰背部（如椎间盘和椎间关节疾病）[61, 62]、肩部（如关节囊撕裂）[63, 64]等部位中均能观察到[65]。

这些"隐藏"的疾病很少影响个人的功能能力，除非它们出现症状。一个现实的例子是我的伴侣，她患有相当严重的无症状内侧半月板撕裂。每过10年左右，无明显原因，她会出现一次膝关节疼痛，持续2~3个月，在这段时间内，所有负重活动都会让她疼痛。在病发期间，她仍能够进行日常活动，包括经常跑步，运动模式没有任何明显变化，尽管存在永久性的撕裂。在这种无症状情况下，发作期可能会因为修复而恢复，并受益于症状先减弱后增强导致的运动功能减退。当无症状时，最好遵循"如果没有症状就不要修复"的原则。

对于那些预计在几周或几个月内恢复的情况，例如膝关节固定后出现的运动限制或冻结肩的僵硬期，我们的目标是防止肩胛骨过度抬高，还是纠正固定后的步态模式？即使在恢复缓慢的情况下，上述原则也适用。管理造成问题的原因（组织可伸展性的丧失），并让身体通过练习受影响的任务来恢复相关的运动，即使看起来"不完美"。组织恢复可伸展性将体现在更规范的运动模式中。受伤前的行走运动程序仍然完整，这些运动程序很强大，即使没有练习，它们也可以保持多年不变。因此，它们很可能在几周或几个月的活动改变中幸存下来。对行走运动程序的干预可能是"采取更大的步伐，直到你感到膝关节后方有伸展感"等。对冻结肩患者的指导可能是侧重锻炼患侧手臂并在日常活动中挑战末端范围，例如从高的架子上取东西。对冻结肩患者的指导还可以是"伸手到感到拉伸或不适为止"。在这些行走和伸手的例子中，康复的重点是活动范围。这种功能性伸展方法在莱德曼（2013）的研究中有更详细的描述[66]。

还有与广泛、不可逆和永久的肌肉骨骼或神经损伤相关的运动适应，如完全的肌腱撕裂或足下垂。这些改变后的运动模式是不可恢复状况的结果，是对它的适应。如果没有解决根本问题，规范化运动的可能性非常小。

到目前为止，我们得出的结论是：无论疾病的时间范围或严重程度如何，运动模式的改变都是一种结果而非原因，是对当前状况的适应和最佳解决方案。给患者的建议是：练习整个任务，不必过于担心自己的表现。作为治疗师，需要考虑到引入运动再教育只有20%~60%的机会让患者记住指令，只有

50%的机会让他们正确执行，也只有50%的机会让他们实践，因此这种方法几乎行不通。

运动安慰与运动再教育

患者在恢复后仍然保持受伤期间的保护性动作策略的情况并不少见。他们可能会因心理因素而持续保持保护性动作策略，而不存在真正的结构性或神经损伤[46]。这些心理因素包括对疼痛的恐惧、担心再次受伤以及对未来残疾的想象[67]。此外，过度关注身体机能和对轻微常见不适的过度担心也是影响因素[68, 69]。

在曾经经历过背痛但现在没有症状的人群中，采用“冗余”的保护性运动策略是很常见的。他们因为以前的痛苦经历和一些错误信息，在各种日常活动中采用减痛性保护姿势。他们常常在伸手、弯腰和坐立等任务中，挺直背部，错误地认为这样可以保护他们的背部[70]。这种误解让他们坚信自己是慢性背痛患者，即使在没有疼痛的时候。经过三四十年的背痛病因分析和治疗研究，我们可以自信地说，姿势、生物力学、运动和背痛之间没有任何关联[71]。因此，他们可以任意且安全地移动、站立、坐着[72, 73]。我常用的一种方法是站在患者面前，略微远离他们的手臂伸展的位置。我将手向前伸出，指示他们用双手多次触及我的手。然后我将手移到另一个位置，让他们跟随并触及（见图12.1A~F）。随着他们信心的增强，我将我的手放得更远，鼓励他们弯腰和扭转身体来触及，以破除他们的误解——这是错误/不好/危险的脊柱运动。在诊所中，我经常使用这种运动安慰方法“去教育”而不是进行运动再教育（见第12章）。

对焦虑的患者的建议：“享受你的身体，不要害怕它。”

提高表现水平和预防/减少受伤

提高表现水平和通过运动减少受伤在某种程度上超出了本书的讨论范围。然而，这些主题被包括在内是为了回答与运动再教育和运动处方相关的问题。

重塑提高技能和损伤预防的动作在很大程度上是一种运动学习现象。对于大多数患者来说，他们的技能是在多年的练习中获得的。改变这些顽固的运动程序，例如学会新的击球或游泳姿势，可能需要数周到数月的时间。这引出了时机的问题。在受伤后何时适合引入运动重塑？重要的考虑因素是患者在康复期间学习的能力。重新习得并熟练掌握运动技巧需要长时间的练习，这可能不适合正在治疗肌肉骨骼损伤的患者。他们感到疼痛或不适，身体能力降低，并且对损伤对他们的生活产生的影响感到焦虑和有心理压力。也许，旨在增强功能或最小化受伤概率的管理应在个人完全恢复和功能正常的时候引入，这时患者更适合接受新的学习挑战。

小结

- 本章探讨了以任务导向、任务组成部分导向和运动导向的康复。
- 在任务导向的康复中，受影响的活动被作为整体进行练习。
- 在任务组成部分导向的康复中，重点是任务的特定组成部分，例如平衡性、力量、耐力等。
- 运动导向的康复着重于纠正或修改与任务相关的动作模式。

任务导向的练习——整体与目标

- 身体的整体结构专门为支持任务而设计。应该将任务作为整体和目标进行练习。
- 将重点放在身体部位、肌肉或关节上的管理方式倾向于将运动从任务中分离出来并进一步分解。这往往会降低效果和效率，甚至可能改变治疗目标。

任务组成部分

- 任务组成部分分为两组：参数化的和定性的。
- 参数化组成部分包括：力量、耐力、速度和活动范围。
- 定性组成部分包括：协调性、平衡性和组织持续时间。
- 肌肉骨骼疾病、疼痛状况以及与运动相关的恐惧主要影响参数化组成部分。
- 定性组成部分在中枢神经系统疾病中受到较大影响。
- 根据个体的情况，可以减弱或放大任务组成部分。

运动再教育

- 执行任务的能力比运动质量更重要。
- 当前的动作策略是在当前情况下身体找到的最佳解决方案。
- 动作模式的改变是一种结果，很少是病因。
- 减痛性动作或姿势代表了在特定情况下的最佳解决方案，因此没有必要修改它们。
- 动作是根据症状的体验而整合的，不一定是由无症状的病理变化引起的。
- 症状管理可能比动作重塑更重要。
- 更改与任务相关的动作可能具有挑战性，特别是如果它们已成为习惯。
- 具有动作焦虑的人可能会从运动安慰中而不是运动再教育中获得更大的益处。

参考文献

[1] Magill RA. Motor learning concepts and applications. Iowa: William C Brown; 1985.

[2] Elliott D, Helsen WF, Chua R. A century later: Woodworth's (1899) two-component model of goaldirected aiming. Psychol Bull. 2001;127:342.

[3] Prinz W. Perception and action planning. Eur J Cogn Psychol. 1997; 9: 129–54.

[4] Elsner B, Hommel B. Effect anticipation and action

control. J Exp Psychol Hum Percept Perform. 2001; 27: 229.

[5] Pereira J, Ofner P, Schwarz A, Sburlea AI, Müller-Putz GR. EEG neural correlates of goal-directed movement intention. Neuroimage. 2017; 149: 129–40.

[6] Hommel B, Müsseler J, Aschersleben G, Prinz W. The theory of event coding (TEC): a framework for perception and action planning. Behav Brain Sci. 2001; 24: 849.

[7] McNevin NH, Wulf G, Carlson C. Effects of attentional focus, self-control, and dyad training on motor learning: implications for physical rehabilitation. Phys Ther. 2000; 80: 373–85.

[8] Beilock SL, Carr TH, MacMahon C, Starkes JL. When paying attention becomes counterproductive: impact of divided versus skill-focused attention on novice and experienced performance of sensorimotor skills. J Exp Psychol Appl. 2002; 8: 6–16.

[9] Wulf G, McConnel N, G rter M, Schwarz A. Enhancing the learning of sport skills through external-focus feedback. J Mot Behav. 2002; 34: 171–82.

[10] Zachry T, Wulf G, Mercer J, Bezodis N. Increased movement accuracy and reduced EMG activity as the result of adopting an external focus of attention. Brain Res Bull. 2005; 67: 304–9.

[11] Marchant D, Greig M, Scott C. Attentional focusing instructions influence force production and muscular activity during isokinetic elbow flexions. J Strength Cond Res. 2009; 23: 2358–66.

[12] Vance J, Wulf G, T llner T, McNevin N, Mercer J. EMG activity as a function of the performer' s focus of attention. J Mot Behav. 2004; 36: 450–9.

[13] Wulf G, Lauterbach B, Toole T. The learning advantages of an external focus of attention in golf. Res Q Exerc Sport. 1999; 70: 120–6.

[14] Wulf G, McConnel N, G rtner M, Schwarz A. Enhancing the learning of sport skills through external-focus feedback. J Motor Behav. 2002; 34: 171–82.

[15] Wulf G, W chter S, Wortmann S. Attentional focus in motor skill learning: do females benefit from an external focus? Women Sport Phys Act J. 2003; 12: 37–52.

[16] McNevin NH, Shea CH, Wulf G. Increasing the distance of an external focus of attention enhances learning. Psychol Res. 2003; 67: 22–9.

[17] Brown SH, Vera-Garcia FJ, McGill SM. Effects of abdominal muscle coactivation on the externally preloaded trunk: variations in motor control and its effect on spine stability. Spine. 2006; 31: E387–93.

[18] Lederman E. The myth of core stability. J Bodyw Move Ther. 2010; 14: 84–98.

[19] Gray R. Differences in attentional focus associated with ecovery from sports injury: does injury induce an internal focus? J Sport Exerc Psychol. 2015; 37: 607–16.

[20] Laufer Y, Rotem-Lehrer N, Ronen Z, Khayutin G, Rozenberg I. Effect of attention focus on acquisition and retention of postural control following ankle sprain. Arch Phys Med Rehab. 2007; 88: 105–8.

[21] Landers MR, Wulf G, Wallmann HW, Guadagnoli M.An external focus of attention attenuates balance impairment in Parkinson' s disease. Physiotherapy. 2005; 91: 152–85.

[22] Wulf G, Landers M, Lewthwaite R, T llner T. External focus instructions reduce postural instability in individuals with Parkinson disease. Phys Ther. 2009; 89: 162–8.

[23] Fasoli SE, Trombly CA, Tickle-Degnan L, Verfaelie MH. Effect of instructions onfunctional reach in persons with and without cerebrovascular accident. Am J Occup Ther. 2002; 56: 380–90.

[24] Patla AE, Ishac MG, Winter DA. Anticipatory control of center of mass and joint stability during voluntary arm movement from a standing posture: interplay between active and passive control. Exper Brain Res. 2002; 143: 318–27.

[25] Beck S, Hallett M. Surround inhibition in the motor system. Exp Brain Res. 2011; 210: 165–72.

[26] Doemges F, Rack PM. Task-dependent changes in the response of human wrist joints to mechanical disturbance. J Physiol. 1992; 447: 575–85.

[27] McGill SM, Kippers V. Transfer of loads between

lumbar tissues during the flexion-relaxation phenomenon. Spine. 1994; 19: 2190–6.

[28] Decker MJ, Tokish JM, Ellis HB, Torry MR, Hawkins RJ. Subscapularis muscle activity during selected rehabilitation exercises. Am J Sports Med. 2003; 31: 126–34.

[29] Hore J, McCloskey DI, Taylor JL. Task-dependent changes in gain of the reflex response to imperceptible perturbations of joint position in man. J Physiol. 1990; 429: 309–21.

[30] Carpenter MG, Tokuno CD, Thorstensson A, Cresswell AG. Differential control of abdominal muscles during multidirectional support-surface translations in man. Exper Brain Res. 2008; 188: 445.

[31] Andersson EA, Oddsson LI, Grundstr m H, Nilsson J, Thorstensson A. EMG activities of the quadratus lumborum and erector spinae muscles during flexion-relaxationand other motor tasks. Clin Biomech (Bristol, Avon). 1996; 11: 392–400.

[32] Kavcic N, Grenier S, McGill SM. Determining the stabilizing role of individual torso muscles during rehabilitation exercises. Spine. 2004; 29: 1254–65.

[33] Leirdal S, Roeleveld K, Ettema G. Coordination specificity in strength and power training. Int J Sports Med. 2008; 29: 225–31.

[34] Young WB, Rath DA. Enhancing foot velocity in football kicking: the role of strength training. J Strength Cond Res. 2011; 25: 561–6.

[35] Godges JJ, MacRae PG, Engelke KA. Effects of exercise on hiprange of motion, trunk muscle performance, and gait economy. Phys Ther. 1993; 73: 468–77.

[36] Lederman E. Neuromuscular rehabilitation in manual and physical therapy. Edinburgh: Churchill Livingstone; 2010.

[37] Wirth K, Hartmann H, Mickel C, Szilvas E, Keiner M, Sander A. Core stability in athletes: a critical analysis of current guidelines. Sports Med. 2017; 47: 401–14.

[38] Liu C-J, Shiroy DM, Jones LY, Clark DO. Systematic review of functional training on muscle strength, physical functioning, and activities of daily livingin older adults. Eur Rev Aging Phys Activ. 2014; 11: 144.

[39] Veerbeek JM, van Wegen E, van Peppen R, van der Wees PJ, Hendriks E, Rietberg M. What is the evidence for physical therapy poststroke? A systematic review and meta-analysis. PLoS One 2014; 9: e87987.

[40] Fransen M, McConnell S, Harmer AR, Van der Esch M, Simic M, Bennell KL. Exercise for osteoarthritis of the knee. Cochrane Database Syst Rev. 2015 Jan 8; 1: CD004376.

[41] Fleishman EA. Toward a taxonomy of human performance. Am Psychol. 1975;30:1127.

[42] Van Lent ME, Drost MR, van den Wildenberg FA. EMG profiles of ACL-deficient patients during walking: the influence of mild fatigue. Int J Sports Med. 1994; 15: 508–14.

[43] Shirado O, Ito T, Kaneda K, Strax TE. Concentric and eccentric strength of trunk muscles: influence of test postures on strength and charac-teristics of patients with chroniclow-back pain. Arch Phys Med Rehabil. 1995; 76: 604–11.

[44] Kamper DG, Fischer HC, Cruz EG, Rymer WZ. Weakness is the primary contributor to finger impairment in chronic stroke. Arch Phys Med Rehab. 2006; 87: 1262–9.

[45] Stokes M, Young A. The contribution of reflex inhibition to arthrogenous muscle weakness. Clin Sci. 1984; 67: 7–14.

[46] Thomas JS, France CR, Lavender SA, Johnson MR. Effects of fear of movement on spine velocity and acceleration after recovery from low back pain. Spine. 2008; 33: 564–70.

[47] St-Onge N, Duval N, Yahia L, Feldman AG. Interjoint coordination in lower limbs in patients with a rupture of the anterior cruciate ligament of the knee joint. Knee Surg Sports Traumatol Arthrosc. 2004; 12: 203–16.

[48] Cholewicki J, Panjabi MM, Khachatryan A. Stabilizing function of trunk flexor-extensor muscles around a neutral spine posture. Spine. 1997; 22:

2207–12.
[49] Mihaltchev P, Archambault PS, Feldman AG, Levin MF. Control of double-joint arm posture in adults with unilateral brain damage. Exper Brain Res. 2005; 163: 468–86.
[50] Beer RF, Dewald JP, Rymer WZ. Deficits in the coordination of multijoint arm movements in patients with hemiparesis: evidence for disturbed control of limb dynamics. Exp Brain Res. 2000; 131: 305–19.
[51] Tedroff K, Knutson LM, Soderberg GL. Synergistic muscle activation during maximum voluntary contractions in children with and without spasticcerebral palsy. Dev Med Child Neurol. 2006; 48: 789–96.
[52] Ozveren MF, Bilge T, Barut S, Eras M. Combined approach for far-lateral lumbar disc herniation. Neurol Med Chir. 2004; 44: 118–23.
[53] Crosbie J, Green T, Refshauge K. Effects of reduced ankle dorsiflexion following lateral ligament sprain on temporal and spatial gait parameters. Gait Posture. 1999; 9: 167–72.
[54] Garbalosa JC, McClure MH, Catlin PA, Wooden M. The frontal plane relationship of the forefoot to the rearfoot in an asymptomatic population. J Orthop Sports Phys Ther. 1994; 20: 200–6.
[55] Jarvis HL, Nester CJ, Bowden PD, Jones RK. Challenging the foundations of the clinical model of foot function: further evidence that the root model assessments fail to appropriately classify foot function. J Foot Ankle Res. 2017; 10: 7.
[56] Clauw DJ. Diagnosing and treating chronic musculoskeletal pain based on the underlying mechanism(s). Best Pract Res Clin Rheumatol. 2015; 29: 6–19.
[57] Bedson J, Croft PR. The discordance between clinical and radiographic knee osteoarthritis: a systematic search and summary of the literature. BMC Musculoskelet Disord. 2008; 9: 116–27.
[58] Schmitz MR, Campbell SE, Fajardo RS, Kadrmas WR. Identification of acetabular labral pathological changes in asymptomatic volunteers using optimized, noncontrast 1.5-T magnetic resonance imaging. Am J Sports Med. 2012; 40: 1337–41.
[59] Lee AJ, Armour P, Thind D, Coates MH, Kang AC. The prevalence of acetabular labral tears and associated pathology in a young asymptomatic population. Bone Joint J. 2015; 97: 623–7.
[60] Heerey JJ, Kemp JL, Mosler AB, Jones DM, Pizzari T, Souza RB, et al. What is the prevalence of imaging-defined intra-articular hip pathologies in people with and without pain? A systematic review and meta-analysis. Br J Sports Med. 2018; 52: 581–93.
[61] Boos N, Rieder R, Schade V, Spratt KF, Semmer N, Aebi M. Volvo Award in clinical sciences. The diagnostic accuracy of magnetic resonance imaging, work perception, and psychosocial factors in identifying symptomatic disc herniations. Spine. 1995; 20: 2613–25.
[62] Brinjikji W, Luetmer PH, Comstock B, Bresnahan BW, Chen LE, Deyo RA, et al. Systematic literature review of imaging features of spinal degeneration in asymptomatic populations. Am J Neuroradiol. 2015; 36: 811–16.
[63] Sher JS, Uribe JW, Posada A, Murphy BJ, Zlatkin MB. Abnormal findings on magnetic resonance images of asymptomatic shoulders. J Bone Joint Surg Am. 1995; 77: 10–15.
[64] Girish G. Ultrasound of the shoulder: asymptomatic findings in men. Am J Roentgenol. 2011; 197: 713–19.
[65] van Sterkenburg MN, van Dijk CN. Mid-portion Achilles tendinopathy: why painful? An evidence-based philosophy. Knee Surg Sports Traumatol Arthrosc. 2011; 19: 1367–75.
[66] Lederman E. Therapeutic stretching: towards a functional approach. Edinburgh: Elsevier Health Sciences; 2013.
[67] Parr JJ, Borsa PA, Fillingim RB, Tillman MD, Manini TM, Gregory CM, et al. Pain-related fear and catastrophizing predict pain intensity and disability independently using an induced muscle injury model. J Pain. 2012; 13: 370–8.
[68] Crombez G, Van Damme S, Eccleston C. Hypervigilance to pain: an experimental and clinical analysis.

Pain. 2005; 116: 4–7.

[69] Herbert MS, Goodin BR, Pero ST 4th, Schmidt JK, Sotolongo A, Bulls HW, et al. Pain hyper-vigilance is associated with greater clinical pain severity and enhanced experimental pain sensitivity among adults with symptomatic knee osteoarthritis. Ann Behav Med. 2014; 48: 50–60.

[70] Verbeek JH, Martimo KP, Kuijer PP, Karppinen J, Viikari-Juntura E, Takala EP. Proper manual handling techniques to prevent low back pain, a Cochrane systematic review. Work. 2012; 41: 2299–301.

[71] Lederman E. The fall of the postural-structural-biomechanical model in manual and physical therapies: exemplified by lower back pain. J Bodyw Move Ther. 2011; 15: 131–8.

[72] Nolan D. What do physiotherapists and manual handling advisors consider the safest lifting posture, and do back beliefs influence their choice? Musculoskelet Sci Pract. 2018; 33: 35–40.

[73] O' Sullivan K. What do physiotherapists consider to be the best sitting spinal posture? Man Ther. 2012; 17: 432–7.

第8章

功能训练中的活动分级

活动分级是让我们逐步回到活动中的过程。它涉及逐步强化或减弱活动的强度、要求或复杂性。

我们天生就是活动分级的专家。这种行为方式已融入训练实践和康复行为中，无论是在学习、练习以提高表现水平时，还是在受伤时。如果你扭伤了脚踝，最初会有一个与修复保护阶段相关的活动减弱期。随后进入功能恢复阶段，逐渐恢复步行持续时间、距离、速度和步幅。基本上，这些行为活动分级模式为运动处方提供了信息。那么，如何制订一个安全的分级管理计划？计划应该从哪里开始，何时结束呢？其实，这与患者的目标、经历和创造力有关。

制订活动分级计划

活动分级计划始于邀请个体确定其功能恢复目标。目标可以包括共享和独特的活动（见图8.1），例如步行和重新打网球。一般来说，康复管理从不太需要体力的共享活动（如步行）开始，逐步进行到包含个体运动的独特活动（如打网球）。然后设定康复的起点和终点，这通常由患者在选择的活动中的受伤前和受伤后能力来确定。例如，如果患者在手术前能够步行1小时，但目前只能步行5分钟，这些时间被设定为康复的起点（5分钟）和终点（1小时）。接着，分级计划的时间安排为8~9周，这是共享活动恢复预计所需的时间（见图8.2）。然而，康复期的长度可能会因多种变量而改变，例如受伤程度、受影响的组织、手术过程、患者的目标等。

计划中的每一周都代表着活动的逐步增加（见图8.3）。可以事先设置诸如距离、时间或每日频率等变量，并在必要时进行修改。根据疾病的性质，调整变量，例如每次增加5分钟或类似的时间。如果一切顺利，在3~4周后，可以每次增加10分钟，依此类推。如果在任何时候，活动导致病情恶化或不可持

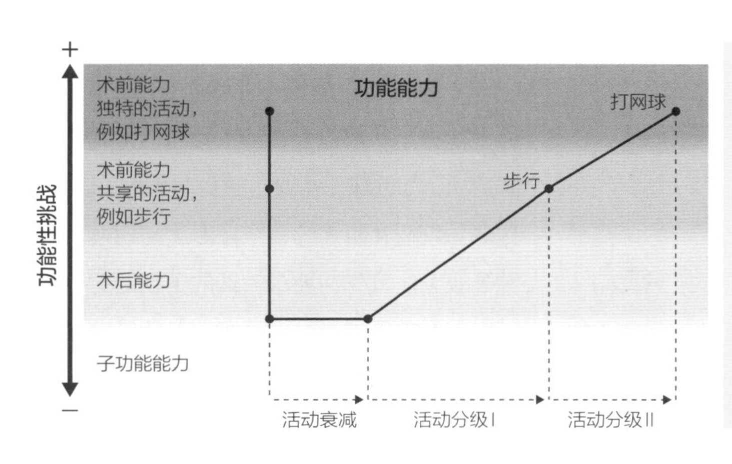

图8.1
活动分级是基于术前和术后的能力水平设定的。通常，康复管理从共享活动中不太具有挑战性的日常活动开始，然后逐步进行到包含个体运动的更具挑战性的独特活动

姓名　　　　　　　　　　　　　　起始日期

	第1周 术后保护/减轻阶段	第2周	第3周	第4周	第5周	第6周	第7周	第8周	根据需要添加或减少周数
确定患者的主要康复目标（例如步行）	建立所选择活动的基准能力							建立目标能力（通常为患者术前的能力）	
患者的次要康复目标（例如打网球）	建立基准能力							建立目标能力	
如有需要，添加康复目标	……							……	

图8.2
活动分级的示例

续，可以将活动强度降低到不具有挑战性的水平（见图8.4）。这个阶段可以在接下来的1~3周内巩固，然后重新评估，如果被认为是安全的，就可以恢复分级。该分级计划可以独立应用于任何功能范围内的活动。例如，患者可能希望在腿部受伤或手术后恢复慢跑能力，以恢复慢跑1小时的能力为目标。分级可以从患者当前的能力开始，例如每次慢跑5分钟，每周重复2~3次，如果安全，每周增加5~10分钟，依此类推。

分级表格

活动的分级可以采用多种模式（见表8.1）。纵向分级通常通过逐渐增加活动的强度（如步行、跑步、划船、打网球等的持续时间/距离）来挑战任务组成部分。通常在康复开始时引入纵向分级，用于挑战4个参数化组成部分。横向分级按照顺序引入个体功能活动中的几个相关活动。例如，从行走到爬楼梯；从共享活动到独特活动——从行走到爬楼梯，然后再到跑步。通常，当基础活动（例如行走）已经足够改善以支持后续活动时，才引入横向分级。

子技能整合是另一种横向分级的形式。许多体育运动都包含多种子技能，尤其是团队运动，如篮球，需要运动员在奔跑、运球、传球、投篮和防守等多个技能之间切换。这种分级方法首先在要求较低的子技能上（如奔跑和运球）进行纵向分级，然后横向切换到要求更高的技能（如勾手投篮）。

纵向分级 →

横向分级 ↓

姓名　　　　　　　　起始日期

	第1周	第2周	第3周	第4周	第5周	第6周	第7周	第8周	第*n*周
网球 力量	距离墙 3米	距离墙 4米	距离墙 5米	距离墙 10米	距离墙 15米	距离墙/ 搭档 15米	距离墙/ 搭档 20米	▶▶	目标距离： 22米
耐力	持续时间5分钟，每周2次	持续时间5分钟，每周2次	持续时间5分钟，每周2次	持续时间10分钟，每周2次	持续时间15分钟，每周2次	持续时间20分钟，每周2次	持续时间25分钟，每周2次	▶▶	目标：术前持续时间，例如1.5小时
活动范围	面对墙壁，从肩膀以下位置发球		提高发球高度	▶▶	▶▶	更换面向墙壁/合作伙伴的位置	▶▶	▶▶	目标：完整的上旋发球
组织持续时间（预期与意外）						和伙伴进行5~10分钟简单的传球游戏	和伙伴进行15~20分钟，逐渐增加游戏复杂度	▶▶	

Ⓐ

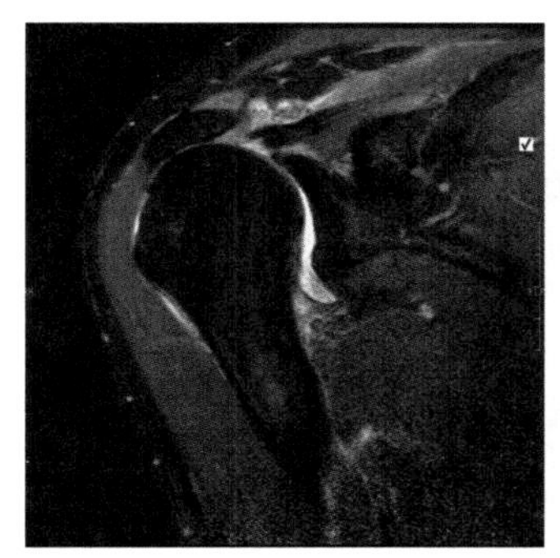

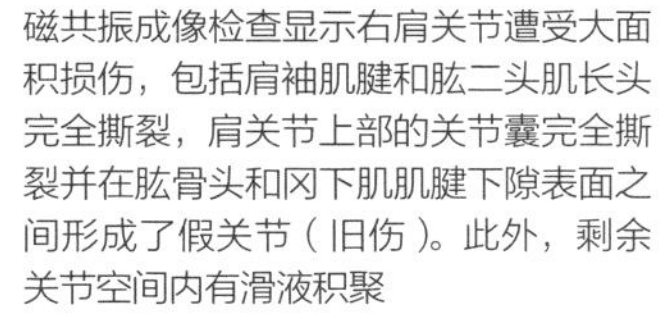

磁共振成像检查显示右肩关节遭受大面积损伤，包括肩袖肌腱和肱二头肌长头完全撕裂，肩关节上部的关节囊完全撕裂并在肱骨头和冈下肌肌腱下隙表面之间形成了假关节（旧伤）。此外，剩余关节空间内有滑液积聚

Ⓑ

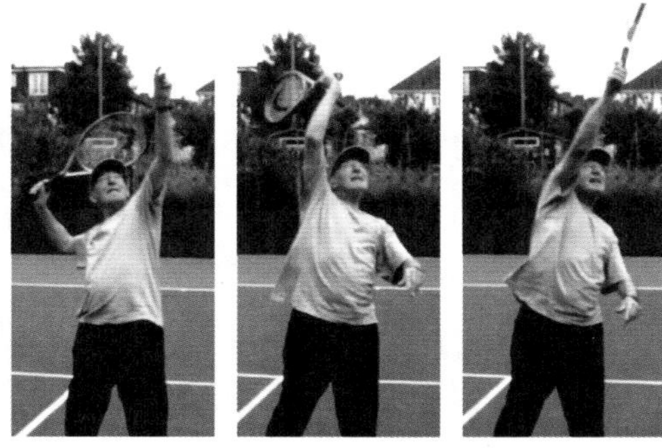

患者经过6周的功能恢复后（发球手臂为患侧）

Ⓒ

图8.3

对肩部受伤的网球选手的活动分级

（A）患者已经度过了保护阶段并进入了恢复阶段，活动整体的时长和分级会根据多种因素而改变。（B）由于伤势的严重程度、患者的年龄（75岁）和其他健康问题，决定采用非手术的功能性方法来恢复肩部。在这种情况下，采用功能恢复。在前两周，患者感到严重的疼痛，臂部出现了广泛的血肿并且手臂失去了功能。这一早期的保护性修复阶段是通过摆动练习来管理的（见图13.4A~B）。两周后，患者基本没有疼痛感，但手臂完全失去了功能。通过日常活动来挑战共同功能（参见正文和图13.9A~H、图13.5A~C、图13.6A~F、图13.7A~B和图13.8A~H），并以网球作为恢复该活动的治疗性锻炼。（C）受伤后6周，患者完全恢复了功能，并打了他的第一场网球比赛。患者和他的教练估计他的打球能力达到了受伤前的85%。值得注意的是，他10年后仍在打网球

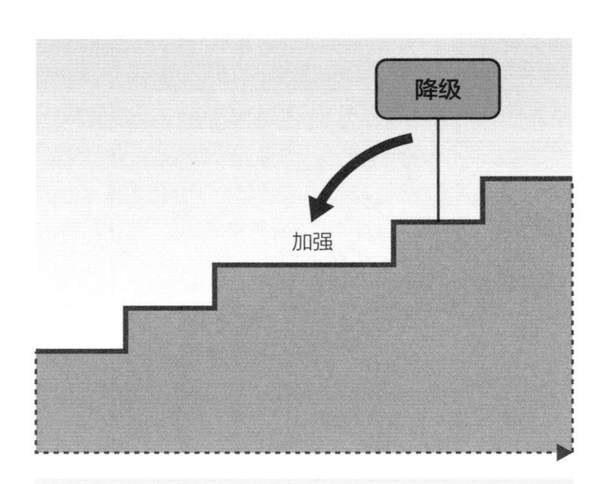

图8.4
活动的纵向分级与任务组成部分的放大有关。每个步骤代表一周的时间。如果在某个阶段出现挫折，活动可以被降级到一个被认为安全的水平

横向分级经常包含一种错开的模式，其中活动按顺序逐步引入，它们之间存在一个“安全”间隔（见图8.5）。例如，患者希望改善步行、跑步和骑自行车能力。所有这些活动都可以错开，从最基本和最不具有挑战性的活动开始，例如步行。然后，3周后加入跑步，一段时间后再引入骑自行车。患者根据他们的优先事项决定顺序。活动的时间间隔大多基于安全考虑确定，并与前面的活动的改善情况相关。

分级可以看作是一个实验，没有固定的规则。规划需要具备灵活性，应该让患者在活动优先级和计划管理方面有所选择。然而，如果计划不切实际，就要协商并制订出一个安全和现实的计划。

对参数化组成部分进行分级

参数化组成部分也可以根据患者的情况进行分级，具体取决于患者的现状。如其他部分所讨论的，主要考虑因素是在受影响的活动中挑战这些参数化组成部分。通常，分级从受影响最严重的组成部分开始。个人活动（例如步行）可以由个人自己练习。团队活动可以由个人先进行自我练习，然后逐渐与教练或另一位球员一起训练。

针对一名下肢受伤或术后的患者，如何制订分级的步行锻炼管理计划？我们可以这样制订锻炼管理计划：首先，按分级的方向进行恢复；其次，考虑到这是一个肌肉骨骼

表8.1　分级模式

分级方式	模式	示例：足球运动员腿部受伤
纵向	单个活动中具有挑战性的任务组成部分	以感到舒适的速度行走，然后加快步伐、增加步幅
横向	添加共享区域功能的活动（请参见第1章）	先步行，然后爬楼梯，最后踢足球
子技能整合	从单个子技能到混合几个子技能	边走边运球、传球、跑步和射门
组织持续时间	从预期的到意外的挑战	把球踢向墙，再把球传给搭档

	第1周	第2周	第3周	第4周	第5周	第6周	第7周	第8周	第9周	第10周	第11周	第12周
打网球	从这里开始											
跑步				从这里开始								
骑自行车								从这里开始				

图8.5
横向分级活动和有分阶段目标的活动

系统疾病，任务组成部分将受到影响；最后，特异性原则规定锻炼必须在目标任务——步行中进行管理。因此，我们要纵向分级步行的力量、耐力、活动范围和速度。可以通过加快步行的速度、越过障碍物和爬山来增加力量；通过增加步行时间来增加耐力；通过增加步幅来增加活动范围。

一旦步行有所进展，下一个问题就是“接下来做什么?”此时，可以引入横向分级。但是选择哪些活动呢？正如第1章中所讨论的那样，下肢是在个体环境中使用的，包括负重活动，例如起床和下床、上下楼梯。可以添加这些活动并进行纵向分级。可以通过逐渐调整座椅高度（用一个或两个垫子提高座椅高度，然后移除垫子，尽可能不用手臂站起来）来对坐姿力量进行分级。通过向患侧倾斜身体从坐位起立，逐渐增加上升力量等方法可以进一步增加力量（见第13章）。爬楼梯的纵向力量和耐力分级可以包括爬楼梯的次数、爬楼梯的速度等。现在，让我们想象一下上述患有下肢疾病的人已经经历了步行阶段，渴望恢复打网球。那么，从与上肢运动相关的活动（如打网球）中是否可能构建分级的下肢康复计划呢？是的，可以。打网球是一个募集全身肌肉的活动，因此它既可以用于恢复下肢，也可以用于管理患有背部或上肢疾病的人。例如，一名从背部受伤中恢复的网球运动员可以将网球作为辅助锻炼，此时不需要进行针对背部的特定锻炼（因为它们并不是一个独特的锻炼，几乎所有人类活动都涉及躯干/脊柱）。那么，一个网球分级计划应该是怎样的呢？

假设发病后已经过去了2~3周，此时患者应该处于恢复阶段的早期。在这个阶段，引入了网球运动中参数化组成部分的纵向分级。因此，分级可以从对着墙发球开始，例如距离墙2~3米远（也可以面对另一位球员或教练）。力量组成部分可以通过从更远的距离发球来放大——每个星期增加4、5或6米，以此类推。这种分级挑战也包括发球的速度组成部分。耐力可以通过保持距离但增加活动时间来分级——从每周5分钟开始，逐渐增加到每周10和15分钟等。发球的活动范围可以通过改变站立位置来调节：身体两侧与墙成90°夹角，或向墙不同位置发球（见图8.3A）。

对定性组成部分进行分级

我们现在要考虑的是协调性、平衡性和组织持续时间等组成部分的分级。出发点是基本分级原则：分级的方向放大或减弱；考虑受影响的组成部分与疾病状况的关系；将分级限制在任务范围内。

通常情况下，在中枢神经系统疾病和长时间的运动限制中，定性的组成部分受到了严重的影响，而在肌肉骨骼系统损伤中它们的受影响程度通常较轻且是暂时的，当然也有一些特殊情况，如大面积的肌肉骨骼损伤和外周神经损伤。因此，对定性的分级通常是按照放大的方向进行的。此外，这个组成部分的放大意味着挑战的复杂性增加，而不是其强度增加。

对平衡性挑战的分级

平衡是令人惊讶的。我们越专注于身体，平衡表现就越差。似乎，越将注意力集中在身体之外、超出意识范围的地方，平衡表现就越好（见第7章）。这种现象存在于健康人和那些中枢神经系统受损的人中。当专注于脚的位置和活动而不是关注身体之外的某个远方的点时，单腿平衡表现往往会变差。中风患者在行走时执行额外的任务，如用手传球，可以展现出更好的平衡表现。这是有道理的。无论任务多么复杂，平衡始终存在于我们的意识中。除非我们绊倒，否则我们很少注意到它。那么，我们如何评估和恢复平衡，特别是在不引起注意的情况下？

通常在康复中，平衡能力是通过静态单腿站立来锻炼的，但这里存在一个陷阱。一般来说，单腿平衡在运动库中具有过渡性作用，例如行走的站立阶段或踢足球时的单腿站立。否则，人类很少单腿站立，除非他们参加挑战性活动，如瑜伽、太极，接受酒精检测，或者在行走和爬楼梯等活动中瞬时单腿站立。可以通过鼓励患者在患侧停留更长的时间来对这种能力分级。可以通过降低步行速度、增加步幅、用健侧腿越过低矮障碍物、在患侧行走并转向进行支撑。出于安全考虑，这项活动最初应该在某种支持下进行，例如在走廊或餐桌周围沿着墙壁行走等。最终，可以通过缓慢地上下楼梯来挑战平衡性——先用辅助工具，然后不用辅助工具。

如果这个人是足球运动员，平衡训练可以按照先前所描述的进行：患侧腿支撑站立，用健侧脚内侧和外侧踢球，同时试图让健侧脚不接触地面。将球放在距离运动员远近不同的位置，运动员用健侧脚踢球，可以极大地挑战动态单腿平衡能力。

最后，我们如何让注意力从平衡活动中转移开？通过在活动中进行平衡挑战，让他们集中注意力于外部目标。

关于平衡能力特异性的注意事项：不同活动（包括行走和站立）之间的平衡能力无法相互转移。平衡能力必须在每个活动中进行个别练习和分级。

对协调性的分级

协调性指的是通过将身体不同部位的动作同步协调，以高效率、低偏差的方式完成任务的能力。相反的情况是失调，指的是由于同步失败而无法成功完成任务。那么如何对协调性进行分级呢？答案是可能无法进行分级。比如说打字的协调性并不能转移到弹钢琴上（见第6章）。同样地，当人们在地面上训练腰椎、骨盆控制能力时，其协调性无法转移到站立或行走上。在中风患者中，单肢协调性也无法转移到多肢协调。多肢协调必须作为一个整体进行练习，不能分割（见第6章）。基本上，协调性是一个高度特定的组成部分，必须在受影响的活动中作为一个整体进行练习。

关于预期和非预期的挑战以及组织持续时间的说明

我们的活动方方面面都可以进行分级，包括组织持续时间。组织持续时间这一组成部分代表了在不同活动之间转换所需的时间，例如起立、行走和转身等。有两种主要的组织持续时间分级方法：独自练习和与他人一起练习。

活动持续时间可以通过练习两项或多项活动来锻炼，例如先步行再转向，或者先拿球奔跑再横向移动。这里的分级在于减少两项活动之间的转换时间。

通常情况下，我们独自进行的活动在运动组织方面的难度不如与他人一起进行的活动大。因此，下一个等级水平是通过与搭档一起训练引入意外挑战。独自一人时，我们有充足的时间为预期的过渡做准备，例如在行走和爬楼梯之间过渡，或者在行走和独自练习投篮之间过渡。然而，当引入意外挑战时，我们留给自己的过渡时间就少了，比如独自练习投篮和在比赛中应对意外挑战间的过渡时间差异或者练习打击桶式沙袋和面对不可预测的对手时的过渡时间差异等。

最初，最好独自练习组织持续时间，然后通过与训练伙伴引入意外挑战来逐渐升级。

对子技能进行分级

许多活动，例如足球，通常包含可单独分级的子技能，并可以在活动计划中交错使用。我们必须记住，每个团队成员都有一个专门的、技能特定的角色，如前锋、后卫或守门员；因此，他们可能会从与角色相关的康复中受益。现在，想象一下下肢受伤的人也是一名足球运动员。他已经改善了日常共享的活动，正在寻求恢复踢足球的技能。起点可以是非球类活动，如跑步，接着是冲刺，然后是更复杂和更具挑战性的活动，如横移等。一旦认为球员已经适当恢复，就可以逐步引入与球相关的活动。起点可以是步行并轻轻地运球。在早期阶段，这项练习甚至可以在家里进行（这部分作为一种安慰措施）。加快速度到缓慢跑和持球奔跑可以挑战力量和速度，延长时间可以挑战耐力，增加步幅可以增加活动范围。之后可以按照网球发球方式将球踢向墙壁：距离锻炼力量和速度，重复锻炼耐力，通过从不同位置或角度进行短距离和长距离的踢球来增加活动范围。这应该在两侧（患侧和健侧）都进行练习，以挑战单腿稳定性和平衡能力（见下文）。此外，还可以在保持平衡时，将球从脚的内侧传到外侧来进一步挑战。最好在实际环境中进行这些活动以获得环境效应。

像跳舞这样的活动，其包含复杂的运动序列，也可以在任务中进行分级。分级方法是让舞者从他们目前的舞蹈表演中选择一分钟，但减弱所有的任务组成部分——使用更小的活动范围和更小的力度，并将序列的速度减缓到一个安全水平；然后，可以逐步放大特定序列的组成部分，通过逐步添加舞蹈表演中的其他元素的方式来增加难度。

从以上内容，我们可以得到一种通用的分级模式。在肌肉骨骼疾病中，康复重点是任务组成部分；这些组成部分在受影响的任务中得到挑战。在急性保护阶段，它们被弱化，而在恢复阶段，它们被放大。

渐进式和退步式管理

一位患者来到诊所，抱怨长期受伤导致髋部活动范围减小或虚弱。他自驾来到诊所，走进来时需要面对一些台阶。那么我们应该从哪个级别开始进行运动管理呢？有必要让他退回到产生较低身体挑战的活动吗，例如坐姿或仰卧的腿推举或地板上的运动呢？

理想情况下，患者应超出当前的运动能力范围进行锻炼。在患者的能力范围以内的运动挑战没有治疗价值。例如，在地板或治疗桌上的练习是退步的、“亚功能”的挑战，低于患者的能力，因此不太可能提供任何额外的好处。

以下是两个渐进式管理的考虑事项。

- 如果患者能够执行功能任务，则排除非功能训练。
- 如果患者能够完成整个任务，则排除运动分解。

有必要采用退步的治疗方式吗？有人认为在卧位或分段运动中进行训练，然后将这种经验转移到功能性任务中会更容易。然而，这些训练/康复方法与特异性和运动控制原则相冲突，因此可能不太有效（见第6章）。在某些情况下，需要将运动挑战设置在低于患者功能水平的水平，特别是在下肢疾病中需要减轻局部体重的情况下，例如跟腱手术后。在这种情况下，使用退步的非功能性挑战可能是不可避免的。

还有人认为，退步的治疗方式可以帮助安抚患者并让他们相信运动是安全的。这种安抚方式可能有一定的好处。例如，接受了膝关节手术的人可能会担心负重活动（尽管他们已经走进了你的诊所）。为了让他们相信运动是安全的，退步式管理可以从仰卧踏车开始，但是这样做也可能会传递相反的信息：功能性运动是不安全的。如果使用了退步式安抚方法，它们应该在第一阶段中迅速被功能性挑战取代。例如，刚拆除腿上石膏的患者担心负重活动，则可以安排其进行几项非负重的测试活动，例如在地板或治疗桌上进行动态和静态的腿部锻炼（见行为安抚，第12章），以重新获得安心感。经过几轮锻炼后，我会评论这些挑战非常出色，并且没有任何意外，这样可以突出表明现在可以安全地进行站立活动（见认知安抚，第12章）。但是，如果可能，最好从非退步的功能性活动开始进行安抚，例如站立挑战。

活动分级的方向

不同条件下，分级的方向可能会改变。

1. 在所有与修复的早期阶段相关的病情中，分级方向为：初期减轻任务的难度，随后逐渐增加任务难度，直至达到功能性目标水平。

2. 在身体能力长期受到影响的情况下，例如固定、停训以及肌肉骨骼或中枢神经系统疾病未得到治疗。分级方向为：从当前水平开始，逐渐提高到功能性目标水平。

3. 向患者（如慢性疼痛患者）保证运动安全并增加对那些减少身体活动的患者的关心。理想情况下，从当前水平开始分级，然后逐渐提高到功能性目标水平。偶尔，考虑在诊所内短暂（几分钟）降低运动水平，然后立即提高到功能性目标水平。

不应使用“削弱”来缓解慢性疼痛——这似乎并不起作用，甚至可能会减少身体活动（见第12章）。因此，在急性损伤或疑似损伤时才会使用“削弱”。在大多数肌肉骨骼疾病和疼痛情况下，分级的方向是从当前水平向目标活动水平提高。

分级和治疗的终点在哪里

在理想的情况下，活动分级会在患者达到其康复目标时终止。这通常表示为恢复到受伤/病症前的功能水平或接近该水平。在不太理想的情况下，分级将在改善出现明显停滞时结束，这可能未达到患者所期望的结果（见“功能恢复和管理目标”，第1章）。

小结

- 活动分级让我们更容易回归活动。
- 分级涉及对活动强度、要求或复杂性的逐步增加或减少（减小）。
- 在恢复的保护阶段，分级朝着削弱的方向。
- 在恢复的修复阶段，分级朝着增强的方向，避免退步式活动/锻炼。
- 整个任务及其组成部分都可以进行分级。
- 组成部分分级应在任务完成受到影响的情况下开展。
- 患者应参与制订分级计划，以明确他们的康复目标和计划细节。
- 当患者恢复目标功能或改善达到瓶颈时，分级终止。

第4部分
促进缓解症状

本书的这一部分将探讨如何构建针对急性/慢性疼痛和僵硬状况的运动管理计划。

所有持续的疼痛、不适和僵硬经历，例如：

- 慢性腰背痛和颈痛；
- 慢性关节疼痛；
- 慢性肌腱病和过度使用性损伤（可能）。

第9章

症状康复

重新审视全周期的方法模型，在大多数肌肉骨骼疾病和疼痛症状中，恢复通常会经历3个关键过程：修复（见第3章）、适应（见第5章）和缓解症状。接下来的2章将对“缓解症状”进行探讨（见图9.1）。

本书的这一部分将着重讨论肌肉骨骼治疗中常见的两种症状，即疼痛和僵硬。疼痛方面的研究很多，但僵硬方面的研究却很少。在我的临床经验中，僵硬与疼痛同样普遍。

这一部分将探讨与局部疼痛体验相关的肌肉骨骼疼痛病症的管理，而不是全身疼痛综合征。本书不包括：与系统性病理相关的疼痛病症，如自身免疫疾病或糖尿病性周围神经病变；严重的疾病，如癌症；其他复杂的疼痛病症，如区域性疼痛综合征和纤维肌痛。

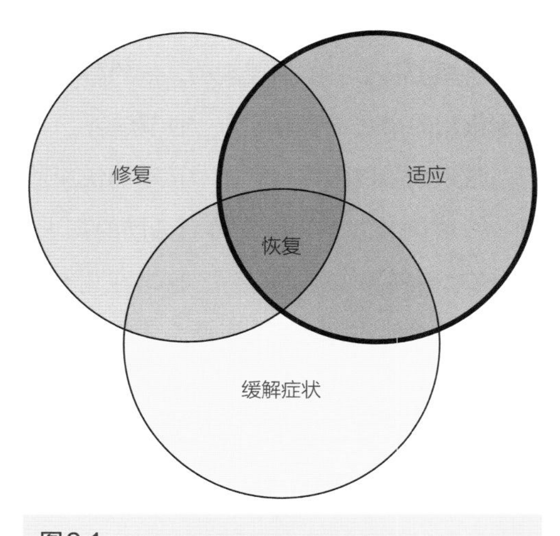

图9.1
通过缓解症状来功能恢复

疼痛表现

与药物治疗一样，运动处方的首要考虑因素是安全性，同时还必须具有缓解症状的效果。为了最大限度地降低管理的复杂性，在考虑疼痛症状时，可以将其分为两个组别：损伤性疼痛和敏感性疼痛。

损伤相关的疼痛表现与最近的肌肉骨骼组织损伤和活跃的修复过程有关，它们在急性损伤或手术后出现。此外，过度使用引起的损伤也在这一组中，虽然过度使用也与修复有关，但往往缺乏明确的起始时间，并且修复持续时间超过急性损伤修复的预期时间。这一组中还包括延迟性肌肉酸痛，它与肌肉肌节结构的破坏有关，但不一定与肌纤维的损伤或撕裂有关。

敏感性疼痛指的是超出预期修复时间而持续存在的症状，敏感性疼痛不一定标志着修复，它甚至可能存在于已完全修复的组织中。敏感性疼痛可以持续任意时间，通常与慢性疼痛相关，尤其是疾病发作后症状持续3~6个月[1]。本书的这一部分将交替使用“慢性疼痛”和“持续性疼痛”这两个术语，以表示敏感性疼痛而非损伤性疼痛。

疲劳和劳累引起的疼痛也被归为敏感性疼痛的范畴。这些疼痛经历与组织损伤无关。没有受伤的个体也会经历这些与活动有关的症状，但是那些受到敏化影响的人往往会更加明显地体验到这些症状。

损伤性疼痛

因受伤而引起的疼痛发挥着重要的保护作用，提供反馈信息以帮助个体组织行动，促进组织修复。例如，腿部受伤时的跛行、急性背痛患者中的功能性脊柱侧弯和弯腰。这种疼痛通常会遵循修复过程的进程，在炎症阶段显著表现并逐渐减弱，直到炎症和增殖阶段结束。轻度损伤的症状改善通常会在1~4周内完成，但在更严重的情况下，例如导致神经根受压的椎间盘疾病，可能需要数月时间（关于组织损伤的更多信息，请参见第3章）。

过度使用条件下的疼痛

过度使用性损伤是与组织损伤有关的疾病，伴随持久性疼痛和功能减弱。它们由重复应力导致，随着时间的推移逐渐发展，没有明显的起始事件[2]。过度使用情况在运动中很常见[3–5]，主要出现在需要长时间和重复训练的运动中，例如骑自行车、游泳、长跑、投掷和跳跃。一项针对来自不同运动项目的313名运动员的前瞻性研究，在3个月的时间内记录了419个膝关节、下背部和肩膀的过度使用问题[6]。其中34%被归类为严重的过度使用问题，导致运动中度至严重减少。

疼痛和功能丧失通常与肌肉骨骼组织的反复、持续或不完全修复有关。这些过程可在各种肌肉骨骼结构中观察到，例如肌肉损伤、肌腱病变、应力性骨折、青少年的骨折和关节软骨损伤（如骨软骨炎）[5]。持续疼痛可能源于未完成的修复过程或神经敏化因素，尤其是在长期疾病中。中枢疼痛现象常见于肌腱病变，后者通常与过度使用有关[7–11]。由于存在潜在的损伤风险，保险起见，在这里将过度使用的病症视为受伤疼痛，认为减轻疼痛性活动是合理的。然而，由于心理和社会收益可能超过过度训练带来的疼痛和健康成本，过度训练行为可能难以改变[12]。

延迟性肌肉酸痛

延迟性肌肉酸痛通常是进行不习惯的运动后产生的。它表现为短暂的肌肉酸痛、无力、僵硬和运动范围减少[13]。这些症状持续时间短暂，通常在几天到一周内消失。通常情况下，肌纤维在延迟性肌肉酸痛中保持完整，而损伤限于肌节，表现为Z带的剪切和收缩机制的错乱（有时称为“肌节爆裂”）。

延迟性肌肉酸痛是肌肉对运动的快速适应——收缩装置重组以支持新活动的需求。这是一个快速和高效的过程，通常在几天到一周内完成。在此之后，肌肉会更好地适应并对该特定活动的延迟性肌肉酸痛具有一定的抵抗能力[13]。

肌节的破坏通常限于某些肌原纤维，肌肉和筋膜的整体结构仍然完整，因此抗张强度不太可能受到影响[14]。因此，在经历延迟性肌肉酸痛时继续训练是安全的，但可能会有些不舒服。

敏感性疼痛

敏感性疼痛是一个相当神秘的现象。我们可能患疼痛病症，却没有潜在的组织损伤或持续的修复。持续超过6个月的肌肉骨骼疼痛被认为与持续的敏化有关，敏感性疼痛是一种由中枢神经导致而不是外周组织损伤所引起的疼痛病症。这种疼痛病症很普遍，常见于慢性病症，如腰背痛、颈痛、肌腱病变[7]、紧张性头痛和骨关节炎症状。在临床上，如果一个人出现持续的肌肉骨骼疼痛，其持续时间远远超过修复的预期时间，那么就认为这个人患有敏感性疼痛。敏感性疼痛不包括持续的慢性炎症，如自身免疫性疾病。

敏化如何导致疼痛变得持久？需要看一下敏化的生物学作用。受伤后敏化在修复期间发挥重要的保护作用；它让我们知道我们的组织已经受到损伤。这是通过降低损伤部位痛觉感受器阈值，以及受损中枢传导途径的突触阈值来实现的（见图9.2）[15]。组织损伤在损伤部位的所有细胞之间引发了一系列化学信息传递，包括受损细胞、免疫细胞和修复细胞以及局部痛觉感受器。这些分子的存在激发了痛觉感受器并降低了它们的激活阈值。反过来，激活的痛觉感受器会从它们的终端释放各种神经递质（如物质P），诱导血管扩张并进一步刺激局部免疫细胞。实质上，敏化增强了对有害事件的检测，并促进了这些信息向中枢的传递。

降低痛觉感受器和中枢通路的阈值会导致对通常不会引起疼痛的刺激（如关节和肌肉的活动）产生高度敏感。这种中枢神经的过度敏感性往往会扩散并影响周围未受损的组织[16]。例如，腰部受伤的人在弯腰时可能会感到腿筋疼痛和僵硬，尽管这些组织并没有受损；当对髂嵴、髂胫束、臀部等部位进

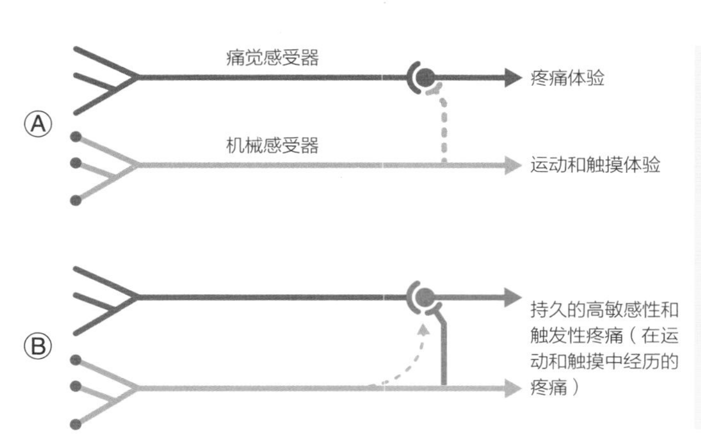

图9.2
（A）正常感觉。痛觉和机械感受信号通过不同的通路传输。（B）持续的敏化：敏化状态仍然存在，尽管修复过程已经结束。应注意的是，敏化是一个神经系统/个人现象，而这是修复过程中的一个因素。（触发性疼痛：由通常不会引起疼痛的刺激引起的疼痛体验。痛觉过敏：对疼痛刺激的敏感性异常增加。）

行按压时，他们经常会感到弥漫性疼痛。尽管这些部位与受伤位置相距较远，但敏化却发生了。这可能会导致假阳性结果，从而导致对这些敏感但未受损的部位进行不必要的腘绳肌拉伸或深层按摩（参见第11章的僵硬与感觉僵硬之间的区别）。从保护的角度来看，这种敏感性疼痛的扩散可能在告诉我们，我们正在接近受损区域。

大多数情况下，敏感性倾向于随着修复的完成而减弱，最终消失。然而，大量急性肌肉骨骼疼痛最终会发展成慢性疼痛，即使组织愈合后疼痛仍持续存在[17]。例如，在急性颈部或腰部疼痛发生一年后，22%~30%的人仍经历某种程度的疼痛[17-19]。在这些情况下，疼痛的产生不再与组织损伤和修复有关，而是与急性损伤中出现的持久敏化性有关（见图9.3），即外周和中枢神经阈值的持续变化。敏化性的长期性可能与痛觉经验系统内的神经可塑性有关，即“神经元如果一起激活就会共同连接”（赫布定律）。这意味着疼痛途径会随着反复和长时间的疼痛变得更加灵敏。中枢神经系统有能力形成这种超越损伤的长期疼痛记忆。这在幻肢痛中可见，一个人可以重新经历很多年前被截肢时的旧伤口疼痛。

持续性敏化通常被认为是其他疾病的伴随症状，其实它是一种独立的疾病[20]。它没有明显的生物保护作用，可能是影响痛觉体验系统的一种疾病。已经有很多文献证明，生物-心理-社会和环境因素会影响敏化的进程。例如，父母慢性疼痛与青少年和年轻人的慢性非特异性多部位疼痛有关[21]。大约50%的慢性疼痛病症可以归因于遗传因素[22]。慢性疼痛可能是严重身体创伤或手术的后遗症，但是我看到的大多数患者对慢性疼痛是如何发生的没有记忆，很久以前慢性疼痛就存在

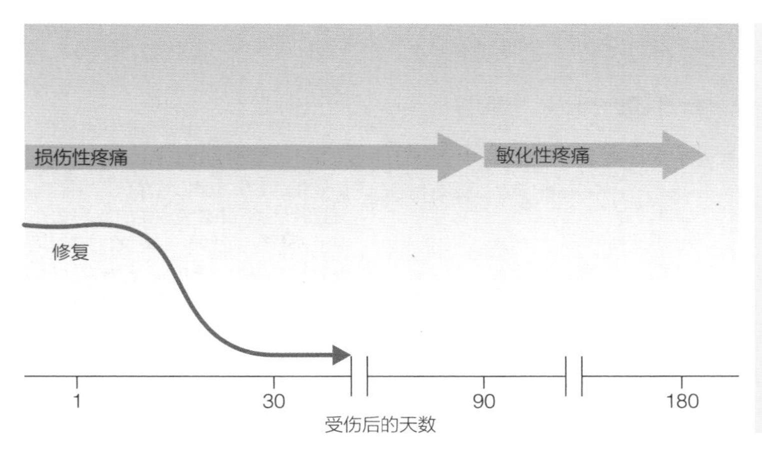

图9.3
损伤性疼痛和敏化性疼痛。在修复期（3~6个月）之后经历的疼痛很可能是由中枢神经系统产生的

在临床中，使用“慢性”一词的注意事项： 许多慢性疾病在发病数月后可能会得到缓解。这种情况在冻结肩、背部和颈部疼痛以及肌腱病变等疾病中很常见[18, 23-26]。然而，患者可能会将“慢性疼痛”理解为不可逆的疼痛。他们可能会侧重于描述他们的症状和持续时间，很少将他们持续的病症称为慢性的。也许使用“剩余/残留/持久的敏化性”等替代术语更有益于描述该病症，并为减轻该病症的敏化性做好准备。

了。心理因素，如创伤和抑郁，通常被认为是促发因素[18]，但是在临床上，我经常看到快乐的人对他们持续的疼痛非常不满。由于疼痛的持续性，敏化患者会在病情开始数周或数月后寻求帮助。随着时间的流逝，很难分辨导致其疾病的因素。因此，在临床上，消除敏化的原因和维持因素可能有难度。

表9.1展示了损伤性疼痛和敏感性疼痛之间的差异。

疲劳和劳累引起的疼痛

一种常见的临床表现是患有腰背痛的人在长时间站立或行走后病情加重。通常情况下，当他们休息几分钟后，疼痛会缓解，之后他们通常可以恢复站立或行走能力。那么，现在我们看看过度使用带来的疼痛——疲劳引起的疼痛。

疲劳在剧烈运动中表现为力量丧失和疼痛，通常被描述为“灼热感”[27]。疲劳感觉的生理作用是提供保护，防止过度运动的有害影响[28]。重要的是，疲劳不会对组织产生有害影响；在组织或系统受损之前就会出现疲劳。

表9.1　损伤性疼痛和敏感性疼痛的差异

	损伤性疼痛	敏感性疼痛
发作原因	创伤史	常常无明显原因 可能是身体创伤/手术后发展而来
持续时间	受伤后3个月内的任何疼痛（许多损伤的症状可能会在3~8周内恢复）	持续6个月以上的疼痛
运动	保护性运动策略 抗痛姿势/步态	运动恐惧 缺乏保护性运动策略
症状区域	与受损区域有关的局部疼痛 沿着明确的外周途径传递	无特定部位疼痛 不定时出现的短暂疼痛，部位不同 多个部位持续或反复出现疼痛
模式	明确的起始时间，疼痛达到峰值后逐渐减弱	持续或间歇，无明显模式
触诊	受损组织局部过敏反应 局限性疼痛	广泛的痛觉过敏和敏感性 在主要疼痛部位外的敏感点

在某些情况下，特别是在慢性疾病中，疲劳所导致的疼痛可能会被认为是有害的[29]。例如，当疼痛组（患有慢性斜方肌疼痛的受试者）和无疼痛组被要求在两个位置间重复移动一个轻物体时，他们都会经历疲劳性疼痛[30]。无疼痛组经历了轻微的不适，任务结束不久后恢复。相比之下，疼痛组的起始疼痛水平更高，在运动期间急剧上升，并需要更长时间才能恢复到其基线疼痛水平。在这项研究中，症状组所经历的疼痛达到了视觉模拟评分的70毫米水平（见图9.4）。对于大多数人来说，这种疼痛水平相当于严重的损伤。尽管疼痛可能很强烈，但如果我们观察有症状的肌肉内部，我们不会发现任何组织损伤或积极的修复过程。疼痛似乎在生理和神经维度得到了协调，可能是通过上述神经源性敏化来实现的。

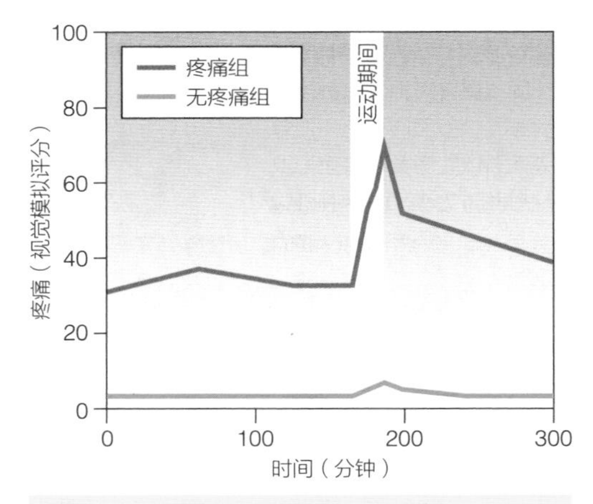

图9.4
在患有慢性斜方肌疼痛的个体中，敏感性疼痛和疲劳性疼痛都会出现。在执行轻度重复任务期间，疼痛组和无疼痛组都会经历疲劳性疼痛。但是，疼痛组在开始时就具有更高水平的疼痛，疼痛水平在执行任务期间会急剧上升
（引自：Rosendal L, Larsson B, Kristiansen J, Peolsson M, Søgaard K, Kjær M, et al. Increase in muscle nociceptive substances and anaerobic metabolism in patients with trapezius myalgia: microdialysis in rest and during exercise. Pain. 2004; 112: 324–34.）

在执行长时间任务（例如站立超过45分钟）的健康个体中，约70%的人会出现腿部和/或腰背疼痛（见图9.5）[31]，这是运动时出现的另一个难以解释的现象[32]。然而，这种疼痛往往会在任务结束后消失。如果再在患有持续性腰背痛的个体身上重复这项研究，他们将经历同样的疼痛模式，只是疼痛会更加强烈[33]。结束任务时，他们也会恢复到默认的疼痛水平，这表明运动时的疼痛与组织损伤不相关，而是一种良性、中枢性和短暂的疼痛现象。

在长时间和持续的身体活动中，我们都会经历与疲劳相关的不适，但那些已经敏化的人会感受到更多不适，持续时间也更长。在长时间行走、工作时坐着或排队站立时，我们都可能会经历与疲劳相关的轻微腰部不适。然而，患有慢性疼痛的人的感受更强烈。通常，这种经历与无根据的恐惧混在一起，认为疼痛代表渐进性组织损伤。因此，他们可能会自我限制，避免本来安全和有益的活动。这对慢性疼痛患者的运动处方有重要影响。他们可能会在运动中经历短暂的疲劳引

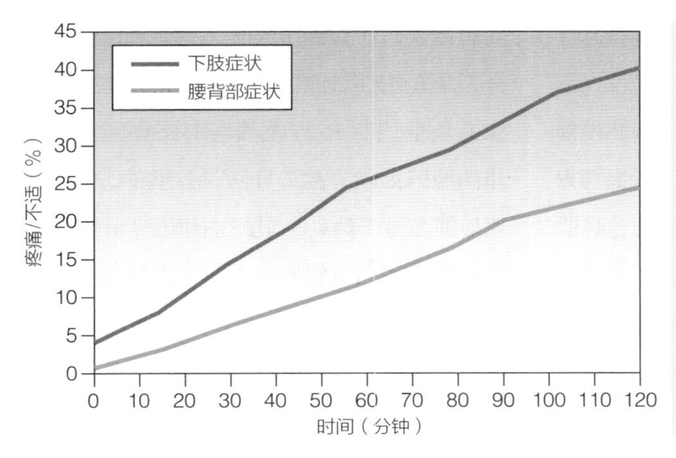

图9.5
长时间站立和腰背部症状以及下肢症状（疼痛或不适，以0~100分衡量）之间的混合剂量-反应关系
（引自：Coenen P. Associations of prolonged standing with musculoskeletal symptoms—a systematic review of laboratory studies. Gait Posture. 2017; 58: 310–18.）

起的疼痛，而错误地将其与损伤或恶化的情况联系起来。通过解释疲劳引起的短暂而无害的疼痛以及维持身体活动对整体疼痛管理和健康的益处，可以消除这种误解（见第12章的认知安抚和行为安抚）。

研究人员探讨了劳累时疼痛的各种可能原因，包括血液淤积、韧带蠕变、运动控制问题和姿势因素等[31]。然而，在慢性腰背痛病症中，除了弯腰站立和明显腰椎前凸姿势的持续时间较长外，并没有发现这些因素与疼痛发作有任何相关性[33, 34]。因此，从治疗角度来看，引入休息或更改活动似乎是一个合理的解决方案。但是，这些良性的疼痛与组织损伤无关。因此，在特定情况下，忍受疼痛是一种选择。最坏的情况是疼痛短暂加重。然而，我们必须注意运动员的劳损情况，其持续性疼痛可能与组织损伤有关。

敏化：与生物-心理-社会学而非生物力学相关

在生物-心理-社会层面而非结构层面，考虑敏化的原因、持续时间和解决方案。生物心理-社会-模型包括生物学、心理、环境和社会影响，而生物力学维度指的是肌肉骨骼结构、姿势生物力学和身体能力（力量、耐力和柔韧性）。慢性疼痛一直被显示与生物-心理-社会因素有关，很少与生物力学因素（如不良姿势或弯腰技巧、关节柔韧性或肌肉失衡）有关[35–39]。尽管有这些发现，力量、耐力和柔韧性锻炼仍然是管理慢性疼痛的流行方法，并且它们可以在一定程度上起到作用（见第10章）。力量训练是最常被建议的管理疼痛的锻炼之一，人们普遍认为“身体强壮就没有疼痛”[40–41]。然而，低身体能力并不被视为腰背痛、颈痛和肩痛的风险因素[40–41]。运动员具有比常人更强的身体能力，但他们却常常遭受多种急性和持续性疼痛[6, 42–44]。

虽然生物力学因素不被认为是慢性疼痛的原因，但具有讽刺意味的是，改善生物力学异常的运动，可以缓解症状，例如通过股四头肌强化运动减轻骨性关节炎膝痛或进行核心锻炼以减轻脊柱疼痛。认识到所有锻炼都可以缓解慢性疼痛，并且这种效果是在生物–心理–社会维度内产生的，可以解决这种不一致。因此，所有锻炼似乎都有效，但它们的效果与肌肉骨骼系统内的物理变化无关（见第10章）。

在疼痛情况下锻炼的安全性

通常来说，大多数处于肌肉骨骼疾病和疼痛症状康复过程中的人参加某种形式的活动会比不活动更好。重要的是，要设定一个安全的活动水平。对于两种疼痛类型（损伤性疼痛和敏感性疼痛），安全问题主要涉及损伤性疼痛，这种情况下存在损伤和组织抗张强度降低的问题。而在敏感性疼痛情况下，症状区域可能是完整的，并且具有与类似无症状组织相同的抗张特性。因此，早期未减弱的活动可能会再次损伤最近受损的组织，加重疼痛敏化性。

在急性损伤中，疼痛与伤害相关，应相应地减轻活动。对于预估为轻微损伤的情况，可以通过减弱共享活动的任务组成部分（例如短途步行）进行处理；对于大面积损伤，可能需要更显著地减少负荷至亚功能水平（例如无负重活动）。严重损伤的恢复可能要从非功能的活动开始，先逐渐减少日常活动，然后增加日常活动，最终逐渐恢复个体独特的运动，例如主要的运动。无论运动形式或损伤程度如何，疗愈性运动最初应在舒适和可耐受的强度和活动范围内进行，采用“以疼痛为导向”的方法。然而，这种建议并非没有局限性，因为疼痛的强度并不总是反映潜在损伤的严重程度。

在慢性疼痛病症中，疼痛和安全性问题是不同的。持续的敏化在生物学上没有明显的保护作用，不像损伤性疼痛那样。修复过程预计在慢性疼痛持续的3~6个月内完成[1]。因此，持续疼痛的人不一定有潜在的损伤或更脆弱的组织（这会使他们更容易受到伤害）。在敏化中没有什么可以保护，除了疼痛本身。在敏化中，疼痛只是感觉而不是损害。因此，有症状者进行运动与无症状者一样安全。

“伤害不等于疼痛”这个信息也适用于疲劳引发的疼痛。在正常情况下，这两种现象很可能是一种生物安全阀，用于防止过度使用性损伤和系统性衰竭。然而，它们似乎会在组织损伤之前发挥作用，但在敏化的个体中会更强烈。在疲劳引起的疼痛中，潜在的组织很可能是完好无损的，并具有与非敏感组织类似的抗张强度。因此，坚持进行活动并在必要时进行适当休息是相对安全的。

从活动分级的角度来看，在急性病症中应首先降低活动水平，然后使用第8章中的分级方法逐渐增加活动强度。对于不伴随组织损伤的慢性疼痛病症，应鼓励患者维持或增加他们的身体活动，特别是如果他们因持续疼痛而停止运动或身体活动。研究表明，将保持其功能水平作为目标的慢性疼痛患者在症状、功能和健康方面有更好的结果[45–47]。

如何解释敏感性疼痛:“有两种疼痛情况：损伤性疼痛和敏感性疼痛。损伤性疼痛是急性和短暂的，与损伤和修复有关。敏感性疼痛是由于残留的神经敏感性引起的，可能与过去的损伤有关，与组织损伤或虚弱无关。”通常接下来需要进行令人放心的说明，例如:“你疼痛的背部和没有疼痛的人一样强壮——只是更敏感”，“你疼痛的跟腱和另一侧的跟腱一样强壮——只是更敏感”等。然后需要呼吁采取行动:“我们需要找到方法来减弱这种敏感性，运动可以是方法之一。”

小结

- 疼痛情况可以分为两大类——损伤性疼痛和敏感性疼痛。
- 损伤性疼痛包括由急性扭伤、钝性创伤、延迟性肌肉酸痛和过度使用引起的疼痛。
- 敏感性疼痛与其持续时间超过6个月的疼痛情况有关。
- 损伤性疼痛与组织损伤和修复有关。
- 持续性疼痛是受中枢神经系统、生物力学和心理因素影响的过程。
- 持续性疼痛与组织损伤、生物力学、姿势或运动控制问题无关。
- 患有持续性疼痛并已经敏化的个体在疲劳期可能会经历更明显的疼痛。
- 在持续性疼痛情况下，运动处方应针对中枢神经系统和整体，在外周神经系统和整体可能没有什么需要进行调整的。

参考文献

[1] Treede RD, Rief W, Barke A, Aziz Q, Bennett MI, Benoliel R, et al. A classification of chronic pain for ICD-11. Pain. 2015; 156: 1003–7.

[2] Bahr R. No injuries, but plenty of pain? On the methodology for recording overuse symptoms in sports. Br J Sports Med. 2009;43:966–72.

[3] Myklebust G, Hasslan L, Bahr R, Steffen K. High prevalence of shoulder pain among elite Norwegian female handball players. Scand J Med Sci Sports. 2013; 23: 288–94.

[4] van Beijsterveldt AM, Richardson A, Clarsen B, Stubbe J. Sports injuries and illnesses in first-year physical education teacher education students. BMJ Open Sport Exerc Med. 2017; 3: e000189.

[5] Aicale R, Tarantino D, Maffulli N. Overuse injuries in sport: a comprehensive overview. J Orthop Surg Res. 2018; 13: 309.

[6] Clarsen B, Myklebust G, Bahr R. Development

and validation of a new method for the registration of overuse injuries in sports injury epidemiology: the Oslo Sports Trauma Research Centre (OSTRC) Overuse Injury Questionnaire. Br J Sports Med. 2013; 47: 495–502.

[7] F rnqvist K. Treating tendinopathies—are we searching for a needle in a haystack, when we should include the whole haystack? Eur J Physiother. 2020; 23: 63–5.

[8] de Jonge S, Tol JL, Weir A, Waarsing JH, Verhaar JAN, de Vos R-J. The tendon structure returns to asymptomatic values in nonoperatively treated Achilles tendinopathy but is not associated with symptoms: a prospective study. Am J Sports Med. 2015; 43: 2950–8.

[9] Alfredson H, Lorentzon R. Chronic tendon pain: no signs of chemical inflammation but high concentrations of the neurotransmitter glutamate. Implications for treatment? Curr Drug Targets. 2002; 31: 43–54.

[10] Scott A, Bahr R. Neuropeptides in tendinopathy. Front Biosci. 2009; 14: 2203–11.

[11] Andersson G, Danielson P, Alfredson H, Forsgren S. Presence of substance P and the neurokinin-1 receptor in tenocytes of the human Achilles tendon. Regul Pept. 2008; 150: 81–7.

[12] Andrews NE, Strong J, Meredith PJ, Gordon K, Bagraith KS. "It' s very hard to change yourself": an exploration of overactivity in people with chronic pain using interpretative phenomenological analysis. Pain. 2015; 156: 1215–31.

[13] Hortobágyi T, Houmard J, Fraser D, Dudek R, Lambert J, Tracy J. Normal forces and myofibrillar disruption after repeated eccentric exercise. J Appl Physiol. 1998; 84: 492–8.

[14] Fridén J, Sjöström M, Ekblom B. Myofibrillar damage following intense eccentric exercise in man. Int J Sports Med. 1983; 4: 170–6.

[15] Garland EL. Pain processing in the human nervous system: a selective review of nociceptive and biobehavioral pathways. Prim Care. 2012; 39: 561–71.

[16] Woolf CJ. Central sensitization: implications for the diagnosis and treatment of pain. Pain. 2011; 152: S2–S15.

[17] Kasch H, Qerama E, Kongsted A, Bach FW, Bendix T, Jensen TS. Deep muscle pain, tender points and recovery in acute whiplash patients: a 1-year follow-up study. Pain. 2008; 140: 65–73.

[18] Henschke N, Maher CG, Refshauge KM, et al. Prognosis in patients with recent onset low back pain in Australian primary care: inception cohort study. BMJ. 2008; 337: a171.

[19] Itz CJ, Geurts JW, van Kleef M, Nelemans P. Clinical course of non-specific low back pain: a systematic review of prospective cohort studies set in primary care. Eur J Pain. 2013; 17: 5–15.

[20] Mills SEE, Nicolson KP, Smith BH. Chronic pain: a review of its epidemiology and associated factors in population-based studies. Br J Anaesth. 2019; 123: e273– e283.

[21] Hoftun GB, Romundstad PR, Rygg M. Association of parental chronic pain with chronic pain in the adolescent and young adult: family linkage data from the HUNT Study. JAMA Pediatr. 2013; 167: 61–9.

[22] Stone AL, Wilson AC. Transmission of risk from parents with chronic pain to offspring. Pain. 2016; 157: 2628–39.

[23] Shaffer B, Tibone JE, Kerlan RK. Frozen shoulder. A long-term follow-up. J Bone Joint Surg Am. 1992; 74: 738–46.

[24] Hand C, Clipsham K, Rees JL, Carr AJ. Long-term outcome of frozen shoulder. J Shoulder Elbow Surg. 2008; 17: 231–6.

[25] Ferrari R. Prevention of chronic pain after whiplash. Emerg Med J. 2002; 19: 526–30.

[26] Bisset L, Beller E, Jull G, Brooks P, Darnell R, Vicenzino B. Mobilization with movement and exercise, corticosteroid injection, or wait and see for tennis elbow: randomised trial. BMJ. 2006; 333: 939.

[27] Pollak KA, Swenson JD, Vanhaitsma TA, Hughen RW, Jo D, White AT, et al. Exogenously applied muscle metabolites synergistically evoke sensations

of muscle fatigue and pain in human subjects. Exp Physiol. 2014; 99: 368–80.

[28] Ament W, Verkerke GJ. Exercise and fatigue. Sports Med. 2009; 39: 389–422.

[29] Lima LV, Abner TSS, Sluka KA. Does exercise increase or decrease pain? Central mechanisms underlying these two phenomena. J Physiol. 2017; 595: 4141–50.

[30] Rosendal L, Larsson B, Kristiansen J, Peolsson M, Søgaard K, Kjær M, et al. Increase in muscle nociceptive substances and anaerobic metabolism in patients with trapezius myalgia: microdialysis in rest and during exercise. Pain. 2004; 112: 324–34.

[31] Coenen P. Associations of prolonged standing with musculoskeletal symptoms: a systematic review of laboratory studies. Gait Posture. 2017; 58: 310–18.

[32] Gallagher KM, Callaghan JP. Early static standing is associated with prolonged standing induced low back pain. Hum Mov Sci. 2015; 44: 111–21.

[33] Sorensen CJ, Johnson MB, Callaghan JP, George SZ, Van Dillen LR. Validity of a paradigm for low back pain symptom development during prolonged standing. Clin J Pain. 2015; 31: 652–9.

[34] Gregory DE, Callaghan JP. Prolonged standing as a precursor for the development of low back discomfort: an investigation of possible mechanisms. Gait Posture. 2008; 28: 86–92.

[35] Parreira P, Maher CG, Steffens D, Hancock MJ, Ferreira ML. Risk factors for low back pain and sciatica: an umbrella review. Spine J. 2018; 18: 1715–21.

[36] McLean SM, May S, Klaber-Moffett J, Sharp DM, Gardiner E. Risk factors for the onset of nonspecific neck pain: a systematic review. J Epidemiol Community Health. 2010; 64: 565–72.

[37] Nijs J, Roussel N, Paul van Wilgen C, K ke A, Smeets R. Thinking beyond muscles and joints: therapists' and patients' attitudes and beliefs regarding chronic musculoskeletal pain are key to applying effective treatment. Man Ther. 2013; 18: 96–102.

[38] Lederman E. The myth of core stability. J Bodyw Mov Ther. 2010; 14: 84–98.

[39] Lederman E. The fall of the postural-structural-biomechanical model in manual and physical therapies: exemplified by lower back pain. J Bodyw Mov Ther. 2011; 15: 131–8.

[40] Hamberg-van Reenen HH, Ariëns GAM, Blatter BM, van der Beek AJ, Twisk JWR, van Mechelen W, et al. Is an imbalance between physical capacity and exposure to work-related physical factors associated with low-back, neck or shoulder pain? Scand J Work Environ Health. 2006; 32: 190–7.

[41] Hamberg-van Reenen HH, Ari ns GA, Blatter BM, van Mechelen W, Bongers PM. A systematic review of the relation between physical capacity and future low back and neck/shoulder pain. Pain. 2007; 130: 93–107.

[42] Trompeter K, Fett D, Platen P. Prevalence of back pain in sports: a systematic review of the literature. Sports Med. 2017; 47: 1183–207.

[43] Noormohammadpour P, Farahbakhsh F, Farahbakhsh F, Rostami M, Kordi R. Prevalence of neck pain among athletes: a systematic review. Asian Spine J. 2018; 12: 1146–53.

[44] Hainline B, Derman W, Vernec A, Budgett R, Deie M, Dvořák J, et al. International Olympic Committee consensus statement on pain management in elite athletes. Br J Sports Med. 2017; 51: 1245–58.

[45] Zale EL, Lange KL, Fields SA, Ditre JW. The relation between pain-related fear and disability: a meta-analysis. J Pain. 2013; 14: 1019–30.

[46] Kindermans HP, Roelofs J, Goossens ME, Huijnen IP, Verbunt JA, Vlaeyen JW. Activity patterns in chronic pain: underlying dimensions and associations with disability and depressed mood. J Pain. 2011; 12: 1049–58.

[47] Andrews NE, Strong J, Meredith PJ. Activity pacing, avoidance, endurance, and associations with patient functioning in chronic pain: a systematic review and meta-analysis. Arch Phys Med Rehabil. 2012; 93: 2109–21. e7.

第10章

运动和减轻疼痛

两位患有腰背痛的患者——一个患有急性疼痛，另一个患有持续的不适和僵硬，都在寻找某种疗愈性运动从而缓解疼痛。哪种运动或活动会有益呢？

患者在运动（例如踢足球或跑步）时没有意识到自己的病情是很常见的现象。这种减轻疼痛的过程是如何发生的？我们能否“封装”这种效果并在运动计划中广泛应用？

疼痛调节的来源

你可以想象自己在某个偏远地区徒步旅行时，不小心绊倒扭伤了脚踝。此时你坐在原地，疼痛不断加剧，无法行走太远。周围没有人可以提供帮助，而你离小屋还有半小时的路程。就在你陷入沉思之际，一只熊出现在远处。你毫不犹豫地站起身，疾步如飞，熊也开始紧追不舍。在最后关头，你勉强赶到了小屋，一路上跌跌撞撞，最终进屋，关上门，倒在沙发上，筋疲力尽。过了一会儿，你的脚踝肿胀并且疼痛得难以忍受。你费了很大的力气站起身，一瘸一拐地走到壁炉旁加了几根柴火，又一瘸一拐地回到沙发上打起了盹。突然，你被烟雾惊醒了。睡着时，壁炉里的一块木头滚了出来，引发了火灾。你不顾伤势，一下子跳起身，飞奔到门外逃离熊熊烈火……

这个故事可能有些冗长，但它旨在传达与运动和症状调节相关的重要原则。疼痛体验是一种有效的行为调节器，它的强度可以根据当前情况进行调节[1]。在受伤时，疼痛作为一种反馈系统，有助于根据当前优先事项引导我们防御和保护。然而，疼痛本身可以被集中调节以支持这些运动策略的执行。因此，在紧急情况下疼痛可以减弱，以便进行快跑（战斗）[2]。当我们处于安全环境时，疼痛敏感度可能会上升，以指导限制损伤的保护性运动行为——常见的抗痛姿势和步态。在修复过程中，疼痛敏感度逐渐降低，组织负荷能力与抗张强度恢复。

疼痛体验储存在我们的神经系统中，因此受到广泛的心理、行为和社会因素以及身体活动或运动的水平的影响。更高级的中枢神经系统和整体通过反射性、非意识和有意识的过程来调节疼痛体验（见图10.1）。然后，疼痛的调节通过几个中枢通路和神经生理过程（下文中简称为“中枢过程”）实现，包括内源性阿片肽和内源性麻黄碱系统、下降性伤害感受抑制机制、下丘脑-垂体-肾上腺轴和自主神经系统[3-4]。然而，最近的系统综述无法得出关于运动对缓解止痛肽浓度或其对与疼痛处理相关区域的影响的明确结论[5]。

身体活动和运动有许多好处，可以影响中枢过程，从而影响疼痛体验。通过影响恐惧回避和灾难思维等心理因素，运动可以改变个体的疼痛体验。运动是自我照顾的一种

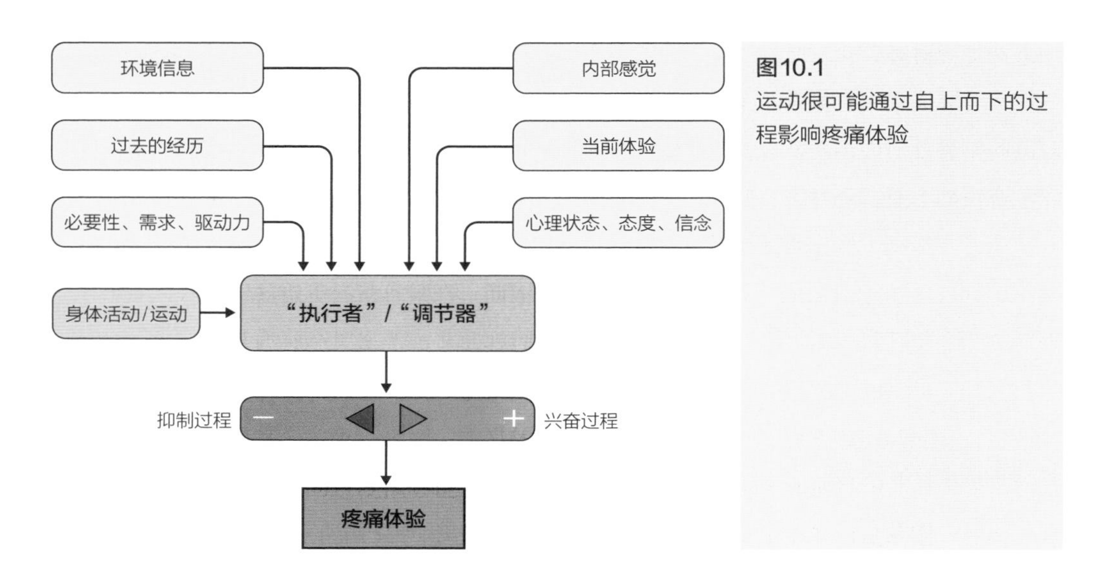

图10.1
运动很可能通过自上而下的过程影响疼痛体验

方式，它有益于人们重新建立控制感并恢复乐观情绪。这可能解释了为什么规定的运动在短期内更有效。这可能是由于其新奇价值，人们重新获得了控制感和希望，但随着活动变得常态化和疲劳增加，这些感觉逐渐消失。此外，活动对自我形象和自尊心的影响也很重要。这些心理过程持续时间超出运动的持续时间，可能对长期的症状改善和个体的整体幸福感产生影响。

运动引起的疼痛调节因素还与注意力过程有关。从本质上讲，注意力过程存在层次结构，倾向于过滤掉不太相关的信息，更加关注突出的事件，这是一种注意力的竞争[6]。疼痛的保护作用通常会在这种注意力竞争性过程中胜出[2]，即使在慢性病情下不再扮演保护角色[7]。然而，疼痛体验可以根据注意力定位进行调节。当注意力集中在疼痛上时，疼痛感会更加强烈；而当注意力从疼痛上分散开来时，疼痛感会不那么强烈[8]。因此阅读本段文字时，你可能没有意识到坐着时的轻微不适，但现在当你的注意力被引向它时，你有可能感觉到它了。类似地，患有慢性疼痛的人往往过度关注他们的症状，这可能会加剧他们的疼痛感[2]。因此，那些包含明确外部目标[2]，将注意力从身体转移开来的运动和活动，可能会有助于减轻疼痛。

运动本身可能通过影响脊髓水平对疼痛产生及时且短暂的调节作用。20世纪60年代，梅尔扎克和沃尔证明了同时进行机械感受刺激（振动）可以在脊髓水平上中断伤害性传递[9]。然而，这种抑制作用高度依赖于环境，正如前文所述。这也可以解释为什么某些疼痛患者偏好在症状区域进行一些运动，这些运动通常以周期性和低负荷的活动形式出现。例如，腰背痛患者经常站立并有规律地晃动或步行，以控制症状。此外，已经证明在冻结肩的疼痛阶段，肩部进行周期性的被动运动或低力量的摆动可以有效地调节疼痛（请参见第13章的运动演示）[10]。在症状区域进行运动对接受髋关节镜手术后的患者也很有用，但这些好处与修复质量而不是疼痛控制有关（请参见第3章和第4章）[11]。

在物理治疗和体育领域，一个广为接受的观念是“强壮的身体或理想的身体不会有疼痛感”。在自下而上的模型中，运动症状改善通常被归因于生物力学改变、结构和姿势重组，或者运动能力（力量、耐力和灵活性）的改善。然而，这可能忽略了重要的治疗目标。长期肌肉骨骼疼痛的发展和康复主要与生物–心理–社会因素有关，而非身体因素[12]。持续性的疼痛是由中枢神经系统过程所产生和维持的。运动通过自上而下的中枢神经系统过程对情绪、焦虑、幸福感、注意力、自我和身体形象，以及个体对疼痛的态度等方面产生影响，从而调节疼痛[13–14]。

疼痛调节是运动过程中可能发生的现象，但其方向和强度取决于一系列生物–心理–社会因素、态度、信念和期望、以往的疼痛体验、疼痛状况的类型、运动强度以及规定的运动类型[4, 15–16]。

运动诱发的疼痛调节

运动诱发的疼痛调节是指在运动期间和运动后疼痛感发生的变化。通常会在运动前、运动期间和运动后给予个体疼痛刺激，测量个体疼痛感知水平的变化以评估运动的即时效应。在没有疼痛问题的人中，剧烈的有氧或抗阻运动会对诱发的疼痛产生可预测的镇痛效应，该效应可长达30分钟[3]。这种镇痛效应随着运动强度的增加而增强[17, 18]，有痛苦感的运动可能会产生比无痛苦感运动更强的镇痛效应[15]。一般来说，有氧运动和等长抗阻运动可以产生适中的镇痛效应，而等长和动态抗阻运动则具有较强的镇痛效应[19]。

训练或比赛中对疼痛熟悉的运动员，例如铁人三项运动员，表现出比对照组更强的疼痛耐受力和疼痛调节能力[20, 21]。这可能是心理因素介导的，心理因素使他们更好地应对疼痛和精神压力[20,21]。有趣的是，安慰剂似乎产生了与等张运动相同水平的镇痛作用，而无效剂则可以抵消并将运动诱发的镇痛作用转化为痛觉过敏[16]。此外，运动诱发的镇痛作用的复杂性在于，有些运动本身可能是痛苦的，个体可以在高强度的训练中感受到明显的肌肉疼痛[22]。

以上的测试方法可能无法全面展现运动引起的疼痛调节情况。在这些研究中，疼痛是在无症状的人身上引发的，他们没有潜在的组织损伤或既往的神经敏化。而慢性疼痛患者则可能存在感受疼痛系统紊乱的问题[23]。因此，当使用上述方法进行测试时，他们对运动的反应可能会有所不同，并且具有一定的不可预测性。根据疼痛状况和运动强度的不同，引起的疼痛可能会保持不变、减轻或加剧[18-19]。

通常来说，弥漫性疼痛疾病（如慢性颈部扭伤、纤维肌痛和慢性疲劳综合征）患者更容易出现痛觉过敏。相反，局部慢性病症（如肩部肌肉痛）患者在进行局部肌肉等长收缩或重复运动后可能会出现痛觉过敏，但在收缩未受影响的远端肌肉时则会出现镇痛效应[24]。同样地，膝关节骨性关节炎患者在进行疼痛侧下肢的抗阻运动时可能会出现痛觉过敏，但在锻炼上肢时会出现镇痛效应[25]。

此外，实验室研究表明，运动诱发的镇痛效应可能不足以反映出在功能训练中所发生的情况。研究表明，更高强度的训练可能会导致更强烈的镇痛效应。然而，像太极拳这样低强度、低冲击、基本无痛的练习，可以缓解慢性疼痛并改善功能[26-27]。此外，运动量和慢性疼痛之间可能存在一个U形关系，适度的运动可以减轻疼痛，但过度训练可能会加重疼痛[28, 29]。这种U形关系在娱乐性运动和心血管健康方面也被观察到，过度训练会抵消适度运动的积极效应[30]。

运动对慢性肌肉骨骼疼痛和功能的影响

为了制订有效的康复管理计划，临床研究对于探索运动对持续性疼痛的长期影响至关重要。总的来说，研究表明，各种形式的运动都有助于缓解慢性疼痛[31-34]。在普通人群中，每周进行1~3次适度的娱乐性运动有助于降低慢性疼痛的患病率，患病率可从29%降至约19%[28]。

一般而言，所有运动对慢性疼痛症状的影响程度都是小到中等，且在短期内最为显著[31, 32]。例如，对于膝关节骨性关节炎，运动可以使疼痛评分平均降低1.0分（0~10分标准），并且使身体功能评分平均提高1.0分[35]。在关节性髋痛方面，运动可以使疼痛评分降低0.8分，并提高身体功能评分0.7分[36]。对于慢性腰背痛，运动可以使普通人群中的疼痛评分降低0.7分，身体功能评分提高0.25分。对于已经接受卫生保健服务的人群，改善效果更大：疼痛评分降低1.3分，身体功能评分提高0.7分[37]。慢性颈痛的短期改善也呈现类似趋势，疼痛评分降低约1.5分，功能评分提高约0.5分。但是通过6个月的锻炼，这种影响似乎会减弱，疼痛评分降低1.1分。作为一种生物–心理–社会现象，疼痛调节并不限于运动。即使是诊疗程序，如病史采集和体格检查，也能够使慢性腰背痛评分降低1.2

分、腿部疼痛评分降低0.95分，并且在恐惧回避、疼痛灾难化、功能灵活性和敏感性方面具有一定的治疗效果[38]。

上述运动疼痛的改善水平必须考虑到患者先前的疼痛水平和期望。想象一下，一名患者的疼痛程度为8.0分。在管理开始时，他们被告知锻炼将使他们的疼痛程度降至约7.0分。这将对他们的期望造成严重打击，并且会抑制他们的参与度。然而，如果个人的起点水平是3.0分，那么下降到2.0分可能就更有意义。

也许更重要的是，问患者认为什么程度的改善是有意义的，这可能是衡量运动效果的更重要指标[39]。运动效果可以通过询问患者疼痛程度变化必须达到多大程度才能被认为是有益的，以及他们认为什么程度的改善是显著的来衡量[40]。对于慢性腰背痛、慢性颈痛和冻结肩等疾病，患者认为疼痛评分至少降低1.5分[41-44]。一些研究表明，腰背痛患者认为有意义的改变为3.5~4.7分，慢性疼痛患者认为是2.5~4.5分[45]。患有膝关节炎的患者认为，有意义的改变介于2.7~3.6分。患者认为能让疼痛状况改善的症状评分在慢性疼痛时为3.0~4.0分，在急性疼痛时更低[40]。这些分界点是稳定的，受年龄或疾病持续时间的影响很小。研究表明，运动对持续性疼痛的疗效相对较小，这解释了为什么漫长的运动计划中较多患者退出。

总体而言，锻炼对改善疼痛和身体功能有适度的效果。相比之下，常规的止痛药物可能不可取。锻炼更为有效、安全，没有副作用，也不会导致成瘾。英国国家卫生与临床优化研究所（NICE）建议采用锻炼和身体活动来管理慢性疼痛，并停止使用所有形式的无效止痛药物[46]。

不要仅仅把慢性疼痛管理交给运动，也不要把疼痛缓解作为管理的唯一目标。疼痛缓解不是运动和积极活动的唯一结果。即使在没有缓解疼痛的情况下，运动也可以增加功能性：它有助于认知功能、睡眠、整体健康和生活质量的改善，帮助减少疾病风险[47]。

一个令人深思的想法：你只能让某些人运动，在某一时间段减轻某些疼痛，尝试会让人感觉更好。

急性疼痛的运动处方

急性疼痛的治疗通常包括某种形式的运动，然而在这方面的研究非常有限。

从运动的角度来看，可以通过自上而下或自下而上的过程来缓解受伤引起的疼痛[48]：自上而下的调节是通过运动对与疼痛相关的中枢过程的影响来实现的；而自下而上的调节是通过运动对修复过程的直接影响来实现的。正如之前讨论的（见第3章），运动可以促进间质液的流动，从而有助于调节炎症细胞因子的水平和水肿的程度。这些可能对疼痛的强度产生更为直接和短暂的影响。此外，体育锻炼有助于修复，并因此对疼痛的持续时间产生总体影响。预计在症状改善方面的进展将主要取决于针对修复过程的解决方案。因此，支持修复的身体活动可能会间接地影响疼痛的强度和总体持续时间。

一般来说，在急性疼痛情况下，各种形式的运动对疼痛缓解或功能恢复都未能显示出显著效果[37, 49–51]。大多数研究都着眼于急性腰背痛和急性颈痛情况下的运动。这些研究主要关注非功能性运动，如伸展、有氧运动等，与潜在疾病（潜在损伤、炎症）和运动时的身体状况不相匹配。因此，需要更多的研究来探索不同条件的运动和不同部位的运动管理创伤后和手术后疼痛的效果，或许应该将治疗方式从强度和体能训练模式转向更具功能性的治疗方式。

缓解疼痛：功能性还是非功能性

我们现在面临一个问题：哪种运动更有益——功能性还是非功能性活动？

疼痛调节是一种中枢神经系统现象。这些中枢过程可能存在于功能性和非功能性活动中。因此，所有形式的活动和运动都有助于管理慢性肌肉骨骼疼痛。这也解释了一个现象，即每天散步半小时对管理慢性腰背痛同样有益，与特定躯干锻炼相比并无明显差别[52]。此外，研究还发现，普通的散步对其他持续性疼痛状况缓解也有帮助，包括颈痛和与骨性关节炎相关的膝关节疼痛[32]。这意味着可以利用个体自身的运动方式来调节症状。

在缓解慢性疼痛方面，功能训练可能具有更多的优势。让我们将运动看作一种能够产生短暂镇痛作用的药物，进行思考。为了持续缓解疼痛，我们期望一个人每天服用数次药物。同样地，锻炼可以诱发一种减轻疼痛的效应，该效应可持续约30分钟（在实验室条件下）；然而，运动通常作为处方，每天只进行一次。将锻炼分散到一天中的不同时间进行可能会取得更明显的疼痛控制效果[53]。采用功能训练方法更容易实现分散锻炼。例如，在一项旨在研究如何通过锻炼来管理膝关节置换术后急性疼痛的试点研究中，结果表明手术后一天进行20分钟散步可发挥持续20分钟的疼痛缓解作用[48]。如果一天多次重复这个动作，那么它对疼痛程度的作用将非常显著。在我的诊所中，我经常建议针对急性和慢性疼痛症状进行多次短暂散步。采用更易于实现的、简单的功能性活动可能具有时间安排上的优势。

治疗的考虑因素与注意力和疼痛的焦点有关。当一个人把注意力集中在疼痛上时，疼痛感会更加强烈；而将注意力转移开则往往具有疼痛减轻效果[54]。非功能训练通常包含针对身体的内部注意力焦点指令，例如收紧臀部肌肉、锻炼核心、稳定肩胛骨等。而功能训练方法则包含外部注意力焦点指令，该焦点指向功能性结果并且远离身体，例如将物体从地上提起、步行上班等（见第6章）。因此，非功能性活动可能增加对疼痛体验的关注，而功能性活动则可能有助于减少对疼痛的关注。

管理本身可能过度关注疼痛体验[6]。特别是如果管理方案包含过多的日程安排和治疗相关任务、复杂的姿势建议，或一系列针对疼痛区域的非功能训练。这种管理方式往往会使人们的生活围绕他们的疼痛症状运转，产生一定的负面影响。减少与管理相关的事项并将运动处方从针对特定的身体组织或特定的身体区域转向针对功能性，可以解决过度关注和内部关注的问题。但这种方法仍然有效吗？是的，所有形式的锻炼，包括功能性和一般性锻炼，都已经证明具有疼痛缓解效果，这些锻炼更可能是被外部关注的[31, 32, 55]。

急性疼痛：功能性还是非功能性

在急性病症中，正如我们在其他部分所讨论的，锻炼的主要作用是促进组织修复。为此，只要针对受影响的区域（见第4章），无论是功能性的还是非功能性的锻炼都可以采用。采用功能性动作方法可能具有一些优势，原因之一是简单，患者容易接受。这一点在一项研究中得到了探讨，该研究探讨了采用脊柱运动、卧床休息或维持每天活动量在可承受范围内（功能组）等方法治疗急性腰背痛的效果[56]。在3周和12周后，功能组的患者比卧床休息或锻炼组的患者恢复得更好。该结论通过观察疼痛的持续时间和强度、腰椎屈曲的范围、工作能力得出。

临床应用：在管理慢性腰背痛患者时，我经常采用“忘记背部”方法，即用功能性活动替代专门的背部锻炼，如多走路、步行购物和支持回归娱乐性运动。焦点是外部的，在活动目标上，而不是在正确的举重技巧或特定躯干肌肉的参与上。重点在于通过整合而非分解来使个体变得完整。

普通的价值：就在撰写本章时，我恰好遭遇了两次重大损伤。第一次是慢跑时被树根绊倒，我的腘绳肌严重拉伤，需要3个星期的时间才能恢复。第二次是我在花园里搬一个盆栽时伤了腰，经历了严重的腰背痛，伴有疼痛引起的姿势和步态改变。经过这两次受伤，我发现日常普通的功能性活动有时未被纳入运动处方。在这两次受伤经历中，我都没有进行复杂的背部或腿部锻炼，而是采用了低负荷的行走来保护和修复身体，并根据症状的改善情况逐渐增大强度。第一周症状和功能已经有80%的改善，第二周疼痛已经减轻到足以引入低负荷的慢跑（时间更短，速度更慢）。因此，撰写本章的目的是强调日常普通的功能性活动在运动处方中的重要性。

运动是否应该伴有疼痛

功能训练或活动的目的是实现症状、功能和生活质量的持续改善。然而，已经处于疼痛中的个体在运动期间和之后可能会经历症状加重。这就引发了一个问题：在什么程度和持续时间内症状加重才被认为是有益的？

在急性和慢性情况下，运动可能会伴随疼痛，这是不可避免的。在急性疼痛的情况下，考虑安全并控制治疗的强度。受伤往往会导致组织损伤和抗张强度降低，而这种程度通常是未知的。在修复过程中，没有生理学的理由支持高强度或疼痛的活动。造成疼痛的高强度运动，可能会无意中导致反复损伤。在急性疼痛的情况下，活动应该在可忍受的不适水平内进行，让疼痛引导你停止活动。在慢性疼痛中，锻炼期间和之后可能会出现症状恶化。应监测患者，以评估他们能够忍受的活动水平，同时考虑他们的症状和功能改善情况。

对于持续性疼痛症状，是否需要开具带来痛苦的运动处方是一个复杂的问题。最近对这一临床难题的回顾表明，痛苦锻炼只比无痛锻炼有些许优势，并且临床意义不大[57]。这种影响仅在短期内（长达3个月）显现。对这一发现可以有不同的看法：只要锻炼有助于改善症状、功能和生活质量，进行有痛苦的锻炼就没有危害，如果无益于改善症状、功能和生活质量，那么进行这种痛苦的锻炼就没有意义。疼痛管理也可以帮助患者消除“疼痛是损伤后果”的误解[58]。不舒服但无意外的运动经历可以向患者证明积极参与运动是安全的，同时也强化了“痛不代表有害”的观点。行为研究和活动重塑支持这种方法。坚持进行活动常常会引发痛苦的慢性疼痛，患者从中获得了在症状、功能和生活质量方面的好处[59, 60]。令人惊讶的是，用于治疗慢性疼痛的节奏控制练习，旨在平衡运动不足和过度运动，被证明对疼痛和功能有负面影响，类似于避免行为（见第12章）[59, 60]。可能会有一个危险，那就是试图进行无痛管理最终会争夺功能性底线，个体会逐渐减少他们的活动，不断地寻找产生最少疼痛的生存状态。不幸的是，这种消极的行为与更大的疼痛、抑郁、未来的残疾和生活质量降低有关。需要注意的是，虽然有痛苦的锻炼可能有助于减轻疼痛[57]，但它们可能会降低患者对运动处方的遵从性[61]。

将疼痛与损伤成功分离取决于患者接收信息，并将其付诸实践的能力，这对大多数人来说非常困难。首先，疼痛在我们的生存中起到了保护作用。疼痛和行为在我们的无意识反应中相互关联，例如，从热盘子上收回手。经历持续性疼痛的人非常清楚这种关联。其次，我们可能经历了损伤、严重疾病和医疗干预，这些都导致了疼痛。这些生命中的疼痛–损伤经历强化了这种关联。问题在于在慢性疼痛中，这种关联延续到了患者看来熟悉的疼痛体验，因此常常观察到患者害怕运动和从疼痛但安全的活动中撤退。因此，有痛苦的锻炼可以帮助解除疼痛和损伤之间的关联，但对于患者来说具有挑战性。尝试说服一个患有持续性足底筋膜炎的人，让他相信疼痛的一侧和非疼痛的一侧一样强壮完整，并且步行、奔跑和跳跃可能会导致更多的疼痛但不会进一步损伤，这需要患者克服恐惧和坚定地信任治疗师。

一些患者将疼痛性运动视为常态。这通常源于一种普遍存在的观点，即没有痛苦就没有收获，通过高强度的锻炼和使用刚性泡沫滚轮等器械可以强制将疼痛从身体中驱赶出去。当这种方法失败时，患者的挫败感会增加，导致对身体采取越来越苛刻的惩罚性方法。

过度使用性损伤和疼痛管理

两个患者都有长期的腰背疼痛，其中一个是由多个月的高强度骑车引起的，另一个（非运动员）则没有明显的原因。由于疼痛，骑车者不得不停止骑车，而非运动员不得不缩短步行距离。两种情况（过度使用和敏化）都是持续性的疼痛。无论症状如何，哪个患者会从坚持不懈中获益？

骑车者可能已经出现了过度使用性损伤，有潜在的组织损伤。不管怎样，坚持训练都是有害的，因为这很可能会加剧潜在损伤，导致症状加重，进一步损伤功能[62]。然而，运动员在有疾病的情况下继续训练和比赛非常普遍[63–65]。受伤的运动员放弃他们的主要活动并不罕见，只是换成了另一种高要求的活动，例如举重[64]。这些做法是潜在的有害策略，不太可能有助于组织修复。如前所述，组织修复需要一段活动减弱期，然后才能逐渐增加训练强度。

至于非运动员，他的病情可能与和组织损伤或修复无关的持久敏化有关。即使走路会不舒服或引起疼痛，他可能仍然是安全的。然而，在这种管理方法导致疼痛进一步增加、对行走和其他功能性活动产生负面影响时，就需要注意了。

很多时候，矫正性治疗试图在不够积极的人身上增加身体活动量，并在过度积极（例如过度使用性损伤）的人身上适度限制[66]。然而，实施活动重塑听起来简单，实际上却并非如此——它可能与患者惯常的疼痛/疾病行为相冲突[67]。观察到的疼痛行为是过去经验与现在事件共同作用产生的结果。当前的疼痛行为代表了在当前情况下的最佳解决方案。因此，改变一个人的运动模式可能像改变一个人的饮食习惯一样具有挑战性。

将运动与恢复过程相匹配

从个体的角度来看，有益的疼痛行为是

那些能够缓解疼痛并帮助其恢复功能的行为。一个经历疼痛的人很可能会采用已经验证过的受伤/疼痛行为（某种形式的活动重塑或过去适用于他们的特定锻炼）[68–70]。在这种情况下，疼痛行为和实际的恢复需求之间的不匹配是不可避免的。个体可能会采取与恢复过程冲突的运动，例如采用保护性行为（卧床休息）来管理与组织损伤无关的慢性疼痛，或在急性损伤中采用强烈的恢复性行为（例如伸展），而这时组织已经损伤且抗张强度已经减小。在这些情况下，可以引导个体参与支持恢复过程的积极运动，例如采用保护性行为和锻炼来支持早期修复阶段，采用恢复性行为来支持后期修复阶段，并在持续性疼痛条件下增加功能参与以支持恢复。

运动和减轻疼痛：是否存在最佳方法

实施最佳的运动处方可以持久缓解疼痛和改善功能。尽管运动处方已经在几十年中得到广泛研究，我们仍然没有找到这个临床难题的答案。这可能有几个原因。疼痛是一种高度复杂的、多维的现象，没有一种简单的运动方案适用于所有可能性。此外，研究与实践之间存在差距。研究所阐明的最佳方法不一定能够转化为个体最优解。研究本质上倾向于得到平均数据，而在临床实践中，医生必须根据患者当前的情况进行个性化管理。运动处方是一种模糊边缘的、以科学为依据的实践，而不是拥有精确的证据基础。

在过去几十年中，大多数研究都是通过体能或运动控制范式来探究运动处方的。这种倾向在当前的研究和系统性回顾中普遍存在[37, 49–51, 71, 72]。目前为止，这些方法的研究可能已经达到饱和水平，任何额外的研究都不可能显著改变我们已经知道的内容。相比之下，对以功能为导向的疼痛管理方法的研究较少。

我的猜测是，通过逐渐增加日常活动的强度、持续时间和频率，可以达到最佳的疼痛管理。当总体疼痛减少并且患者增加其功能参与时，我们知道我们做对了。

小结

- 任何形式的运动都可以通过缓解症状促进康复。
- 使用功能训练与非功能训练一样有效。
- 增加运动的强度、持续时间和频率可以增强其效果。
- 疼痛调节与生物、心理和社会因素相关，而不是结构、生物力学或运动控制改变的结果。
- 在持续性肌肉骨骼疾病中，功能训练和非功能训练对减轻疼痛均有轻度到中度的效果，主要是在短期内。
- 在急性损伤中，积极参与运动对愈合至关重要，但对减轻疼痛可能效果有限。
- 在慢性疾病中，疼痛并不是组织损伤的意思。保持或增加活动是安全的。
- 在急性病情中，疼痛是潜在损伤的意思。最初，治疗性运动应在低负荷下进行，然后再通过“疼痛引导”的方法逐渐加强。
- 对于已经处于疼痛状态的个体，在运动过程中症状加重可能是不可避免的，但疼痛不应该被故意用作治疗模式。
- 在管理疼痛方面，功能训练可能比非功能训练更有优势：治疗活动与管理目标相似，可以在一天中重复进行。
- 在慢性疾病中所有的运动都可以减轻疼痛，应该使用个体自己的运动库。

参考文献

[1] Lazaridou A, Elbaridi N, Edwards RR, Berde CB. Pain assessment. In: Benzon HT, Raja SN, Liu SS, Fishman SM, Cohen SP, editors. Essentials of pain medicine. 4th ed. Edinburgh: Elsevier; 2018.

[2] Garland EL. Pain processing in the human nervous system: a selective review of nociceptive and biobehavioral pathways. Prim Care. 2012; 39: 561–71.

[3] Rice D, Nijs J, Kosek E, Widerman T, Hasenbring MI, Koltyn K, et al. Exercise-induced hypoalgesia in painfree and chronic pain populations: state of the art and future directions. J Pain. 2019; 20: 1249– 66.

[4] Nijs J, Kosek E, Van Oosterwijck J, Meeus M. Dysfunctional endogenous analgesia during exercise in patients with chronic pain: to exercise or not to exercise? Pain Physician. 2012; 15: ES205–ES213.

[5] Fuentes JP, Armijo-Olivo S, Magee DJ, Gross DP. Effects of exercise therapy on endogenous pain-relieving peptides in musculoskeletal pain: a systematic review. Clin J Pain. 2011; 27: 365–74.

[6] Torta DM, Legrain V, Mouraux A, Valentini E. Attention to pain! A neurocognitive perspective on attentional modulation of pain in neuroimaging studies. Cortex. 2017; 89: 120–34.

[7] Legrain V, Perchet C, García-Larrea L. Involuntary orienting of attention to nociceptive events: neural and behavioral signatures. J Neurophysiol. 2009; 102: 2423–34.

[8] Schoth DE, Nunes VD, Liossi C. Attentional bias towards painrelated information in chronic pain; a meta-analysis of visualprobe investigations. Clin Psychol Rev. 2012; 32: 13–25.

[9] Melzack R, Wall PD. Pain mechanisms: a new theory.

Science. 1965; 150: 971–9.

[10] Dundar U, Toktas H, Cakir T, Evcik D, Kavuncu V. Continuous passive motion provides good pain control in patients with adhesive capsulitis. Int J Rehab Res. 2009; 32: 193–8.

[11] Willimon SC, Briggs KK, Philippon MJ. Intra-articular adhesions following hip arthroscopy: a risk factor analysis. Knee Surg Sports Traumatol Arthrosc. 2014; 22: 822–5.

[12] Hartvigsen J, Hancock MJ, Kongsted A, Louw Q, Ferreira ML, Genevay S, et al. What low back pain is and why we need to pay attention. Lancet. 2018; 391: 2356–2367.

[13] Hoffman MD, Hoffman DR. Does aerobic exercise improve pain perception and mood? A review of the evidence related to healthy and chronic pain subjects. Curr Pain Headache Rep. 2007; 11: 93–7.

[14] Hurwitz EL, Morgenstern H, Chiao C. Effects of recreational physical activity and back exercises on low back pain and psychological distress: findings from the UCLA Low Back Pain Study. Am J Public Health. 2005; 95: 1817–24.

[15] Ellingson LD, Koltyn KF, Kim JS, Cook DB. Does exercise induce hypoalgesia through conditioned pain modulation? Psychophysiol. 2014; 51: 267–76.

[16] Colloca L, Corsi N, Fiorio M. The interplay of exercise, placebo and nocebo effects on experimental pain. Sci Rep. 2018; 8: 14758.

[17] Koltyn KF. Exercise-induced hypoalgesia and intensity of exercise. Sports Med. 2002; 32: 477–87.

[18] Naugle KM, Naugle KE, Fillingim RB, Samuels B, Riley JL 3rd. Intensity thresholds for aerobic exercise-induced hypoalgesia. Med Sci Sports Exerc. 2014; 46: 817–25.

[19] Naugle KM, Fillingim RB, Riley JL 3rd. A meta-analytic review of the hypoalgesic effects of exercise. J Pain. 2012; 13: 1139–50.

[20] Geva N, Defrin R. Enhanced pain modulation among triathletes: a possible explanation for their exceptional capabilities, Pain. 2013; 154: 2317–23.

[21] Flood A, Waddington G, Thompson K, Cathcart S. Increased conditioned pain modulation in athletes. J Sports Sci. 2017; 35: 1066–72.

[22] Ray CA, Carter JR. Central modulation of exercise-induced muscle pain in humans. J Physiol. 2007; 585: 287–94.

[23] Van Oosterwijck J, Nijs J, Meeus M, van Loo M, Paul L. Lack of endogenous pain inhibition during exercise in people with chronic whiplash associated disorders: an experimental study. J Pain. 2012; 13: 242–54.

[24] Lannersten L, Kosek E. Dysfunction of endogenous pain inhibition during exercise with painful muscles in patients with shoulder myalgia and fibromyalgia. Pain. 2010; 151: 77–86.

[25] Burrows N, Booth J, Sturnieks D, Barry B. Acute resistance exercise and pressure pain sensitivity in knee osteoarthritis: a randomised crossover trial. Osteoarthritis Cartilage. 2014; 22: 407–14.

[26] Qin J, Zhang Y, Wu L, Zexiang H, Huang J, Tao J, et al. Effect of tai chi alone or as additional therapy on low back pain: systematic review and meta-analysis of randomized controlled trials. Medicine (Baltimore). 2019; 98: e17099.

[27] Kong LJ, Lauche R, Klose P, Bu JH, Yang XC, Guo CQ, et al. Tai chi for chronic pain conditions: a systematic review and meta-analysis of randomized controlled trials. Sci Rep. 2016; 6: 25325.

[28] Landmark T, Romundstad P, Borchgrevink PC, Kaasa S, Dale O. Associations between recreational exercise and chronic pain in the general population: evidence from the HUNT 3 study. Pain. 2011; 152: 2241–7.

[29] Heneweer H, Vanhees L, Picavet SH. Physical activity and low back pain: a U-shaped relation? Pain. 2009; 143: 21–5.

[30] Lear SA, Hu W, Rangarajan S, Gasevic D, Leong D, Iqbal R, et al. The effect of physical activity on mortality and cardiovascular disease in 130 000 people from 17 high-income, middle-income, and low-income countries: the PURE study. Lancet 2017; 390: 2643–54.

[31] Geneen LJ, Moore RA, Clarke C, Martin D, Colvin LA, Smith BH. Physical activity and exercise for chronic pain in adults: an overview of Cochrane Reviews. Cochrane Database Syst Rev. 2017; 4: CD011279.

[32] O' Connor SR, Tully MA, Ryan B, Bleakley CM, Baxter GD, Bradley JM, et al. Walking exercise for chronic musculoskeletal pain: systematic review and meta-analysis. Arch Phys Med Rehab. 2015; 96: 724–34.

[33] Owen PJ, Miller CT, Mundell NL, Verswijveren SJ, Tagliaferri SD, Brisby H, et al. Which specific modes of exercise training are most effective for treating low back pain? Network meta-analysis. Br J Sports Med. 2020; 54: 1279–87.

[34] Wylde V, Dennis J, Gooberman Hill R, Beswick AD. Effectiveness of postdischarge interventions for reducing the severity of chronic pain after total knee replacement: systematic review of randomised controlled trials. BMJ Open. 2018; 8: e020368.

[35] Fransen M, McConnell S, Harmer AR, Van der Esch M, Simic M, Bennell KL. Exercise for osteoarthritis of the knee. Cochrane Database Syst Rev. 2015 Jan 9; 1: CD004376.

[36] Fransen M, McConnell S, Hernandez-Molina G, Reichenbach S. Exercise for osteoarthritis of the hip. Cochrane Database Syst Rev. 2014 Apr 22; 4: CD007912.

[37] Hayden JA, van Tulder MW, Malmivaara A, Koes BW. Exercise therapy for treatment of non-specific low back pain. Cochrane Database Syst Rev 2005; 3: CD000335.

[38] Louw A, Goldrick S, Bernstetter A, Van Gelder LH, Parr A, Zimney K, et al. Evaluation is treatment for low back pain, J Man Manip Ther. 2021; 29: 4–13. Epub 2020 Feb 24.

[39] Tubach F, Dougados M, Falissard B, Baron G, Logeart I, Ravaud P. Feeling good rather than feeling better matters more to patients. Arthritis Rheum. 2006; 55: 526–30.

[40] Kvien TK, Heiberg T, Hagen KB. Minimal clinically important improvement/difference (MCII/MCID) and patient acceptable symptom state (PASS): what do these concepts mean? Ann Rheum Dis. 2007; 66 Suppl 3: iii40–iii41.

[41] Kovacs FM, Abraira V, Royuela A, Corcoll J, Alegre L, Cano A, et al. Minimal clinically important change for pain intensity and disability in patients with nonspecific low back pain. Spine (Phila Pa 1976). 2007; 32: 2915–20.

[42] Kovacs FM, Abraira V, Royuela A, Corcoll J, Alegre L, Tomás M, et al. Minimum detectable and minimal clinically important changes for pain in patients with nonspecific neck pain. BMC Musculo-skelet Disord. 2008; 9: 43.

[43] Tashjian RZ. Minimal clinically important differences (MCID) and patient acceptable symptomatic state (PASS) for visual analog scales (VAS) measuring pain in patients treated for rotator cuff disease. J Shoulder Elbow Surg. 2009; 18: 927–32.

[44] Hawker GA, Mian S, Kendzerska T, French M. Measures of adult pain: Visual Analog Scale for Pain (VAS Pain), Numeric Rating Scale for Pain (NRS Pain), McGill Pain Questionnaire (MPQ), Short-Form McGill Pain Questionnaire (SF-MPQ), Chronic Pain Grade Scale (CPGS), Short Form-36 Bodily Pain Scale (SF-36 BPS), and Measure of Intermittent and Constant Osteoarthritis Pain (ICOAP). Arthritis Care Res. 2011; 63: S240–S252.

[45] van der Roer N, Ostelo RWJG, Bekkering GE, van Tulder MW, de Vet HCW. Minimal clinically important change for pain intensity, functional status, and general health status in patients with nonspecific low back pain. Spine. 2006; 31: 578–82.

[46] NICE guideline [NG193]. Chronic pain (primary and secondary) in over 16s: assessment of all chronic pain and management of chronic primary pain; National Institute for Health and Care Excellence; 2021.

[47] Ambrose KR, Golightly YM. Physical exercise as non-pharmacological treatment of chronic pain: why and when. Best Pract Res Clin Rheumatol.

2015; 29: 120–30.

[48] Lunn TH, Kristensen BB, Gaarn-Larsen L, Kehlet H. Possible effects of mobilisation on acute post-operative pain and nociceptive function after total knee arthroplasty. Acta Anaesthesiol Scand. 2012; 56: 1234–40.

[49] Gross A, Kay TM, Paquin JP, Blanchette S, Lalonde P, Christie T, et al. Exercises for mechanical neck disorders. Cochrane Database Syst Rev. 2015 Jan 28; 1: CD004250.

[50] Macedo LG, Saragiotto BT, Yamato TP, Costa LOP, Menezes Costa LC, OsteloRWJG, et al. Motor control exercise for acute non-specific low back pain. Cochrane Database Syst Rev. 2016; 2: CD012085.

[51] Faas A, Chavannes AW, van Eijk JT, Gubbels JW. A randomized, placebo-controlled trial of exercise therapy in patients with acute low back pain. Spine. 1993; 18: 1388–95.

[52] van Middelkoop M, Rubinstein SM, Verhagen AP, Ostelo RW, Koes BW, van Tulder MW. Exercise therapy for chronic nonspecific low-back pain. Best Pract Res Clin Rheumatol. 2010; 24: 193–204.

[53] Polaski AM, Phelps AL, Kostek MC, Szucs KA,Kolber BJ. Exercise-induced hypoalgesia: a meta-analysis of exercise dosing for the treatment of chronic pain. PLoS One. 2019; 14: e0210418.

[54] Sprenger C, Eippert F, Finsterbusch J, Bingel U, Rose M, Büchel C. Attention modulates spinal cord responses to pain. Curr Biol. 2012; 22: 1019–22.

[55] de Zoete RMJ, Brown L, Oliveira K, Penglaze L, Rex R, Sawtell B, et al. The effectiveness of general physical exercise for individuals with chronic neck pain: a systematic review of randomised controlled trials. Eur J Physiother. 2020; 22141–7.

[56] Malmivaara A, H kkinen U, Aro T, Heinrichs ML, Koskenniemi L, Kuosma E, et al. The treatment of acute low back pain: bed rest, exercises, or ordinary activity? N Engl J Med. 1995; 332: 351–5.

[57] Smith BE, Hendrick P, Smith TO, Bateman M, Moffatt F, Rathleff MS, et al. Should exercises be painful in the management of chronic musculoskeletal pain? A systematic review and meta-analysis. Br J Sports Med. 2017; 51: 1679–87.

[58] Smith BE, Hendrick P, Bateman M, Holden S, Littlewood C, Smith TO, et al. Musculoskeletal pain and exercise—challenging existing paradigms and introducing new. Br J Sports Med. 2019; 53: 907–12.

[59] Kindermans HP, Roelofs J, Goossens ME, Huijnen IP, Verbunt JA, Vlaeyen JW. Activity patterns in chronic pain: underlying dimensions and associations with disability and depressed mood. J Pain. 2011; 12: 1049–58.

[60] Andrews NE, Strong J, Meredith PJ, Gordon K, Bagraith KS. "It' s very hard to change yourself": an exploration of overactivity in people with chronic pain using interpretative phenomenological analysis. Pain. 2015; 156: 1215–31.

[61] Jack K, McLean SM, Moffett JK, Gardiner E. Barriers to treatment adherence in physiotherapy outpatient clinics: a systematic review. Man Ther. 2010; 15: 220–8.

[62] Clarsen B, Krosshaug T, Bahr R. Overuse injuries in professional road cyclists. Am J Sports Med. 2010; 38: 2494–501.

[63] Harringe ML, Lindblad S, Werner S. Do team gymnasts compete in spite of symptoms from an injury? Br J Sports Med. 2004; 38: 398–401.

[64] Vleck VE, Bentley DJ, Millet GP, Cochrane T. Triathlon event distance specialization: training and injury effects. J Strength Cond Res. 2010; 24: 30–6.

[65] Myklebust G, Hasslan L, Bahr R, Steffen K. High prevalence of shoulder pain among elite Norwegian female handball players. Scand J Med Sci Sports. 2013; 233: 288–94.

[66] Luthi F, Vuistiner P, Favre C, Hilfiker R, Léger B. Avoidance, pacing, or persistence in multidisciplinary functional rehabilitation for chronic musculoskeletal pain: an observational study with cross-sectional and longitudinal analyses. PLoS One. 2018; 13: e0203329.

[67] Andrews NE, Strong J, Meredith PJ. Overactivity in chronic pain: is it a valid construct? Pain. 2015; 156:

1991–2000.

[68] Keefe F, Pryor R. Assessment of pain behaviors. In: Schmidt R, Willis W, editors. Encyclopedia of pain. Berlin and Heidelberg; Springer; 2007.

[69] Murphy SL, Kratz AL. Activity pacing in daily life: a within-day analysis. Pain. 2014; 155: 2630–7.

[70] Antcliff D, Keenan AM, Keeley P, Woby S, McGowan L. Survey of activity pacing across healthcare professionals informs a new activity pacing framework for chronic pain/fatigue. Musculoskeletal Care. 2019; 17: 335–45.

[71] Price J, Rushton A, Tyros I, Tyros V, Heneghan NR. Effectiveness and optimal dosage of exercise training for chronic nonspecific neck pain: a systematic review with a narrative synthesis. PLoS One. 2020; 15: e0234511.

[72] Robinson A, McIntosh J, Peberdy H, Wishart D, Brown G, Pope H, et al. The effectiveness of physiotherapy interventions on pain and quality of life in adults with persistent post-surgical pain compared to usual care: a systematic review. PLoS One. 2019; 14: e0226227.

第11章

管理僵硬的运动处方

一个患者因踝关节扭伤出现局部僵硬；另一个患者在下肢固定后严重僵硬并且活动范围受限；还有一个患者是慢性腰痛患者，每天早上出现严重的局部脊柱僵硬。

僵硬是在肌肉骨骼治疗中常见的症状；通常情况下，如果存在疼痛，则很可能也存在某种形式的僵硬，但有时僵硬可能是唯一的症状。制订运动处方必须考虑导致这种症状的根本原因和生理过程。

在深入讨论通过运动管理僵硬之前，我们需要考虑什么是僵硬以及它与活动度的关系。

僵硬和活动度

活动度和僵硬是两个不同的概念。活动度是指关节能够主动或被动移动的范围。而僵硬则与两种不同但有些相互关联的现象有关。生物力学僵硬，即组织在受到拉伸力时产生的阻力[1]；例如，韧带比肌肉更僵硬。这种生物力学特性可以在实验室的组织样本上测量到。然而，在对有意识的受试者进行测试时，我们会感受到受试者的僵硬感——受试者关节达到极限范围时产生的阻力和不适。这种感觉来自局部机械感受器的兴奋以及这些信号的传递和中枢处理，最终形成了僵硬的感觉。总的来说，感受到的僵硬具有保护作用，提醒我们组织即将受到损伤[2]。

生物力学僵硬可以通过被动伸展食指到末端范围来演示；保持指关节的角度几秒，释放后再次伸展到末端范围。如果实验成功，则活动范围会增加，同时感觉到的僵硬程度减少（见图11.1A）。这在一定程度上是由于弹性的组织在重复加载下变得更易弯曲（更不僵硬）[3]。这种组织僵硬度的变化是短暂的，并倾向于恢复到预拉伸水平。在腘绳肌中，组织的弹性会在一小时内恢复，而在跟腱中，需要数小时[4, 5]。

已经证明，急性拉伸一侧腿筋膜能增加另一侧腿的活动范围[6]。同样地，急性拉伸肩关节也能增加未伸展的髋部活动范围，反之亦然[7]。未拉伸关节的活动范围增加不能用组织变化、局部受体的改变或信号的集中传递来解释。因此，我们必须假设这是一个中枢性过程——可能是一种心理-情境反应。在没有受伤的情况下，没有威胁，因此拉伸被认为是安全的。因此，无论拉伸哪个部位（见图11.1B），人都会变得耐受。我们还可以假设，如果末端活动范围与伤害相关，人可能会变得厌恶拉伸。因此，一个人的僵硬感和活动范围会受心理因素的影响，而不仅仅是受生物力学因素的影响。

僵硬是一种症状

感受到僵硬的原因有多个。本质上，僵硬可能是由外周组织相关因素或中枢神经系统现象引起的。主要的外周因素包括炎症和肿胀，通常在急性损伤、手术和淋巴水肿后

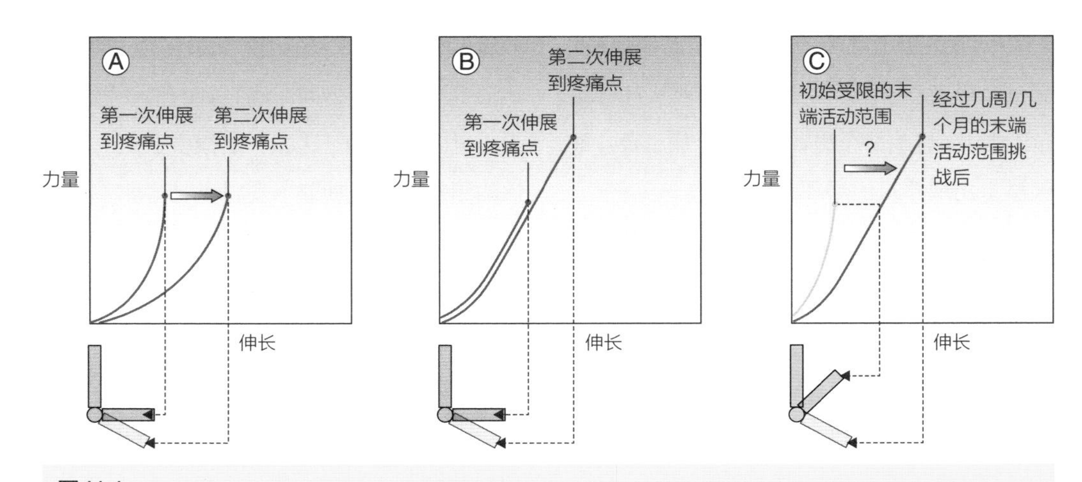

图11.1

可能导致活动度改善的机制

（A）短暂的生物力学关节活动度改变，由于组织黏弹性的变化，相同的力导致伸得更长，显示为僵硬度曲线向右移动（橙色箭头）。（B）伸展耐受模型，在这种模型中僵硬度保持不变（没有右移），但在伸展过程中人变得更加耐受不适或疼痛。（C）通过组织适应恢复关节活动度，例如固定后的恢复。这可能与组织长度和可伸展性的生物力学恢复有关，可能有或可能没有僵硬度的变化。伸展耐受性、伸展脱敏和适应在与组织相关的关节活动度损失的长期恢复中发挥作用

（进一步讨论，请参见：Lederman E. Therapeutic stretching: towards a functional approach. Edinburgh: Churchill Livingstone; 201313.）

出现。外周因素还包括组织可伸展性的丧失，如肢体被固定。一些与组织损伤或生物力学特性的改变无关的僵硬与中枢神经系统有关。

受伤、僵硬和伸展敏感性

僵硬是受伤时常见的症状，它和疼痛一样，具有积极的保护作用。受伤后，受损组织的抗张强度下降，感受到的僵硬程度会增加，这意味着在之前没有症状且未被察觉的范围内，人们会感受到张力增强。这种“伸展性的疼痛”体验被称为伸展敏感性。夸张的僵硬感实际上是一种警示信号，表明组织正在以不利的方式承受负荷。这种感觉可能源于受伤组织膨胀，同时结合了由炎症引起的受伤组织痛觉神经元敏化以及中枢敏化的贡献（见第9章）。结果是受体的机械敏感性增加，这在伸展敏感性中有所反映。这种敏感性可能在炎症阶段达到顶峰，并随着修复过程的进行逐渐减弱。运动后出现的延迟性肌肉酸痛是引起僵硬和活动范围损失的另一个常见原因。感受到的僵硬是由组织相关的变化和中枢控制共同引起的，包括肌肉含量的增加（肌肉体积增加5%，机械僵硬度增加10%）、肌纤维中与损伤有关的挛缩和神经敏化（伸展敏感性）等[8-10]。感受到的僵硬

往往随着延迟性肌肉酸痛的恢复而在几天内减轻。

生物力学僵硬

组织形态和物质特性的适应性变化可能导致生物力学僵硬和活动范围损失[1]。在固定后、手术后和高龄时，组织可伸展性降低。与生物力学僵硬相关的组织变化在第3章中已讨论过。其他疾病也会导致生物力学僵硬，如自身免疫性疾病（如硬皮病）、杜普伊特伦挛缩[11]、肩关节周围炎[12]、中枢神经系统损伤等。然而，重要的是，可伸展性的丧失不会在身体中自发发生——人们不会在一夜之间失去生物力学可伸展性。要发生这样的适应性变化，一个人必须被固定几周或患上一种会使他们变得僵硬的疾病。与流行观点相反，可伸展性的降低不是由缺乏体育锻炼、缺乏伸展运动或不良姿势引起的[13]。例如，普遍认为弓着身子坐在计算机前会使胸肌变短。幸运的是，这种情况并不会发生[14]；否则，办公室工作者的姿势将与他们椅子的形状相同。

伸展敏感性和僵硬度

让我们暂时回到敏感性疼痛的问题（见第9章），这是一种现象，即使组织已经愈合，疼痛仍然持续存在，由中枢神经系统过程维持。同样的过程可能会导致在受伤后伸展敏感性持续存在。

持续的伸展敏感性是一个有趣且不符合直觉的现象。患有慢性背痛的人在向前弯腰时常常抱怨他们的大腿后侧变得更加僵硬。当他们接受检查并与没有疼痛的人进行比较时，他们在直腿测试期间显示出腘绳肌可伸展性（生物力学伸展度）和髋部屈曲活动范围的减小。然而，两组之间腿筋膜的生物力学僵硬度没有差异[15]。因此，活动度和可伸展性的损失是由个体的伸展耐受性，即中枢神经系统过程决定的，而不是由生物力学僵硬度决定的。这种现象在脊柱中也可以观察到。患有慢性背痛的人经常报告背部变得僵硬，但目前还不清楚这是感知到的僵硬（感觉僵硬）还是真实的生物力学僵硬（实际僵硬）。使用专门的脊柱僵硬度测量设备，结果表明背部疼痛患者和无疼痛个体具有相同的生物力学脊柱僵硬度，尽管背部疼痛患者报告感觉更加僵硬（相较于无疼痛对照组）[2]。有趣的是，截肢者会经历幻肢痛，但他们也可能在缺失的肢体上经历幻觉关节僵硬感[16]。幻觉关节僵硬感是幻肢假想运动的反映。因此，大脑在感受僵硬感方面发挥了重要作用。

这些研究表明了感觉僵硬与实际僵硬之间的差异，而且疼痛症状持续存在时，僵硬会变得更加强烈和持久。类似于敏感性疼痛，伸展敏感性是一种生物–心理–社会和行为现象。急性背痛患者向前弯腰时感到大腿后侧紧绷是过度屈曲损伤脊柱组织的警告信号。然而，慢性背痛患者向前弯腰时也可能感到类似的紧绷，尽管没有损伤。这可能是中枢神经系统/个体区分受伤引起的疼痛-僵硬和敏化引起的疼痛-僵硬时所面临的挑战。

在生物力学僵硬的情况下，伸展敏感性可能同时存在。例如，在拆除石膏之后，由于可伸展性的丧失，通常会伴随着疼痛和加剧的伸展敏感性，进而产生生物力学僵硬的感受。

针对僵硬的运动治疗

除了伸展运动，很少有关于通过运动管理僵硬的研究。在运动管理中，我们需要考虑的一个重要因素是僵硬是一种症状。为了缓解僵硬，我们需要确定其原因和处理。让我们回到本章开始的3个病例。对于那些由于近期踝关节扭伤而出现局部僵硬的患者，僵硬与由肿胀和敏化引起的损伤相关。经历固定后出现严重僵硬和活动范围损失的患者正在经历组织可伸展性丧失、粘连的潜在并发症以及局部敏化（见图11.1C）。患有慢性腰背痛的患者很可能会经历与中枢过程相关的伸展敏感性所致的僵硬。每种表现都需要特定的运动管理。

运动和损伤引起的僵硬

在受伤情况下，伸展敏感性会加强僵硬或紧张的感觉，导致人们认为受损组织缩短了。通常，个人会开始进行剧烈的伸展运动，以延长这些感知到限制的组织。但是，在急性损伤中，受影响的组织可能已经被拉伸并受到损伤。它们不会缩短，除非被固定。这意味着，在急性损伤中，旨在延长组织的伸展运动是无益的，并且可能会造成进一步伤害。组织没有缩短，因此没有需要拉伸的部分。从运动角度来看，建议不要拉伸急性损伤组织。应通过重复、循环的功能性/非功能性活动改善受影响的组织的状态（见第4章）[17]。这可以通过在患者可接受的范围内进行简单的共享活动，并逐渐增加活动的强度来实现（见第8章）。

一般来说，与受伤有关的僵硬的运动治疗并未得到充分的研究。我们需要进一步地研究相关内容，特别是手术后的肿胀。过度的肿胀可能会妨碍康复速度并危及手术修复的效果。

增加可伸展性和关节活动度的运动

拉伸被普遍认为是减少僵硬、恢复可伸展性和关节活动度的唯一运动。然而，广泛的研究已经证明，数周的伸展运动未能在关节活动度方面提供任何显著改善。对关节活动度的影响仅仅是在伸展运动后立即增加了3°，在短期内增加1°，在长期内增加0°[18]。这个结果适用于所有的伸展方法和与关节活动度损失有关的各种情况。然而，我们不知道在多个月的伸展运动之后会发生什么。舞蹈家和瑜伽练习者如何实现他们惊人的灵活性？

研究的结果表明，我们不知道拉伸在临床上如何加快功能性活动范围的恢复。为了解决这个问题，我们需要考虑那些不进行伸展运动的人如何维持日常的活动度。我们可以推测，日常活动产生的力使我们的组织负荷达到维持功能性活动的水平，因此功能性负荷支持着正常的功能性活动范围（见图11.2）。随后的观察发现，人们通过积极活动可以恢复固定导致的活动度损失。但是，这些活动是否能够产生足够的负荷力量以满足组织适应的要求呢？例如，步行和上下楼梯是否有助于恢复踝部固定后的背屈活动度？在步行中，足踝部产生的力量可能会非常大。在步行过程中，足踝部的地面反作用力约为2.5~4倍体重，小腿肌肉约产生2.5倍体重的力量[19]。在快速步行和上下楼梯时，这些力量可能会更大。此外，固定造成的可伸展性丧失及其在重新活动过程中的恢复是与适应性过程有关的（见第6章）。推动适应性的训练条件是特异性（步行）、超负荷（加快步伐、上下楼梯）和重复性（步行更多）。因此，每天步行3000~6000步可能会对受影响的组织施加1500~3000次高负荷、类似伸展的重复运动。这可以解释为什么积极锻炼的个体可以恢复（踝部）活动度损失[20]。这种恢复与生物力学僵硬的正常化有关，可能需要几个月的时间[21]。总体上，固定后的关节活动度改善可能是感觉僵硬和实际僵硬减少的组合效果。

通过在日常活动中增加改善末端范围的运动来恢复关节活动度在第7章中有所讨论（见“任务组成部分导向的康复”）。这种方法的全面介绍可以在我的书《治疗性伸展：迈向功能训练》（*Therapeutic Stretching: Towards a Functional Approach*）中找到[13]。

针对伸展敏感性和慢性僵硬的运动

个体在生物力学可伸展性没有丧失的情况下仍然会感到僵硬，这一事实对运动处方制订具有重要意义。大多数患者会将这种症状与组织绷紧联系起来，并试图拉伸受影响的组织。然而，伸展运动不太可能有助于缓解这种

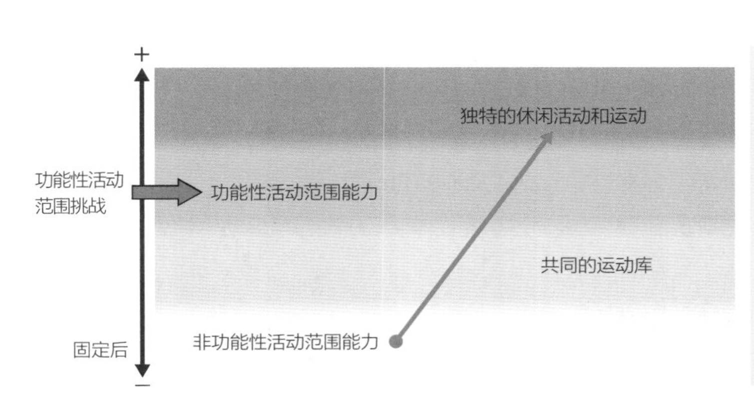

图11.2
功能性活动挑战可以保持功能性活动范围。通过在日常活动中增加末端范围的运动挑战，可以实现功能性活动范围的恢复

症状，因为没有什么组织需要松弛或重新拉长。此外，已经有足够的证据表明，各种形式的拉伸对疼痛没有明显的临床效果[22, 23]。假设经历持续的疼痛和僵硬有类似的知觉–心理过程，我们可以推测拉伸锻炼不太可能对伸展敏感性产生影响。

很不幸的是，在这个领域缺乏充足的研究，因此我们不知道哪些运动或活动可以缓解持续的僵硬或伸展敏感性。根据临床观察和患者的报告，运动似乎可以缓解僵硬。通常，患者会反映早上或久坐后的腰背僵硬在起身并四处活动后就会消失。对于经历持续的伸展敏感性的人来说，保持活动似乎是安全和有益的。

表11.1总结了不同的僵硬体验的原因以及通过运动治疗僵硬的管理方法。

表11.1　不同的僵硬体验的原因以及通过运动治疗僵硬的管理方法

状况	肿胀	伸展敏感性	组织可伸展性降低	运动管理
损伤	√	√		由重复和循环运动组成的活动
敏化		√		功能性和非功能性活动（在可承受不适的范围内）
延迟性肌肉酸痛	√	√		
固定		√	√	末端功能性活动（可能会疼痛，但是安全的）
年龄较大			√	
自身免疫疾病（硬皮病）			√	?
其他（例如杜普伊特伦挛缩）			√	

小结

- 僵硬是肌肉骨骼疾病中常见的症状。
- 僵硬可以是生物力学现象（实际僵硬）和感知–心理现象（感觉僵硬）。
- 伸展敏感性是一种强烈的僵硬的体验，与机械性僵硬不成比例。
- 伸展敏感性可能存在于所有与僵硬相关的疾病中，无论是急性还是慢性疾病。
- 生物力学僵硬可能在慢性疼痛症状中不存在。
- 与损伤和慢性疼痛相关的僵硬可以通过功能或非功能训练进行管理。
- 生物力学僵硬，如固定后的僵硬，可能需要通过功能性伸展——在日常活动中扩大末端范围来辅助减轻。
- 伸展运动不能有效地缓解僵硬或治疗僵硬。
- 需要开展更多的研究，探索通过活动和运动来管理僵硬。

参考文献

[1] Trudel G, Uhthoff HK, Brown M. Extent and direction of joint motion limitation after prolonged immobility: an experimental study in the rat. Arch Phys Med Rehabil. 1999; 80: 1542–7.

[2] Stanton TR, Moseley GL, Wong AYL, Kawchuk GN. Feeling stiffness in the back: a protective perceptual inference in chronic back pain. Sci Rep. 2017; 7: 9681.

[3] Magnusson SP. Passive properties of human skeletal muscle during stretch maneuvers. A review. Scand J Med Sci Sports. 1998; 8: 65–77.

[4] Magnusson SP, Simonsen EB, Dyhre-Poulsen P, Aagaard P, Mohr T, Kjaer M. Viscoelastic stress relaxation during static stretch in human skeletal muscle in the absence of EMG activity. Scand J Med Sci Sports. 1996; 6: 323–8.

[5] Duong B, Low M, Moseley AM, Lee RYW, Herbert RD. Time course of stress relaxation and recovery in human ankles. Clin Biomech. 2001; 16: 601–7.

[6] Chaouachi A, Padulo J, Kasmi S, Othmen AB,Chatra M, Behm DG. Unilateral static and dynamic hamstrings stretching increases contralateral hip flexion range of motion. Clin Physiol Funct Imaging. 2017; 37: 23–9.

[7] Behm DG, Cavanaugh T, Quigley P, Reid JC, Nardi PS, Marchetti PH., Acute bouts of upper and lower body static and dynamic stretching increase nonlocal joint range of motion. Eur J Appl Physiol. 2016; 116: 241–9.

[8] Sleboda DA, Wold ES, Roberts TJ. Passive muscle tension increases in pro-portion to intramuscular fluid volume. J Exp Biol. 2019; 222: jeb209668.

[9] Whitehead NP, Weerakkody NS, Gregory JE, Morgan DL, Proske U. Changes in passive tension of muscle in humans and animals after eccentric exercise. J Physiol. 2001; 533: 593–604.

[10] Proske U. Muscle tenderness from exercise: mechanisms? J Physiol. 2005; 564: 1.

[11] Ball C, Izadi D, Verjee LS, Chan J, Nanchahal J. Systematic review of non-surgical treatments for early Dupuytren' s disease. BMC Musculoskelet Disord. 2016; 17: 345.

[12] Kanazawa K, Hagiwara Y, Sekiguchi T, Suzuki K, Koide M, Ando A, et al. Correlations between capsular changesand ROM restriction in frozen shoulder evaluated by plain MRI and MR arthrography. Open Orthop J. 2018; 12: 396–404.

[13] Lederman E. Therapeutic stretching: towards a functional approach. Edinburgh: Churchill Livingstone; 2013.

[14] Hrysomallis C, Goodman C. A review of resistance exercise and posture realignment. J Strength Cond Res. 2001; 15: 385–90.

[15] Halbertsma JP, G eken LN, Hof AL, Groothoff JW, Eisma WH. Extensibility and stiffness of the hamstrings in patients with nonspecific lowback pain. Arch Phys Med Rehabil. 2001; 82: 232–8.

[16] Haigh RC, McCabe CS, Halligan PW, Blake DR. Joint stiffness in a phantom limb: evidence of central nervous system involvement in rheumatoid arthritis. Rheumatol. 2003; 42: 888–92.

[17] Crawford ME. Surgical complications and their treatments. In: Dock Dockery G, Crawford ME. Lower extremity soft tissue and cutaneous plastic surgery. 2nd ed. Edinburgh: Elsevier; 2012. pp.435–45.

[18] Katalinic OM, Harvey LA, Herbert RD, Moseley AM, Lannin NA, Schurr K. Stretch for the treatment and prevention of contractures. Cochrane Database Syst Rev. 2010 Sep 8; 9: CD007455.

[19] Rodgers MM. Dynamic biomechanics of the normal foot and ankle during walking and running. Phys Ther. 1988; 68: 1822–30.

[20] Moseley AM, Herbert RD, Nightingale EJ, Taylor DA, Evans TM, Robertson GJ, et al. Passive stretching does not enhance outcomes in patients with plantarflexion contracture after cast immobilization for ankle fracture: a randomized controlled trial. Arch Phys Med Rehabil. 2005; 86: 1118–26.

[21] Nightingale EJ, Moseley AM, Herbert RD. Passive dorsiflexion flexibility after cast immobilization for ankle fracture. Clin Orthop Relat Res. 2007; 456: 65–9.

[22] Harvey LA, Katalinic OM, Herbert RD, Moseley AM, Lannin NA, Schurr K. Stretch for the treatment and prevention of contractures. Cochrane Database Syst Rev. 2017 Jan 9; 1: CD007455.

[23] Herbert RD, de Noronha M, Kamper SJ. Stretching to prevent or reduce muscle soreness after exercise. Cochrane Database Syst Rev. 2011 Jul 6; 7: CD004577.

第5部分
总结全书内容

在本书的这一部分，你将探索以下内容：

- 协同管理方式；
- 如何将协同管理应用于增强参与辅助活动。

第12章

协同管理

正如我们所讨论的那样，在全周期的方法的指导下，我们的目标是与个体一起创造环境，从而支持和优化其康复过程。前面的章节探讨了3个恢复过程的独特管理。然而，这些过程有一些重要的协同管理因素，它们主要涉及运动心理学和行为，而这些因素可以决定管理的成败。

人们受伤或出现疼痛病症后，通常都希望恢复他们以前的生活功能。考虑到这一点，我们预期患者会竭尽所能改善自己的状况。但有些人会这样做，而有些人不会。即使可以从中获得极大的好处，一些患有改变人生的疾病的个体也无法坚持执行给定的康复计划。我曾见过中风患者只在我的面前练习推荐的活动，但很少自己独立练习；或者有心血管病的人不愿意进行潜在的拯救生命的运动。是什么导致一些人坚持而另一些人仍然对运动持谨慎态度呢？

运动处方的关键在于自我护理。个体的自我护理能力受制于诸多的生物、心理、社会和环境的机遇和障碍。不管所推荐的活动和运动多么有用，最终管理的成败取决于这些因素。因此，缺乏遵从性和坚持可能导致康复管理失败。

个体应对疾病的方式代表了他们过去和现在经历的总和——一系列相互关联的复杂因素，从个体的角度看，代表了当前情况下最佳的解决方案。功能训练，旨在在最小化平衡干扰的情况下提供最优的治疗效果。运动管理越破坏这种平衡，个体遵从和采用支持恢复的行为就越困难。因此，在最佳的功能性管理中，运动处方被整合到个人的既有习惯中。例如，膝关节受伤可以通过类似步行这样的日常活动进行恢复。相比之下，非功能训练则要求个体进行不熟悉的锻炼，通常需要改变行为。例如，进行非功能性膝关节运动需要在特定位置使用专用设备，如使用阻力带进行膝关节伸展运动。

有两种关键行为可能会影响康复计划的参与度：遵从和回避。世界卫生组织将遵从定义为“个人行为与医疗保健提供者的建议相符”。因此，遵从通常与由他人推动的行为变化相关。而回避行为则通常是个人自我施加的，以躲避可能令人不快的体验。这些体验可以是身体或心理的，可以是真实的或想象的，例如疼痛、僵硬、疲劳、恶心等。因此，遵从更多关乎习惯，而回避更多关乎恐惧，这意味着它们在管理中的重点不同。在这两种行为中，个体都限制了他们的身体参与度，从而不利于功能恢复。

遵从性

假设你正在开具一组必要的恢复性运动处方，以促进功能恢复。什么会促进遵从性，什么会限制它？有许多因素会影响运动/活动遵从性（见表12.1）。这些因素的组合可以被比作一个动态的拼图游戏，遵从性涵盖多个维度，包括生物、心理、社会和文化、环境以及规定的体育活动的特征。

首先，患者需要抱有一定的乐观和期望，认为运动有益，能够使他们恢复功能[1]。在咨询中，患者可能会表达对运动前景的热情

表12.1　成人整体身体活动相关因素总结

类型	例子	关联
人口统计学和生物学因素	年龄	--
	职业	-
	无子女	+
	教育程度	++
	性别	++
	遗传因素	++
	心脏病高风险	-
	收入/社会经济地位	++
	损伤史	+
	婚姻状况	-
	超重/肥胖	--
	种族/民族	--
身体、认知和情绪因素	态度	00
	锻炼的障碍	--
	控制锻炼	+
	享受锻炼	++
	期望获得的好处	++
	健康控制点	0
	锻炼意图	++
	健康和锻炼知识	00
	时间不足	--
	情绪困扰	--
	规范信念	00
	健康或体能的感知	++
	个性变量	+
	身体形象不良	-
	心理健康	+
	自我效能	++
	自我激励	++
	适用于锻炼的认知结构和模式	++
	改变的阶段	++
	压力	0
	易感疾病/疾病的严重程度	00
	锻炼成果的价值	0

表12.1（续）

类型	例子	关联
行为属性和技能	童年/青少年时期的运动史	0
	成年期的运动史	++
	饮酒	0
	同龄人的运动计划	0
	饮食习惯（质量）	++
	过去的运动计划	++
	过程变量	++
	学校体育运动	0
	应对障碍的技能	+
	吸烟	–
	体育媒体使用	0
	行为模式	+
	平衡表	+
社会和文化因素	班级规模	ND
	运动模式	0
	小组凝聚力	ND
	过去家庭影响	0
	医生影响	++
	社会孤立	–
	来自朋友/同龄人的社会支持	++
	来自家人的社会支持	++
	来自员工/教练的社会支持	ND
物理环境因素	场地的实际情况	+
	场地的感知情况	+
	足够的照明	0
	气候/季节	––
	项目费用	0
	日常工作中断	ND
	宜人的风景	+
	经常观察其他人运动	+
	交通繁忙	0
	家庭设备	+
	地区高犯罪率	0
	山地地形	+
	社区安全	+
	人行道存在情况	0
	对设施的满意度	+
	无人看管的狗	0
	城市地理位置	–

表12.1（续）

类型	例子	关联
体育运动特征	强度	-
	主观努力程度	--

注：++，较多的证据表明与体育运动正相关；+，较少的证据表明与体育运动正相关；00，缺乏证据表明与体育运动正相关；0，无证据表明与体育运动相关；--，较多的证据表明与体育运动负相关；-，较少的证据表明与体育运动负相关；ND，没有数据可用。

（引自：weak or mixed evidence of negative association with physical activity; ND, no data available.）

（After Trost SG, Owen N, Bauman AE, Sallis JF, Brown W. Correlates of adults' participation in physical activity: review and update. Med Sci Sports Exerc. 2002; 34: 1996–2001.）

和明确意图，但当真正开始运动时，这一切可能都会瓦解。48%有此意愿的人未能坚持锻炼[2, 3]，对临床锻炼方案的遵从性通常在50%左右，并且随着计划的时间延长而迅速减少[4]。“想法”和“实际行动”之间的差距可以通过给予奖励使锻炼变得有趣、愉悦来缩小，帮助实现个人的康复目标[5]。围绕障碍制订计划，可以促进患者的参与[2, 3]。锻炼的类型似乎不影响遵从性[6]。有疼痛的锻炼/活动可能会限制遵从性，但是矛盾的是，它们在短期内可能会对缓解慢性疼痛产生一定的效果（见第10章）[7–8]。

心理因素在遵从行为中发挥着重要作用。遵从的显著特征之一是自我效能感，即对推荐的活动/运动有掌控感和信心，并能够定期实践[2, 3, 5, 9]。那些情绪积极、对生活持积极态度、具有高自我动机，并相信自己能够康复的人，更容易遵从[10–12]。在一项运动康复研究中，那些相信治疗有效、感知到更多社会支持、目标导向或自我动机强，并更加强调在运动中实现目标的运动员，其遵从性更高[13]。相反的情况则会降低遵从性：个体抑郁或焦虑，感到无助或绝望，自我效能感低，社会支持不足且认为有更多的运动障碍[7]。

人们通常被称为社会性动物，在他人的支持下更容易增加身体活动[11, 12]。当受到支持时，我们有45%~77%的可能性积极地活动。社会支持水平高的女性进行体育活动的可能性是社会支持水平低的女性的两倍[5]。社会支持的好处还延伸到运动管理领域。遵从性往往在运动计划的监督阶段较高[14]。

过去的行为往往能揭示未来行为。那些身体活跃并喜欢运动的人更有可能接受和坚持康复计划[5, 7]。有些出乎意料的是，勤奋或懒惰在一定程度上受到我们的基因、家庭文化和环境的影响[15]。研究表明，基因对久坐行为的贡献估计在9%~48%，对身体活跃和参加娱乐性锻炼的贡献在

27%~84%[16-18]，而对参加更具挑战性的运动的贡献约为42%[19]。

在生物学的层面上，健康状况、年龄和性别对遵从行为有重要影响。我们预计当个体自我评价的健康状况较好、服用药物较少、身体和心理健康状况较好（例如较少的抑郁症状和更强的认知能力）时，其遵从的可能性更大[14]。随着年龄的增长，参与身体活动的倾向通常会减弱，并且女性的参与率通常较低[5]。

在伦敦的诊所证明了环境对运动遵从性的重要性。连续几天的恶劣天气可能会打断许多有益的日常活动。对于老年人，环境和个人因素会相互作用，影响其遵从性，如疲劳、虚弱和担心摔倒可能会与恶劣的天气、设施不便利和个人缺乏安全感等相互作用[5, 20]。

考虑到这些影响遵从性的因素固然重要，但应当清楚：患者未能遵从并不是个人的过错，他们不是故意放弃的。患者需要得到支持，而不是遭到污名化或责备[21]。

提高遵从性

有关遵从行为的管理存在很多机会和限制。当我们回看表12.1时，这一点就变得显而易见。需要考虑的因素很多，我们应该从哪里开始？哪些因素更为主要？改变一个因素会如何影响该组合中的其他因素？在这样的复杂性中，我们该如何管理呢？

通常来说，在包含社会支持、目标设定、自我监控以及提供反馈的管理中，遵从性会得到提升。但令人失望的是，提升幅度欠佳，而且仅在短期内有明显改善效果[22, 23]。研究中使用的锻炼主要是力量、有氧和伸展（非功能性）结合行走（功能性）。也许现在是时候考虑摒弃非功能性运动，从功能性运动的角度探索遵从性了。

功能性管理可以在一定程度上解决与遵从行为相关的并发症。功能性管理方法是一种极简方法，旨在促进恢复，同时最大限度地减少个人生活中相似性、熟悉性和习惯性的干扰。所规定的活动与个体的功能恢复目标直接相关，例如，通过散步锻炼膝关节，这也是患者的最终恢复目标。同样，对于患有肩部僵硬的网球运动员，规定的活动是伸手、搬运和（随后）打网球，这些活动都是他们的恢复目标。规定的活动就是他们的习惯。这种方法利用了个体的动机和自我效能感，而不是试图以某种方式改造他们。

以下是一些有助于在功能维度内提高遵从性的考虑因素。

- **采用以患者为中心的目标**：注重患者认为重要的目标（如能够弯腰穿袜子），而非临床目标（如拥有强壮的核心）[12, 24, 25]。可以通过询问患者“你认为运动/康复/治疗/管理成功的结果是什么”来确定患者的恢复目标。

- **增强自我效能感和自主性**：积极向患者传达他们的病情信息以及参与恢复过程的重要性，例如强调积极参与运动对组织愈合和力量增强的帮助[12, 26–30]。另外，通过咨询和让患者参与运动方案的制订，包括活动选择、活动时间安排，以及为回到正常运动设定短期和长期目标与时间表，可以进一步增强他们的自我效能感和自主性[31]。
- **给予挑战而非运动**：我倾向于使用“日常挑战”这个短语，而非“运动”，特别是对不喜欢运动的人。此外，“运动”这个术语可能会让患者想起不愉快的经历，其中个体未能坚持常规运动。
- **使挑战容易实践**[24, 32]：运动的概念通常与需要专门时间、使用专门设备和专门场所（如健身房）的活动联系在一起[33]。在功能训练中，挑战是患者日常的一部分，它们融入了个体的家庭、工作和娱乐活动中。这种方法将护理带到了个体的环境中[10, 24]。
- **简单易行**：避免使用复杂的管理协议或锻炼方式。简单的固定动作往往能提高遵从性[34]。个体往往难以记住指示和建议[35]。因此，保持建议和计划简洁明了，并在后续会议中进行复述是有帮助的[12]。理解管理概念的患者更容易将建议转化为自己的个性化运动和生活方式，以维持治疗计划的效果[11]。
- **持续提供支持和反馈**[12, 22]：恢复可能是一个非常孤独的旅程，缺乏同伴。持续的支持和反馈可以提高遵从性。
- **让活动有趣**：享受这一因素对提高运动遵从性也很重要。创建一个个人喜欢的活动清单很有用，这些运动/体育活动就是治疗性锻炼[11]。

回避行为

当我们感到疼痛或受伤时，往往会自然而然地担心运动会加剧疼痛或者导致进一步损伤[36]。为了应对这种情况，我们可能会避免进行在某些动作或远离那些我们认为会加重症状或有害的活动[37–45]。这样做的结果是，我们参与的那些本来有益于我们功能恢复和身心健康的活动会受到影响。

从受伤的角度，回避行为可以被看作是一种有用的自然保护策略。然而，在慢性肌肉骨骼疼痛的情况下，回避行为可能与实际的损伤水平不成比例（见第9章）。例如，在急性和慢性腰背痛患者中，与疼痛程度本身相比，与疼痛相关的恐惧和灾难化想象可能更能反映他们的负重能力[46, 47]。担心再次受伤导致前交叉韧带重建后的恢复运动不得不推迟。手术后2~4年，运动恐惧的增加与更严重的膝关节疼痛和更差的生活质量有关[48]。因此，疼痛和再受伤的恐惧可能比疼痛或疾病本身更具破坏性[44, 49]。

有几个因素会导致回避行为[50]。认知回避可能是因为接受了关于病情及其管理方式的不准确或矛盾的信息（被错误信息误导的回避者）。活动回避也可能是由于疼痛与运动之间的联系（学习性疼痛回避者），这种联系在康复期结束后可能仍然存在，并影响与原始损伤无关的活动[42, 50]。例如，从背痛中康复的患者即使出现轻微症状或没有疼痛，仍然采取限制性、抗痛的运动策略[42]。

恐惧回避也可能出现这样一种情形：一个人将他在生活中其他方面的恐惧和焦虑转移为目前的肌肉骨骼疾病或疼痛症状（情感回避者）[50]。这种情况通常会发生在患有一般性焦虑或抑郁的人身上[51, 52]。这一现象在一项关于颈部扭伤的大规模人群研究中得到了证实。在受伤前表现出更多的恐惧回避、焦虑和抑郁症状或消极的行为的人更可能出现颈部扭伤、经历更多疼痛或者残疾[53]。同样，根据心理状态预测严重的腰背疼痛比根据脊柱结构变化预测严重的腰背疼痛更可靠[54]。

回避和安抚

关于运动的信念和焦虑可能拉大推定的无身体能力和“潜在”身体能力之间的差距（见图12.1）。这种差距往往随着疾病持续时间的延长或疾病严重程度的增加而扩大[55–58]。因此，协同管理的一个重要组成部分是重新定义并与个体探讨实际损失和感知损失，以缩小这种差距。但是，有时，这种差距可能很难确定。

已经有研究证明，对于患有慢性背部疾病的患者，运用认知行为方法和进行体育锻炼一样可以缓解疼痛和改善功能[59, 60]。在这两种治疗方式下，患者的心理过程可能是相同的，与缓解和疾病相关的焦虑、恐惧和灾难思维有关，基本上传递出让人放心的信息——运动是可行的[59, 61, 62]。

针对不同引起回避行为的因素，提供不同形式的安抚。通过向患者提供有关病情的授权信息来管理与认知相关的回避行为。通过逐步重新引入患者已经停止的活动（见第8章的渐进式管理和第13章的运动演示）以及认知安抚来减少与学习经验相关的回避行为[50, 63]。

表现出与焦虑相关的回避行为的患者可能会在某种程度上对行为做出反应，但可能对推理或认知反应不佳。这一特定群体可能会从将心理护理作为整体管理计划的一部分中获益[50]。

认知和行为是不可分割的——与疾病相关的认知变化会影响个体的康复行为。同样地，引入安全的、不会加重病情的运动体验可以影响个体对自身疾病的感知，并鼓励他们尝试所害怕的运动（见图12.1）[63]。认知和行为安抚的结果可能是减轻疼痛、改善运动能力、恢复正常的职业和娱乐活动以及减少寻求医疗服务的行为[28, 59, 64–67]。最终的目标是：患者获得自主权并有控制感。

认知安抚

当一个人经历疼痛或运动受限时，他会为自己的病情编织一个个性化的故事：疾病是如何发生的，病情的性质，它将如何得到改善，等等。这个故事来源于众多信息源和以往经历，通常会混杂着消极信息，伴随着焦虑和灾难思维。例如："肩膀受伤了，看到网上说关节囊撕裂了，我的一个朋友做了手术后再也不能打网球，我能够再次打网球吗？"管理的重要部分是帮助患者将负面的叙述转变为有益和积极的。

协助个体转变其认知和叙述有几种方法。向患者提供有关其病情的信息是其中一种[28–30]；特别是那些包含授权的信息，让患者觉得自己能够采取行动的信息更有价值[68]。例如，一位患有冻结肩的舞者被误导，认为他的病情与关节囊撕裂有关。这导致了回避行为，舞者因为担心损伤而数月不使用他的手臂。该情况的积极方面是关节囊完好无损、坚固，可以自我恢复，而且不太可能导致残疾。该情况还提供了关于组织适应过程的额外信息，以及如何通过日常使用手臂加速适应。为了将疼痛与损伤区分开来，简单解释，说明损伤性疼痛和敏感性疼痛之间的区别（见第9章）[2]。2周后的会诊中，患者的肩部活动度显著增加，并且日常手臂使用量也增加。患者将这一改善归因于感到安全和有信心在疼痛范围内使用手臂。一般来说，替代

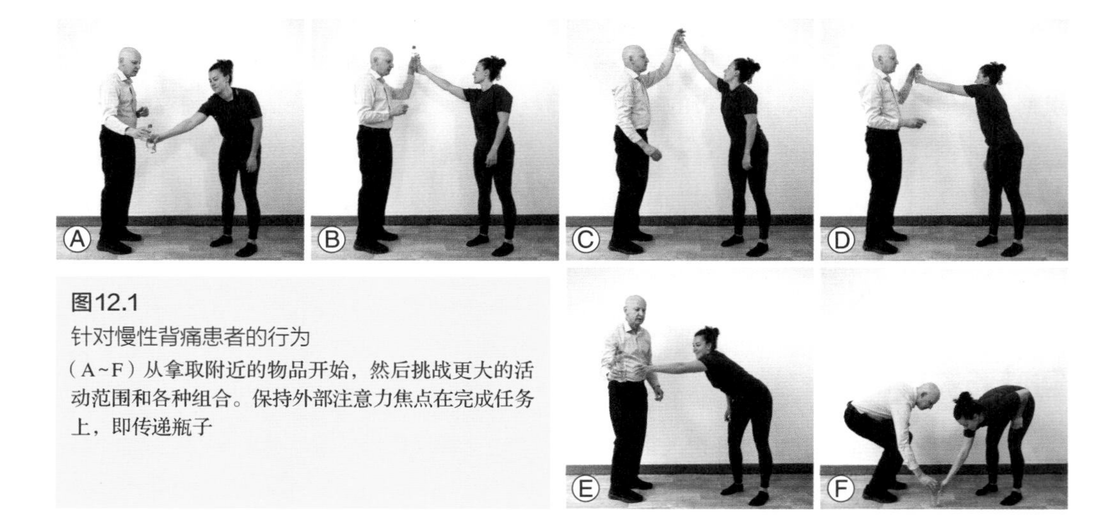

图12.1

针对慢性背痛患者的行为

（A~F）从拿取附近的物品开始，然后挑战更大的活动范围和各种组合。保持外部注意力焦点在完成任务上，即传递瓶子

性的叙述是围绕着增强信心的信息建立的，例如“很安全”“你可以做到”“一点儿都不复杂”“你有恢复的能力”等。

聚焦于“有能力的自我”，而不是“残缺的自我”，也是认知安抚的一部分，即向患者指出他们能够做什么，而不是不能做什么。例如，患有慢性背痛的人在进行具有挑战性的活动，如进行园艺活动、踢足球，甚至是冲浪时，可以几乎没有症状。

可以在与患者的会话中强调“有能力完成”的活动。这些信息可能与锻炼本身同样重要。个体的恐惧和焦虑可能会因为关注那些超出他们控制范围的因素、无法支持其回归功能性活动的信息而加剧。维持持续性疼痛的来自中枢神经系统的积极信息似乎对缓解疼痛和恢复功能有积极的影响[69]，本质上是将疼痛与损伤和危险区分开来的信息。向患者提供关于潜在损伤或病理的详细描述，或使用病理解剖学或机械模型来解释病情，其治疗价值存疑，甚至可能产生负面影响[70, 71]。使用“恶化”或“退化”等术语很可能会增加患者的焦虑和回避行为。即使是关于病情的必要负面信息，也可以夹杂在信息之间。例如，可以告诉患有半月板或椎间盘疾病的人，疼痛即使在无症状个体中也很常见，身体有能力恢复，并且积极活动是有帮助的。这里需注意，不要为患者创造不切实际的期望。我在我36年的实践中仍在不断对其进行完善。

行为安抚

行为安抚旨在通过在恐惧的活动方面创建积极的身体体验和叙述，从而尽可能减少回避行为[63–66, 72]。它包括“运动实验”，在这些实验中，个体可以重新评估什么是真实的和什么是假设的损失，以及损失如何影响他们的功能。重新评估这些预设观念的有用临床工具是第8章中描述的活动分级。这些活动挑战可以在治疗师的监督和支持下在诊所内进行。患者在可容忍的范围内执行功能性任务，通常增加4个任务组成部分（力量、耐力、活动范围和速度）。例如，在对患有持续性背痛患者的第一次诊疗中，我面对患者，要求他们反复将一瓶水递给我，然后取回（见图12.1A~F）。在这个活动过程中，我不断改变我的手臂位置，将其放置得更远，并鼓励患者弯腰到他们认为不安全的程度（我已经这样做了几十年，没有出现任何意外）。行为安抚后进行认知安抚，让患者认识到他们在执行这些具有挑战性的活动中多么成功和安全。

不适当的运动会传递错误信息吗？不适当的运动不利于个体康复，甚至可能会传递负面信息，增加患者对与病情相关的恐惧。例如，通常会建议患者进行一种所谓安全的躯干加强运动以缓解或预防背痛（虽然已经明确，躯干肌肉或核心力量与脊柱疼痛或损伤无关）[73, 74]。患者通常被建议进行限制躯干活动，例如“小心扭转和弯腰”“不要提着或者抱着买的东西”。这里隐含的负面信息是：日常活动是不安全的，应该避免；脊柱很脆弱，需要被小心照顾；只有通过特殊的背部锻炼才能康复。背痛患者经常会来到我的诊所，抱怨他们的改善不足是由于脊柱或核心肌肉一直很弱，并认为这是由于自己未能正确或定期进行运动（见下文的内疚和无能）。在这种情况下，我会引导患者进行功能性活动，远离特定的背部运动，将康复的重心转移到功能领域。

安抚治疗师

治疗师的一个常见担忧是所开具的运动处方是否安全：它们会造成伤害吗？患者会起诉我吗？我会失去执业许可吗？治疗师的焦虑也可能拉大实际损伤或缺陷与所推测的损伤或缺陷之间的差异。这种焦虑与评估和诊断的不确定性有关。即使是关节活动度检查这样的简单测试也可能有结果偏差。它常常受患者对疼痛或再受伤的恐惧影响，或者受到物理检查的效度和信度不足的影响[75–82]。因此，评估实际损伤水平可能仍然无法解决结果偏差，而且患者的恐惧可能代表真实的、与安全有关的提示。除此之外，不确定患者对所开具运动处方的反应也是一个原因。这些不确定性可能削弱治疗师对治疗安全性的信心，并对治疗产生负面影响，例如开具低强度无效的锻炼或不必要地限制个体的功能表现。这些担忧可能会反馈给患者，强化他们的负面信念、恐惧和回避行为[37]。因此，治疗师也需要安抚。其中一个解决方法是接受不确定性，并制订一个管理计划，考虑未知因素，主要使用第8章中讨论的活动分级。这有助于治疗师和患者都放心——运动是安全的。

心理困扰：治疗师的作用

受伤、疼痛和功能丧失通常伴随着负面情绪，如失望、愤怒、悲伤、无助、绝望和抑郁。个体可能会感到自己的身体让自己失望。这些情绪常伴随着身体形象和自我形象的变化，当个体无法恢复为原来积极的自己时，会有一种失落感[8]。

治疗师与患者互动可以在减轻与疾病相关的心理压力和帮助患者恢复功能方面发挥重要作用[29, 61, 83]。临床诊断时应该关注患者的情绪状态、展现同理心、不评判、有爱心、支持和鼓励。例如，治疗师展现同理心已被证明可以在几个月内显著减轻患者的慢性疼痛[84]。治疗师的非语言交流也会影响治疗结果。当治疗师采用前倾的姿势、微笑、点头和以相对高的声调说话时，患者更愿意表达自己。因此，治疗师与患者积极沟通可以辅助开具运动处方[85]。

常见的5种健身错误或不良行为

不切实际和不灵活的管理，可能会引起负面情绪，使个体不愿参与指定的活动，特别是：

- 内疚——没有做上次的课后运动；
- 羞耻——羞于告诉治疗师或同伴；
- 尴尬——被认为“软弱”或“不可靠”；
- 绝望——太多或太复杂的运动，在一天中没有足够的时间进行；
- 无能——无法控制核心，无法学习或记住简单的运动。

以下所述的临床态度以及运用SMART（S：具体的；M：可衡量的；A：可达到的；R：有相关性；T：有时限的）原则可最少化这些困难情绪的发生。

- 所开出的训练方案要与个体及其病情特点相符，并纳入其独特的生活背景之中。
- 患者的进展情况可以通过使用简单的0~10症状和功能量表来测量。
- 矫正性活动要简单易行，并符合个体的功能表现和能力范围。
- 管理方案应考虑个体的生活实际情况，并符合现实情况。
- 管理方案应在合理的时间范围内完成。

此外，让患者参与规划，要尊重他们的自主权，给予他们选择权，并且要灵活和开放地调整治疗方案[86]。总之，要将控制权交给患者[87]。

在功能训练中监测进展

在功能训练中，矫正性锻炼和目标任务是一致的。它们构成了一个活动的连续体，例如，行走以恢复膝关节在行走中的活动度。而在非功能训练中，矫正性锻炼与目标任务不同，例如，在行走时使用伸展锻炼恢复膝关节活动度。由于在功能训练中锻炼和目标任务相同，因此在管理期间只需考虑、监测和调整一个变量：行走。而非功能训练更加复杂，通常包含多个锻炼，需要不断评估和调整，以确定它们对目标任务的影响。此外，非功能训练和目标任务的进展速度可能不同，因此进行腿部伸展的收益可能无法反映在行走的关节活动度改善中。因此，功能训练可以简化患者和治疗师对康复进展的追踪。

结束治疗和维持改进

个体康复治疗何时结束通常基于患者的功能目标：有效地（成功地达到活动目标），高效地（用最少的精力完成），舒适地（可忍受的不适/最轻的疼痛和僵硬感）执行日常活动。这些恢复目标根据患者和病情的性质设定。例如，我最近对一位85岁的人进行了全膝关节置换手术后的康复管理。到第4周或第5周，患者达到了大部分康复目标：起立和坐下，步行以及上下楼梯（有轻微不适）。此时，患者已经达到了功能的临界点，在这个点上，参与日常活动将“消除”大部分的运动缺陷。这些改进很可能会在个体参与其运动库的情况下长期维持。毕竟，功能能力是通过保持功能性而维持的。

小结

- 这一章探讨了如何增强患者对运动处方的遵从性。
- 参与运动的行为可以受到两种关键行为的影响：遵从和回避。
- 遵从是指个体对规定活动的坚持程度。
- 回避是指由于与病情相关的恐惧而自我限制身体参与活动。
- 个体过去和现在的经历会影响回避和遵从行为。
- 生物－心理－社会和环境因素以及运动的性质都会影响遵从性。
- 提升个体当前与病情相关的参与度被认为是个体与环境相互作用下的最佳解决方案。
- 在功能训练中，目标是在最小化干扰个体与环境相互作用的情况下提供最优的治疗效果。
- 针对非遵从行为，目标是通过将运动管理整合到个体的习惯和环境中，最大限度地减少变化。
- 针对回避行为，目标是通过增强信心和积极的身体体验来提供认知和行为上的安抚。
- 受伤、疼痛和功能丧失与负面情绪相关，这可能会影响身体参与度。
- 治疗关系在消除心理困扰和促进恢复功能方面发挥重要作用。

参考文献

[1] Anderson CL, Feldman DB. Hope and physical exercise: the contributions of hope, self-efficacy, and optimism in accounting for variance in exercise frequency. Psychol Rep. 2020; 123: 1145–59.

[2] Rhodes RE, de Bruijn GJ. What predicts intention-behavior discordance? A review of the action control framework. Exerc Sport Sci Rev. 2013; 41: 201–7.

[3] Rhodes RE, Yao CA. Models accounting for intention-behavior discordance in the physical activity domain: a user's guide, content overview, and review of current evidence. Int J Behav Nutr Phys Act. 2015; 12: 9.

[4] Holden MA, Haywood KL, Potia TA, Gee M, McLean S. Recommendations for exercise adherence measures in musculoskeletal settings: a systematic review and consensus meeting (protocol). Syst Rev. 2014; 3: 10.

[5] Trost SG, Owen N, Bauman AE, Sallis JF, Brown W. Correlates of adults' participation in physical activity: review and update. Med Sci Sports Exerc. 2002; 34: 1996–2001.

[6] Jordan JL, Holden MA, Mason EE, Foster NE. Interventions to improve adherence to exercise for chronic musculoskeletal pain in adults. Cochrane Database Syst Rev. 2010 Jan 20; 1: CD005956.

[7] Jack K, McLean SM, Moffett JK, Gardiner E. Barriers to treatment adherence in physiotherapy outpatient clinics: a systematic review. Man Ther. 2010; 15: 220–8.

[8] Smith BE, Hendrick P, Smith TO, Bateman M, Moffatt F, Rathleff MS, et al.Should exercises be painful in the management of chronic musculoskeletal pain? A systematic review and meta-analysis. Br J Sports Med. 2017; 51: 1679–87.

[9] Herring MP, Sailors MH, Bray MS. Genetic factors in exercise adoption, adherence and obesity. Obes Rev. 2014; 15: 29–39.

[10] Chan DK, Lonsdale C, Ho PY, Yung PS, Chan KM. Patient motivation and adherence to postsurgery rehabilitation exercise recommendations: the influence of physiotherapists' autonomy-supportive behaviors. Arch Phys Med Rehabil. 2009; 90: 1977–82.

[11] Jolly K, Taylor R, Lip GY, Greenfield S, Raftery J, Mant J, et al. The Birmingham Rehabilitation Uptake Maximization Study (BRUM). Home-based compared with hospital-based cardiac rehabilitation in a multiethnic population: cost-effectiveness and patient adherence. Health Technol Assess. 2007; 11: 1–118.

[12] Sluijs EM, Kok GJ, van der Zee J. Correlates of exercise compliance in physical therapy. Phys Ther. 1993; 73: 771–82.

[13] Duda JL, Smart AE, Tappe MK. Predictors of adherence in the rehabilitation of athletic injuries: an application of personal investment theory. J Sport Exerc Psychol. 1989; 11: 367--81.

[14] Picorelli AM, Pereira LS, Pereira DS, Felício D, Sherrington C. Adherence to exercise programs for older people is influenced by program characteristics and personal factors: a systematic review. J Physiother. 2014; 60: 151– 6.

[15] Pérusse L, Tremblay A, Leblanc C, Bouchard C. Genetic and environmental influences on level of habitual physical activity and exercise participation. Am J Epidemiol. 1989; 129: 1012–22.

[16] De Geus E, Bartels M, Kaprio J, Lightfoot J, Thomis M. Genetics of regular exercise and sedentary behaviors. Twin Res Hum Genet. 2014; 17: 262–71.

[17] de Vilhena e Santos DM, Katzmarzyk PT, Teixeira Seabra AF, Ribeiro Maia JA. Genetics of physical activity and physical inactivity in humans. Behav Genet. 2012; 42: 559–78.

[18] Beunen G, Thomis M. Genetic determinants of sports participation and daily physical activity. Int J Obes Relat Metab Disord. 1999; 23 Suppl 3: S55–63.

[19] Pereira S, Katzmarzyk PT, Gomes TN, Elston R, Maia J. How consistent are genetic factors in explaining leisuretime physical activity and sport participation? The Portuguese Healthy Families Study. Twin Res Hum Genet. 2018; 21: 369–77.

[20] Moran M, Van Cauwenberg J, Hercky-Linnewiel R, Cerin E, Deforche B, Plaut P. Understanding the relationships between the physical environment and physical activity in older adults: a systematic review of qualitative studies. Int J Behav Nutr Phys Act. 2014; 11: 79.

[21] World Health Organization. Adherence to long-term therapies: evidence for action. World Health Organization, 2003.

[22] Meade LB, Bearne LM, Sweeney LH, Alageel SH, Godfrey EL. Behaviour change techniques associated with adherence to prescribed exercise in patients with persistent musculoskeletal pain: systematic review. Br J Health Psychol. 2019; 24: 10–30.

[23] Marley J, Tully MA, Porter-Armstrong A, Bunting B, O' Hanlon J, Atkins L, et al. The effectiveness of interventions aimed at increasing physical activity in adults with persistent musculoskeletal pain: a systematic review and meta-analysis. BMC Musculoskelet Disord. 2017; 18: 1–20.

[24] Evenson K, Fleury J. Barriers to outpatient cardiac rehabilitation participation and adherence. J Cardiopulm Rehab. 2000; 20: 241–6.

[25] Locke EA. Toward a theory of task motivation incentives. J Organ Behav Hum Perform. 1966; 3: 157– 89.

[26] McCall LA, Ginis KAM. The effects of message framing on exercise adherence and health beliefs among patients in a cardiac rehabilitation program. J Appl Biobehav Res. 2004; 9: 122–35.

[27] Henrotin YE, Cedraschi C, Duplan B, Bazin T, Duquesnoy B. Information and low back pain management: a systematic review. Spine (Phila Pa 1976). 2006; 31: E326–34.

[28] Burton AK, Waddell, G, Tillotson KM, Summerton N. Information and advice to patients with back pain can have a positive effect. A randomised controlled trial of a novel educational booklet in primary care. Spine. 1999; 24: 2484–91.

[29] Linton SJ, Andersson T. Can chronic disability be prevented? A randomized trial of a cognitive-behavior intervention and two forms of information for patients with spinal pain. Spine. 2000; 25: 2825–31.

[30] Moseley GL, Nicholas MK, Hodges PW. A randomized controlled trial of intensive neurophysiology education in chronic low back pain. Clin J Pain. 2004; 20: 324–30.

[31] Pfingsten M. Functional restoration: it depends on an adequate mixture of treatment. Schmerz. 2001; 15: 492–8.

[32] Jackson L, Leclerc J, Erskine Y, Linden W. Getting the most out of cardiac rehabilitation: a review of referral and adherence predictors. Heart. 2005; 91: 10–14.

[33] Hassett LM, Tate RL, Moseley AM, Gillett LE. Injury severity, age and preinjury exercise history predict adherence to a home-based exercise programme in adults with traumatic brain injury. Brain Inj. 2011; 25: 698–706.

[34] Dolan-Mullen P, Green LW, Persinger GS. Clinical trials of patient education for chronic conditions: a comparative meta-analysis of intervention types. Prev Med. 1985; 14: 753–81.

[35] Ice R. Long term compliance. Phys Ther. 1985; 65: 1832–9.

[36] Kori S, Miller R, Todd D. Kinesiophobia: a new view of chronic pain behaviour. Pain Man. 1990: 3: 35–43.

[37] Poiraudeau S, Rannou F, Baron G, Henanff LE, Coudyre E, Rozenberg S, et al. Fear-avoidance beliefs about back pain in patients with subacute low back pain. Pain. 2006; 124: 305–11.

[38] Leeuw M, Goossens MEJB, Linton SJ, Crombez G, Boersma K, Vlaeyen JWS. The fear-avoidance model of musculoskeletal pain: current state of scientific evidence. J Behav Med. 2007; 30: 77–94.

[39] Shaw WS, Pransky G, Patterson W, Linton SJ, Winters T. Patient clusters in acute, work-related back pain based on patterns of disability risk factors. J Occup Environ Med. 2007; 49: 185–93.

[40] Elfving B, Andersson T, Grooten WJ. Low levels of physical activity in back pain patients are associated with high levels of fear-avoidance beliefs and pain catastrophizing. Physiother Res Int. 2007; 12: 14–24.

[41] Thomas JS, France CR. Painrelated fear is associated with avoidance of spinal motion during recovery from low back pain. Spine (Phila Pa 1976). 2007; 32: E460–6.

[42] Thomas JS, France CR, Lavender SA, Johnson MR. Effects of fear of movement on spine velocity and acceleration after recovery from low back pain. Spine (Phila Pa 1976). 2008; 33: 564–70.

[43] George SZ, Wittmer VT, Fill- ingim RB, Robinson ME. Fear-avoidance beliefs and temporal summation of evoked thermal pain influence self-report of disability in patients with chronic low back pain. J Occup Rehab. 2006; 16: 95–108.

[44] Severeijns R, Vlaeyen JW, van den Hout MA, Weber WE. Pain catastrophizing predicts pain intensity, disability, and psychological distress independent of the level of physical impairment. Clin J Pain. 2001; 17: 165–72.

[45] Woby SR, Watson PJ, Roach NK, Urmston M. Adjustment to chronic low back pain: the relative influence of fear-avoidance beliefs, catastrophising, and appraisals of control. Behav Res Ther. 2004; 42:

761–74.

[46] Swinkels-Meewisse IE, Roelofs J, Oostendorp RA, Verbeek ALM, Vlaeyen JWS. Acute low back pain: pain-related fear and pain catastrophizing influence physical performance and perceived disability. Pain. 2006; 120: 36–43.

[47] Al-Obaidi SM, Nelson RM, Al-Awadhi S, Al-Shuwaie N. The role of anticipation and fear of pain in the persistence of avoidance behavior in patients with chronic low back pain.Spine. 2000; 25: 1126–31.

[48] Kvist J, Ek A, Sporrstedt K, Good L. Fear of reinjury: a hindrance for returning to sports after anterior cruciate ligament reconstruction. Knee Surg Sports Traumatol Arthrosc. 2005; 13: 393–7.

[49] Crombez G, Vlaeyen JW, Heuts PH, Lysens R. Pain-related fear is more disabling than pain itself: evidence on the role of pain-related fear in chronic back pain disability. Pain. 1999; 80: 329–39.

[50] Rainville J, Smeets RJ, Bendix T, Tveito TH, Poiraudeau S, Indahl AJ, et al. Fear-avoidance beliefs and pain avoidance in low back pain: translating research into clinical practice. Spine J. 2011; 11: 895–903.

[51] Wenzel HG, Vasseljen O, Mykletun A, Nilsen TI. Pre-injury health-related factors in relation to self-reported whiplash: longitudinal data from the HUNT study, Norway. Eur Spine J. 2012; 21: 1528–35.

[52] Kamper SJ, Maher CG, Menezes Costa L da C, McAuley JH, Hush JM, Sterling M. Does fear of movement mediate the relationship between pain intensity and disability in patients following whiplash injury? A prospective longitudinal study. Pain. 2012; 153: 113–19.

[53] Mykletun A, Glozier N, Wenzel HG, Overland S, Harvey SB, Wessely S, et al. Reverse causality in the association between whiplash and symptoms of anxiety and depression: the HUNT study. Spine (Phila Pa 1976). 2011; 36: 1380–6.

[54] Carragee E, Alamin TF, Miller JF, Carragee JM. Discographic, MRI and psychosocial determinants of low back pain disability and remission: a prospective study in subjects with benign persistent back pain. Spine J. 2005; 5: 24–35.

[55] Grotle M, V llestad NK, Veier d MB, Brox JI. Fear-avoidance beliefs and distress in relation to disability in acute and chronic low back pain. Pain. 2004; 112: 343–52.

[56] Grotle M, V llestad NK, Brox JI. Clinical course and impact of fear-avoidance beliefs in low back pain: prospective cohort study of acute and chronic low back pain: II. Spine (Phila Pa 1976). 2006; 31: 1038–46.

[57] Pincus T, Vogel S, Burton AK, Santos R, Field AP. Fear avoidance and prognosis in back pain: a systematic review and synthesis of current evidence. Arthritis Rheum. 2006; 54: 3999–4010.

[58] Vangronsveld K, Peters M, Goossens M, Vlaeyen J. The influence of movement and pain catastrophising on daily pain and disability in individuals with acute whiplash injury: a daily diary study. Pain. 2008; 139: 449–57.

[59] Smeets RJ, Vlaeyen JW, Kester AD, Knottnerus JA. Reduction of pain catastrophizing mediates the outcome of both physical and cognitive-behavioral treatment in chronic low back pain. J Pain. 2006; 7: 261–71.

[60] Critchley DJ, Ratcliffe J, Noonan S, Jones RH,Hurley MV. Effectiveness and cost-effectiveness of three types of physiotherapy used to reduce chronic low back pain disability: a pragmatic randomized trial with economic evaluation. Spine. 2007; 32: 1474–8.

[61] Ikemoto T, Miki K, Matsubara T, Wakao N. Psychological treatment strategy for chronic low back pain. Spine Surg Relat Res. 2018; 3: 199–206.

[62] Steptoe A, Edwards S, Moses J, Mathews A. The effects of exercise training on mood and perceived coping ability in anxious adults from the general population. J Psychosom Res. 1989; 33: 537–47.

[63] Vlaeyen JW, Linton SJ. Fear-avoidance model of chronic musculoskeletal pain: 12 years on. Pain.

2012; 153: 1144–7.

[64] Linton SJ, Ryberg M. A cognitive-behavioral group intervention as prevention for persistent neck and back pain in a non-patient population: a randomized controlled trial. Pain. 2001; 90: 83–90.

[65] Linton SJ, Boersma K, Jansson M, Sv rd L, Botvalde M. The effects of cognitive-behavioral and physical therapy preventive interventions on pain-related sick leave: a randomized controlled trial. Clin J Pain. 2005; 21: 109–19.

[66] Linton SJ, Nordin E. A 5-year follow-up evaluation of the health and economic consequences of an early cognitive behavioral intervention for back pain: a randomized, controlled trial. Spine. 2006; 31: 853–8.

[67] Hoffman BM, Papas RK, Chatkoff DK, Kerns RD. Meta-analysis of psychological interventions for chronic low back pain. Health Psychol. 2007; 26: 1–9.

[68] Crow R, Gage H, Hampson S, Hart J, Kimber A, Thomas H. The role of expectancies in the placebo effect and their use in the delivery of health care: a systematic review. Health Technol Assess. 1999; 3: 1–96.

[69] Marris D, Theophanous K, Cabezon P, Dunlap Z, Donaldson M. The impact of combining pain education strategies with physical therapy interventions for patients with chronic pain: a systematic review and meta-analysis of randomized controlled trials. Physiother Theory Pract. 2019; 30: 1–2.

[70] Louw A, Diener I, Butler DS, Puentedura EJ. The effect of neuroscience education on pain, disability, anxiety, and stress in chronic musculoskeletal pain. Arch Phys Med Rehabil. 2011; 92: 2041–56.

[71] Werner EL, Storheim K, L chting I, Wisl ff T, Grotle M. Cognitive patient education for low back pain in primary care: a cluster randomized controlled trial and cost-effectiveness analysis. Spine (Phila Pa 1976). 2016; 41: 455–62.

[72] Linton SJ, Boersma K, Jansson M, Overmeer T, Lindblom K, Vlaeyen JWS. A randomized controlled trial of exposure in vivo for patients with spinal pain reporting fear of work-related activities. Eur J Pain. 2008; 12: 722–30.

[73] Hamberg-van Reenen HHA. Systematic review of the relation between physical capacity and future low back and neck/shoulder pain. Pain. 2007; 130: 93–107.

[74] Lederman E. The myth of core stability. J Bodyw Mov Ther. 2010; 14: 84–98.

[75] Paulet T, Fryer G. Interexaminer reliability of palpation for tissue texture abnormality in the thoracic paraspinal region. IJOM 2009; 1: 92–6.

[76] May S, Littlewood C, Bishop A.Reliability of procedures used in the physical examination of non-specific low back pain: a systematic review. Aust J Physiother. 2006; 52: 91–102.

[77] van Trijffel E, Anderegg Q, Bossuyt PM, Lucas C. Inter-examiner reliability of passive assessment of intervertebral motion in the cervical and lumbar spine: a systematic review. Man Ther. 2005; 10: 256–69.

[78] Seffinger MA, Najm WI, Mishra SI, Adams A, Dickerson VM, Murphy LS, et al. Reliability of spinal palpation for diagnosis of back and neck pain: a systematic review of the literature. Spine (Phila Pa). 2004; 29: E413–25.

[79] Dunk NM, Chung YY, Compton DS, Callaghan JP. The reliability of quantifying upright standing postures as a baseline diagnostic clinical tool. J Manipulative Physiol Ther. 2004; 27: 91–6.

[80] Hollerw ger D. Methodological quality and outcomes of studies addressing manual cervical spine examinations: a review. Man Ther. 2006; 11: 93–8.

[81] McCaw ST, Bates BT. Biomechanical implications of mild leg length inequality. Br J Sports Med. 1991; 25: 10–13.

[82] Mannello DM. Leg length inequality. J Manipulative Physiol Ther. 1992; 15: 576–90.

[83] Bieber C, M ü ller KG, Blumenstiel K, Schneider A, Richter A, Wilke S, et al. Long-term effects of a shared decision-making intervention on physician-patient interaction and outcome in fibromyalgia. A

qualitative and quantitative 1 year follow-up of a randomized controlled trial. Patient Educ Couns. 2006; 63: 357–66.

[84] Cánovas L, Carrascosa AJ, García M, Fernández M, Calvo A, Monsalve V, et al. Impact of empathy in the patient-doctor relationship on chronic pain relief and quality of life: a prospective study in spanish pain clinics. Pain Med. 2018; 19: 1304–14.

[85] Miciak M, Gross DP, Joyce A.A review of the psychotherapeutic 'common factors' model and its application in physical therapy: the need to consider general effects in physical therapy practice. Scand J Caring Sci. 2012; 26: 394–403.

[86] Náfrádi L, Kostova Z, Nakamoto K, Schulz PJ. The doctor-patient relationship and patient resilience in chronic pain: a qualitative approach to patients' perspectives. Chronic Illn. 2018; 14: 256–70.

[87] Kiesler DJ, Auerbach SM. Integrating measurement of control and affiliation in studies of physician-patient interaction: the interpersonal circumplex. Soc Sci Med. 2003; 57: 1707–22.

第13章

总结：构建一个功能性运动管理计划

第13章　总结：构建一个功能性运动管理计划

阅读到本书的这一章，你可能想知道如何将所有内容整合成一个连贯且有效的运动管理计划。本章将展示如何针对常见肌肉骨骼疾病和疼痛情况构建运动管理计划，重点是针对与共享运动库相关的日常活动的运动处方。本书其他章节，特别是第8章中已经讨论了康复的运动处方示例。基本原则是通过减弱或增强运动，所有活动都可以成为恢复性运动。在诊所中，我很少让运动员进行非功能训练，而是围绕他们特定的运动和活动构建运动管理计划。

因此，我们如何构建一个基于功能和过程的运动处方呢？第一步是确定个体病症的恢复过程。大多数肌肉骨骼疾病可能属于以下一个或多个组。

恢复过程	修复	适应	缓解症状
病症	**所有急性疾病和预期修复时间内的急性复发情况，例如：** 所有急性组织损伤 急性疼痛，无论有无损伤 关节和肌肉扭伤 急性腰背痛和颈痛，包括椎间盘相关疾病 手术后的急性期 钝性创伤 冻结肩的疼痛期 急性肌腱病变 慢性疼痛症状的急性加重，例如腰背痛和关节炎 过度使用性损伤	**影响功能能力和表现控制的所有疾病（不一定与修复或疼痛有关），例如：** 涉及任务表现的病症 影响任务组成部分的病症（力量、耐力、速度和活动范围、平衡性和协调性） 后期修复阶段的重塑 手术后的恢复期 需要诱导结构/生物力学变化以促进康复的病症 固定后、停训，活动范围丧失，例如冻结肩的僵硬期 中枢神经系统受损 姿势和运动再教育/康复	**所有症状持续超出预期修复时间的情况，例如：** 所有持续的疼痛、不适和僵硬 慢性腰背痛和颈痛 慢性关节炎疼痛 慢性肌腱炎? 过度使用性损伤?

接下来，可以根据与病症恢复过程相关的特点制订运动管理计划。

条件	所有在修复时间范围内的急性病症和恶化情况	所有影响功能能力和表现控制的病症	所有症状持续超出预期修复时间的情况
恢复过程	修复	适应	缓解症状
具体的管理	循环和重复负荷 受损区域的局部处理 初始阶段，可以将运动分解到特定关节 主动或被动运动 任何运动模式，但最好是功能性的 非功能性的也可以，但应尽快被功能性活动替代 可忍受的不适/无痛的活动分级：最初可能需要减弱至亚功能强度，然后增强至低/中度功能负荷	主动运动 功能性、任务特定性 整体和目标性的运动 频繁地进行目标活动可能会有不适感，但不适通常是可以接受的 活动分级：从当前的功能水平递增（不需要减弱）	所有形式的运动，功能性运动可能比非功能性运动更有优势 不适/轻微疼痛可能是正常的，但注意不要再次引起急性期加重 活动分级：从当前功能水平开始递增，无须减弱，除非用于安抚（但要非常谨慎地使用）

此时，活动/锻炼的总体原则已经确定，现在我们需要考虑锻炼的实际物理形式。这部分由病症所在的4个功能区域决定。

考虑与共享运动库相关的活动和运动	躯干	腿部	手臂	颈部
	所有的活动 弯腰，扭转 举重 搬运	所有直立/负重活动： 坐起来 站立 行走 上下楼梯	伸手取物 推拉 搬运 用手操作物品	所有活动，尤其是需要头部和颈部参与的活动，例如转头看

功能区域分类能够帮助我们选择增加或减少受影响区域的体力需求的活动（见第1章）。需要记住的是，所有任务都涉及整个身体，因此作用会重叠。例如，伸手动作可以用于恢复肩部，也可以用于治疗膝关节或腰背部疾病。

现在，我们已经制订了一套顶级的个性化和与病症相关的运动管理计划；但是，我们必须确保个体实际上会遵守和坚持这个计划。

这些参与目标得到了协同管理的因素的支持（见第12章）：

病症	见上文	见上文	见上文
恢复过程	**修复**	**适应**	**缓解症状**
特定的治疗	见上文	见上文	见上文
协同管理	心理：减轻与运动/疼痛相关的焦虑和避免灾难思维，提供支持和安慰。 治疗关系：保持专业边界，提供非评判性的同理心支持，进行清晰的沟通，重视患者的体验，尊重患者的信仰。 认知：告知、让患者参与规划和目标设定，为其提供选择。 行为：支持康复行为，增强对回避行为的意识。 使康复活动融入患者的日常运动库中，易于患者访问，简单易行		

一旦个体利用共享运动库进行恢复，就可以使用第8章中描述的活动分级逐步恢复其独特的活动，包括体育运动。

现在，我们已经有了一个制订运动管理计划的总体结构（见图13.1）。

在制订运动处方时，我们可以借助图 13.1 所示的流程图。以下是我在诊所中接诊的一些患者以及他们所接受的运动处方的例子，这些患者通常患有肌肉骨骼疾病和疼痛症状。尽管运动处方在我的整体康复管理中占据重要地位，但我也会使用其他治疗方式，例如手动疗法和认知行为疗法。

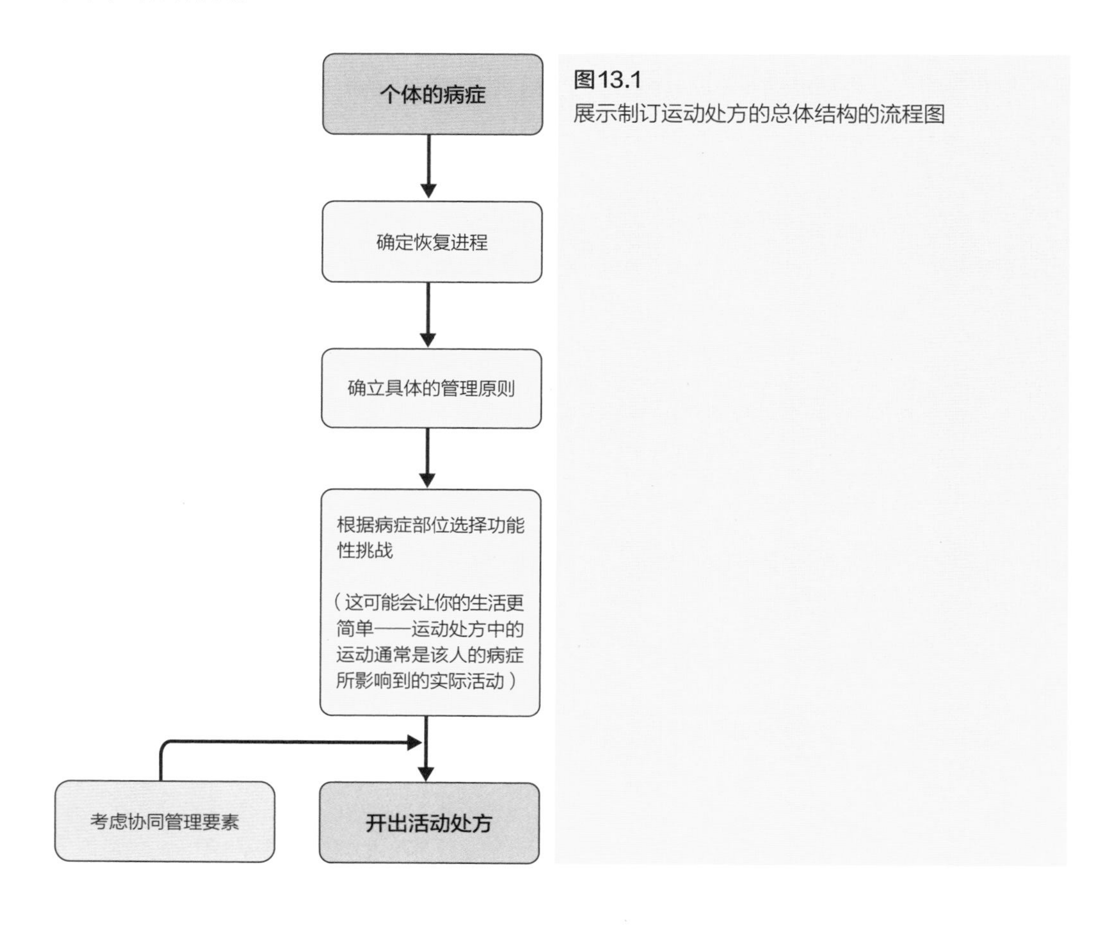

图13.1
展示制订运动处方的总体结构的流程图

急性非特异性腰背痛

患者病症	急性非特异性腰背痛
恢复进程	修复
活动/运动特点	循环和重复负荷 活动施加在躯干上 可忍受的不适/无痛运动 主动或被动运动 任何运动模式都可以，但最好是功能性的 非功能性活动也可以，但应尽快转为功能性活动 活动分级：最初可能需要减轻，但要保持低/中度的功能性负荷
考虑开具这些功能性活动	所有的活动都可以进行，但要让疼痛“引导”你 在保护阶段，保持活动，例如，每天多次进行短暂的步行活动 在恢复阶段，可以逐渐重新引入运动和其他独特的活动（大约当疼痛水平降至原疼痛水平的4/10以下时）（对于特定于运动的康复，参见第8章）
管理方面的考虑因素	解释损伤性疼痛 “不需要特别的背部锻炼，只需多走路即可” 向患者保证，通过良好的管理，急性腰背痛会迅速缓解，通常在1~3周内缓解

急性腰椎间盘突出（伴或不伴根性受累）

患者病症	急性腰椎间盘突出（伴或不伴根性受累）
恢复进程	修复
活动/运动特点	循环和重复负荷 涉及躯干 可忍受的不适/无痛运动 主动或被动运动 任何运动模式都可以，但最好是功能性的 非功能性活动也可以，但应该迅速被功能性活动取代 活动分级：最初可能需要减弱或维持日常活动来保持低/中度功能性负荷
考虑开具这些功能性活动	所有活动都可以进行，但要让疼痛“引导”你 在保护阶段，保持活动，特别是步行，例如每天多次短暂步行 在恢复阶段，可以逐渐重新引入运动和其他独特的活动（大约在疼痛水平降至原疼痛水平的4/10以下时）
管理方面的考虑因素	解释损伤性疼痛并揭开椎间盘的神秘面纱。“你扭伤了下背部。像身体中的其他关节一样，椎间盘会通过修复来恢复。随着区域组织的愈合，疼痛和腿部症状可能会得到缓解。运动是一个很好的治疗师，继续运动。”“没有必要进行特殊的背部锻炼，只需走走就可以了” 向患者保证，通过良好的管理，急性椎间盘症状可以在4~8周内解决

注意：急性腰背痛患者若被建议保持活动，相较于卧床休息建议，保持活动可能会有轻微的减轻疼痛和提高功能的效果。而坐骨神经痛患者使用这两种方法得到的效果几乎没有差异[1]。然而，长时间的卧床休息可能会有潜在的有害影响，因此建议保持活动。此外，活动（非功能性）和保持活动（功能性）之间似乎没有明显区别[1]。因此，让活动简单并保持功能性。

慢性非特异性腰背痛

患者病症	慢性非特异性腰背痛
恢复进程	缓解症状
活动/运动特点	任何运动模式都可以，但最好是功能性的 运动期间和短暂时间内的耐受不适/疼痛是可以接受的 在一天中频繁进行活动（例如，每天3次短时间散步可能比一次长时间散步更好） 活动分级：从当前能力出发，逐步增加活动强度，特别是对那些因与疼痛和运动相关的焦虑而退出活动的人群
考虑开具这些功能性活动	所有功能性和非功能性活动都可以使用 步行：增加距离和速度 弯腰和举起物品：站立弯腰拾起物品，而不是下蹲（见图13.2A~E） 弯腰和扭转，例如洗碗或系鞋带时站立弯腰，而不是下蹲 搬运，例如在购物时两只手交替拿一个或两个袋子，逐渐增加重量（见图13.3A~D）
管理方面的考虑因素	解释敏感性疼痛。脊柱并没有受到损伤，只是变得敏感了。脊柱的结构强度与没有疼痛的人没有区别，因此可以安全地安排全面的运动库，包括体育活动 管理与安抚和功能性相关（见第12章）

注意：请记住，减轻疼痛以及缓解与运动相关的焦虑是实现功能恢复的重要途径。建议患者在日常活动中弯曲背部，包括普通的举重；这是安全和有益的。[2]

不需要限制身体活动。[3]

直腿举重和弯曲脊柱对你的背部并不会造成伤害。[4]

每天举重超过25千克和频率超过25次，一年腰背疼痛发病率会增加约4%。[5]

冻结肩：疼痛期

冻结肩最初的症状是肩关节的炎症[6]。它不会使组织抗张强度丧失，它并不是一种损伤（虽然极少数情况下可能由上半身创伤引起）。在这种情况下，目标是通过运动来缓解疼痛。

患者病症	冻结肩：疼痛期
恢复进程	修复（即消除炎症）
活动/运动特点	多次重复，循环运动 每天可以进行多次运动以控制疼痛 应用于肩部 无痛的活动范围 主动或被动运动 任何运动模式都可以，但最好是功能性的 活动分级：初始时，由于疼痛，强度可能会减弱。常常有明显的手臂保护行为，可能需要几周时间才能缓解并被恢复性行为所取代。应该在改进的同时鼓励功能参与
考虑开具这些功能性活动	步行（或站立），引入屈伸循环的臂部摆动（通常是最不痛的）。在肢体条件允许的情况下，加入肩部内收-外展。随着无痛活动范围的改善，稍后加入肩部内旋-外旋，通过将肘部伸出，同时摆动臂部进行屈伸循环（见图13.4A~G） 最初，如果患者的疼痛太严重而无法进行主动摆动，则治疗师可以将这些运动作为被动运动引入
管理方面的考虑因素	向患者解释病症的性质以及肩部的实际情况。疼痛侧肩部与非疼痛的一侧一样强壮，疼痛加重是由于炎症引起的疼痛敏感性，而不是再次受伤 不要拉伸疼痛的肩部，这会让症状更严重[7] 这种管理方法可以将疼痛期缩短至4~8周

冻结肩：僵硬期

在僵硬期，炎症和疼痛通常已经减轻，但由于肩关节囊、韧带和肌腱的过度纤维化、挛缩和增厚，患者的活动范围会受到严重限制，尤其是关节囊的前部、喙肱韧带和肱二头肌腱（不常见粘连）[8-10]。

患者病症	冻结肩：僵硬期
恢复进程	适应
活动/运动特点	功能性、整体任务训练 全天频繁重复 活动分级：从亚功能级别到功能级别，逐步增加强度 注重所有任务组成部分，特别是活动范围[11]
考虑开具这些功能性活动	所有伸臂、举起和搬运任务。请注意，肩部是完好无损的，因此可以使用力量（见图13.5A~C、图13.6A~F、图13.7A~B和图13.8A~H） 初期可能需要治疗师的帮助（见图13.9A~H）
管理方面的考虑因素	解释生物力学僵硬（见第11章）和适应性训练的训练条件——特异性（使用类似于日常活动的练习），需要高强度的参与和过载训练（超过当前能力的训练）（见第6章） 强调目前余下的疼痛是由敏感性而不是损伤或炎症引起的，患侧的结构强度与健侧的没有明显区别，因此，可以安全地恢复完整的功能能力。理想情况下，在体验到不适时舒展达到末端范围（见图13.5A~C）

术后肩部：急性早期阶段

患者病症	术后肩部：急性早期阶段
恢复进程	修复（炎症和增殖阶段）
活动/运动特点	**始终遵循外科医生的建议；如有疑问，请咨询外科医生** 周期性、重复性运动 可以在一天内进行多次以控制疼痛 活动施加于肩部 无痛活动范围 主动或被动运动 功能性或非功能性 活动分级：最初，按照指南减少运动
考虑开具这些功能性活动	在挂带上或用另一只手臂支撑进行低振幅/力量、循环的屈伸或旋转（见图13.10A~F和图13.11A~C）。 随着症状改善，可以采用不支撑的钟摆式挥动（见图13.4A~E）代替
管理方面的考虑因素	“让疼痛（和外科医生）引导你”

术后肩部：重塑和恢复阶段

患者病症	术后肩部：重塑和恢复阶段
恢复进程	适应（重塑阶段）
活动/运动特点	**始终遵循外科医生的建议；如果不确定，请咨询外科医生** 功能性、整体性任务训练 全天频繁重复 活动分级：从亚功能到功能水平，逐渐增加强度 关注任务的所有参数化组成部分（力量、耐力、活动范围和速度）
考虑开具这些功能性活动	手术后，组织需要几周时间才能恢复部分抗张强度，因此活动分级应从低水平开始，以可容忍的不适为标准（见图13.9A~F、图13.5A~C、图13.6A~E、图13.7A~B和图13.8A~H）
管理方面的考虑因素	“经常练习你想要恢复的内容，身体功能会恢复。”经常向患者传达这个信息

注意：在恢复的初期阶段，不同的手术方案可能针对特定的活动度，例如有限制的外旋。作为安全预防措施，在执行运动管理计划之前应与外科医生明确这些内容。

术后或疼痛加重的髋关节炎

患者病症	急性髋部损伤
恢复进程	修复（见第3~4章）
活动/运动特点	**始终遵循外科医生的建议；如果不确定，应咨询他们** 周期性、重复性的运动 可以一天做几次运动以控制疼痛 局部应用于膝关节 在无痛的情况下，努力提高活动度；但是，某些疼痛可能是不可避免的 主动或被动运动 大多数情况下是整体任务恢复，除了一开始可能需要分解亚功能或超出功能的任务 活动分级：在保护阶段减弱整体任务活动强度；可能需要拐杖支撑
考虑开具这些功能性活动	在修复阶段早期：坐立和站立时可以进行小幅度/力量的周期性屈伸运动（见图13.12A~B和图13.13A~E） 通过转移体重逐渐让患侧承重；在某个时候，引入小的、可以容忍的屈膝和伸膝运动，让患侧先部分承重再完全承重。这可以通过患侧方向完成任务来进行纵向分级（见图13.14A~E） 用患侧脚踏上低台阶（用于屈髋），然后再踏上两个高台阶。健侧脚按照上述方式进行伸髋运动（见图13.15A~B）
管理方面的考虑因素	“让疼痛引导你，但有些不适是不可避免的。”

术后髋部：重塑和恢复阶段

患者病症	术后髋部：恢复阶段后期
恢复进程	适应（重塑阶段）
活动/运动特点	**始终遵循外科医生的建议；如有疑问，请咨询他们** 进行功能性、整体任务训练 每天进行频繁的重复训练 活动分级：从亚功能到功能水平 关注任务的所有组成部分：力量、耐力、活动范围、速度、平衡性和组织持续时间
考虑开具这些功能性活动	当恢复进入后期时，逐渐加强日常活动。引入整体任务恢复和逐渐恢复日常活动 坐、起、站立（见图13.16A～F、图13.17A～C、图13.18A～B） 步行：增加步幅和速度，然后跨越障碍物（见图13.19A～B）。走路并转身可以用于挑战髋外-内旋（见图13.20A～B）。对于髋部伸展，考虑图13.21A～B所示的挑战 进行图13.15A～B和图13.22A～C所示的楼梯挑战，然后双脚踩上每个台阶，最终频繁地正常上下楼梯 如果姿势稳定性受到影响，请添加平衡挑战（见图13.20A～B、图13.19A～B和图13.23A～B）。增加缓慢行走的训练，更多地使用患侧，并挑战动态平衡
管理方面的考虑因素	“经常练习你想恢复的动作，身体功能会恢复”。经常向患者重复这个信息

注意：在恢复的初期阶段，不同的手术方案可能针对特定的限制活动范围。安全起见，在执行运动管理计划之前应该与外科医生明确这些细节。

急性膝关节损伤和手术后

这种运动处方适用于许多需要保守治疗的膝关节损伤，同时也可用于术后恢复。

患者病症	急性膝关节损伤和手术后
恢复进程	修复（见第3~4章）
活动/运动特点	**始终遵循外科医生的建议；如有疑问，请咨询他们** 周期性、重复性运动 可以每天做几次运动以控制疼痛 局部应用于膝关节 在无痛的情况下，努力提高活动度；然而，某些疼痛可能是不可避免的 主动或被动运动 大多数情况下是整体任务恢复，除了一开始可能需要分解亚功能或超出功能的任务 活动分级：在保护阶段减弱整个任务活动；可能需要拐杖支撑
考虑开具这些功能性活动	行走：根据组织损伤的程度采用辅助或不辅助步行 在修复阶段早期，可在站立和坐在桌子或椅子上时（一旦膝关节能够弯曲至90°）进行小振幅/力量的周期性屈伸循环（见图13.24A~D） 通过移动体重逐渐让患侧承重；在某个时候，引入小的、可容忍的膝关节弯曲和伸展运动，让患侧先部分承重然后完全承重。这可以通过患侧方向完成任务进行纵向分级（见图13.14A~E） 患侧向低台阶迈步（用于膝关节屈曲），然后向两层高台阶迈步（见图13.15A~B）。对于膝关节伸展，用健侧上楼梯，但不站上去 随着管理进入修复的后期阶段，逐渐增加日常活动，如起立、行走和上下楼梯（见第7章）
管理方面的考虑因素	“让疼痛引导你，但一些不适是不可避免的”

术后膝关节：重塑和恢复阶段

患者病症	术后膝关节：重塑和恢复阶段
恢复进程	适应
活动/运动特点	**始终遵循外科医生的建议；如有疑问，请咨询他们** 功能性、整体任务训练 一天内频繁重复 活动分级：从亚功能到功能水平 关注所有任务组成部分：力量、耐力、活动范围、速度、平衡性和组织持续时间
考虑开具这些功能性活动	坐到站立（见图13.16A~F、图13.17A~C和图13.18A~B） 步行：加大步幅和速度，然后跨越障碍物（见图13.19A~B） 扩大伸展范围的活动（见图13.21A~B和图13.15B）（用健侧脚踏上台阶） 楼梯训练：用双脚同时踩每个台阶，然后正常使用楼梯（见图13.22A~C） 如果姿势稳定性受到影响，增加平衡挑战（见图13.20A~B、图13.19A~B和图13.23A~B）
管理方面的考虑因素	“让疼痛引导你，但某些疼痛是不可避免的”

急性非特异性颈痛

患者病症	急性非特异性颈痛和颈部扭伤
恢复进程	修复
活动/运动特点	周期性、重复性运动 涉及颈部 可容忍的不适/无痛运动 主动或被动运动 任何运动模式都可以，但最好是功能性的 活动分级：最初可能需要减少活动，但保持低/中度的功能性负荷
考虑开具这些功能性活动	可以使用所有日常活动 在保护阶段，保持活动，特别是通过步行，例如，每天频繁进行短时间的步行 即使存在一些疼痛，也要尝试旋转颈部 在舒适的范围内运动，以促进修复（见图13.25A~D和图13.26A~B） 在修复阶段，可以逐渐重新引入运动和其他独特的活动（大约在疼痛水平降至原疼痛水平的4/10以下时）
管理方面的考虑因素	解释损伤性疼痛 向患者保证，在良好的治疗下，大多数急性颈痛可在1~3周内迅速缓解

慢性非特异性颈痛

患者病症	慢性非特异性颈痛和颈部僵硬
恢复进程	缓解症状
活动/运动特点	一般非特异性运动 任何运动模式都可以，但最好是功能性的 可以是中度到高强度的身体活动，包括运动 运动时出现可忍受的不适/疼痛，并在短时间内消失是可以接受的 每天频繁进行受影响的活动 活动分级：从当前能力开始，逐渐增加活动强度，特别是对于那些因与疼痛和运动相关的焦虑而退出活动的人
考虑开具这些功能性活动	步行：增加距离和速度，并更多地摆动手臂（这会在头部和身体之间产生更大的反向旋转力）（见图13.27） 全侧面、扭转和向后伸展活动——挑战头部和颈部（见图13.26A~B） 旋转到末端范围，并进行肯定-肯定/否定-否定头部动作（见图13.25A~D） 使用身体扫描放松法让身体处于微放松状态。多年来，在我的诊所中，我发现身体扫描放松法可以显著改善慢性颈痛的症状，包括肩胛骨和背部疼痛。患者可以在坐姿（或任何姿势）下学习这种方法。从脚开始，增强脚和地板接触、骨盆与座位的接触、背部与背部支撑的意识："感受手臂和肩部、颈部和头部的重量；让每个部位放松，让重力发挥作用"等（想象平静和安抚）。身体扫描需要15~20秒（我称其为微放松），当患者意识到这些区域的紧张和疼痛时，可以在一天中多次重复微放松。即使在许多慢性颈痛病例中，疼痛已经存在数月甚至数年，但改善通常很快
管理方面的考虑因素	解释敏感性疼痛——颈部没有受损，只是敏感。结构强度与没有疼痛的个体没有明显区别，因此，恢复完全的功能性动作是安全的

锻炼

下文提供了常见肌肉骨骼疾病的运动处方示例。符号+到+++++表示挑战完成的效果从最小到最大。

躯干和脊柱

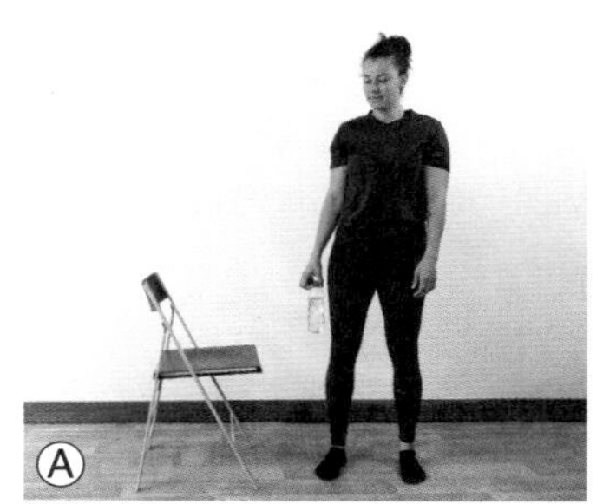

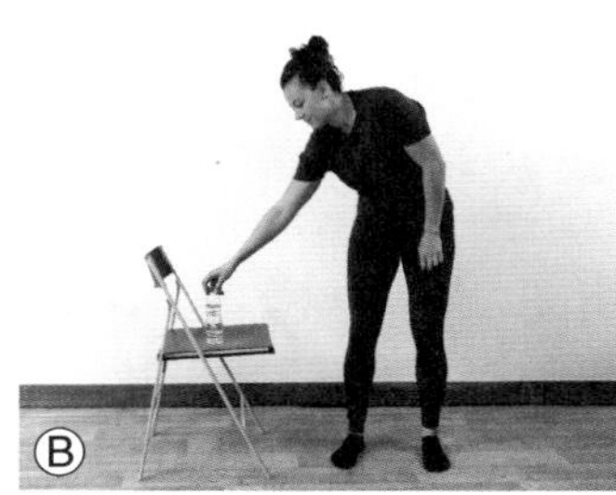

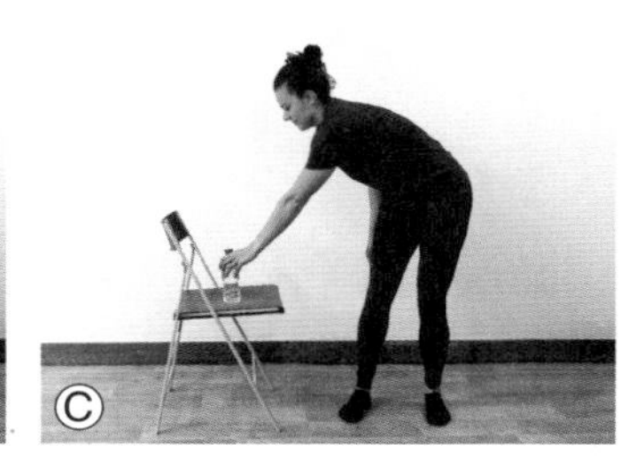

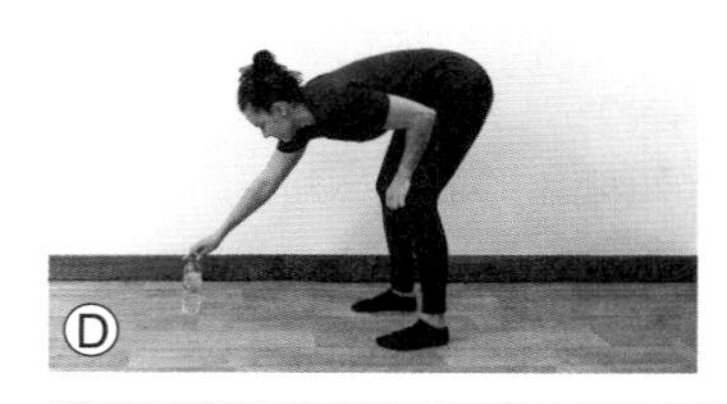

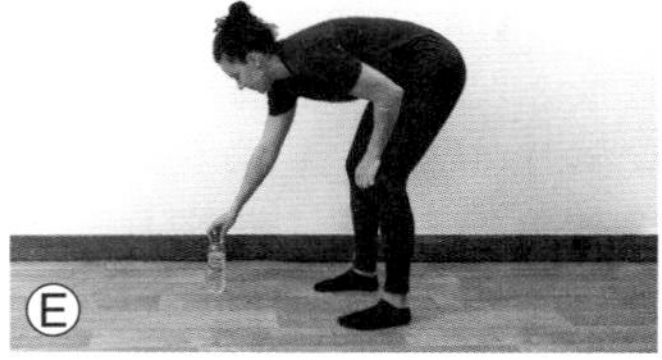

图13.2

描述

躯干挑战分级：

侧弯（A~B），旋转（C）和前屈（D~E）

组成部分

活动范围：+至+++++

通过增加重复次数来增加耐力：+至+++++

通过增加瓶子重量来增加力量：+至+++++

注意事项

从一个疗程到另一个疗程，继续挑战活动范围。鼓励患者参与挑战站立弯曲而不是蹲下或避免这些活动：弯腰洗碗或将杂货装到冰箱等。

这些挑战可用于促进活动范围脱敏以及手术后的恢复

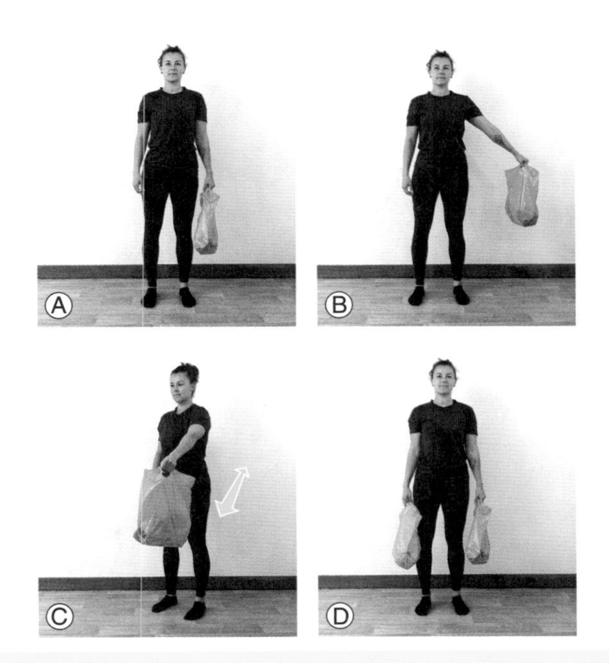

图13.3

描述

通过携带物品（购物袋、公文包等）来挑战躯干/脊柱。单侧负荷，两侧手臂不断传递重量（A），保持远离身体的动作（B），在屈曲或伸展状态下持续保持或在行走时有节奏地摆动物品（C），双侧携带（D）

组成部分

通过增加持续时间来增加耐力：+到+++++

通过增加重量和角度来增加力量：+到+++++

注意事项

鼓励频繁携带物品。如果使用购物车购物，请使用手提篮收集物品并将其放到购物车中

肩部和手臂

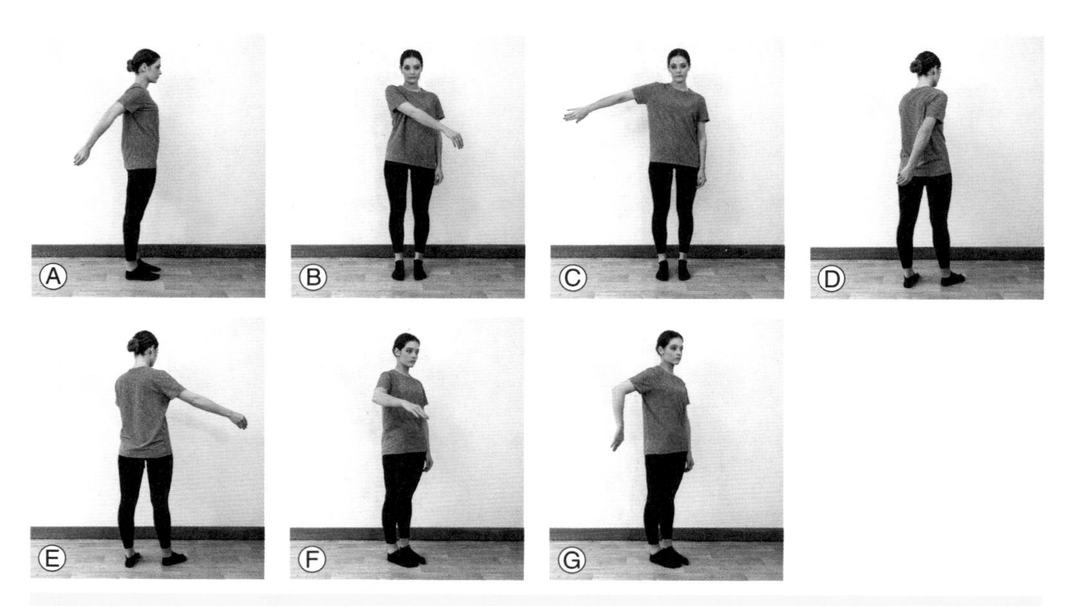

图13.4

描述

在肩部损伤/手术后促进修复，在不同平面内的摆动：

屈伸（A）

内收-外展（B~C）

伸展状态下的内收-外展（D~E）：请患者在荡手臂时将手肘向外侧伸出

内旋-外旋（F~G）

组成部分

活动范围：+到+++（所有活动范围）

注意事项

在急性阶段，运动应在无痛范围内进行，随着疼痛减轻逐渐增加活动范围

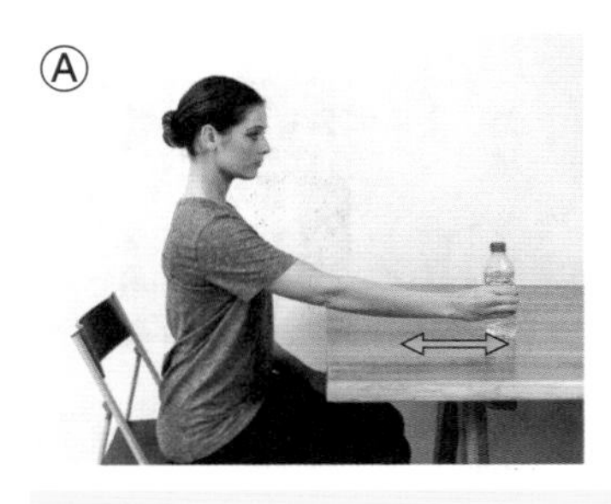

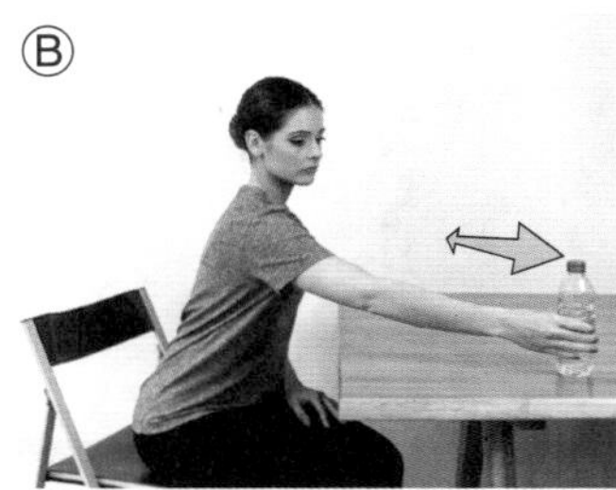

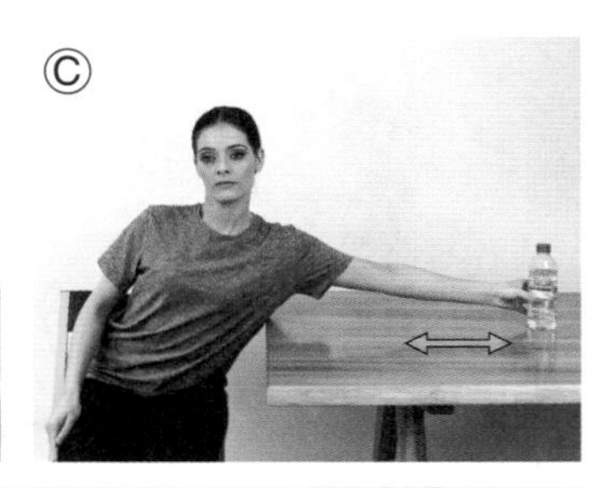

图13.5

描述

使用伸手和取物活动挑战肩部活动范围

屈曲（A~B）

通过身体与桌子的距离增加来增大屈曲角度

外展-内收（C）

组成部分

活动范围：+到+++++

通过增加重量来增加力量：+到+++++

注意事项

先从较近的物品开始，然后挑战更大的活动范围和各种动作组合

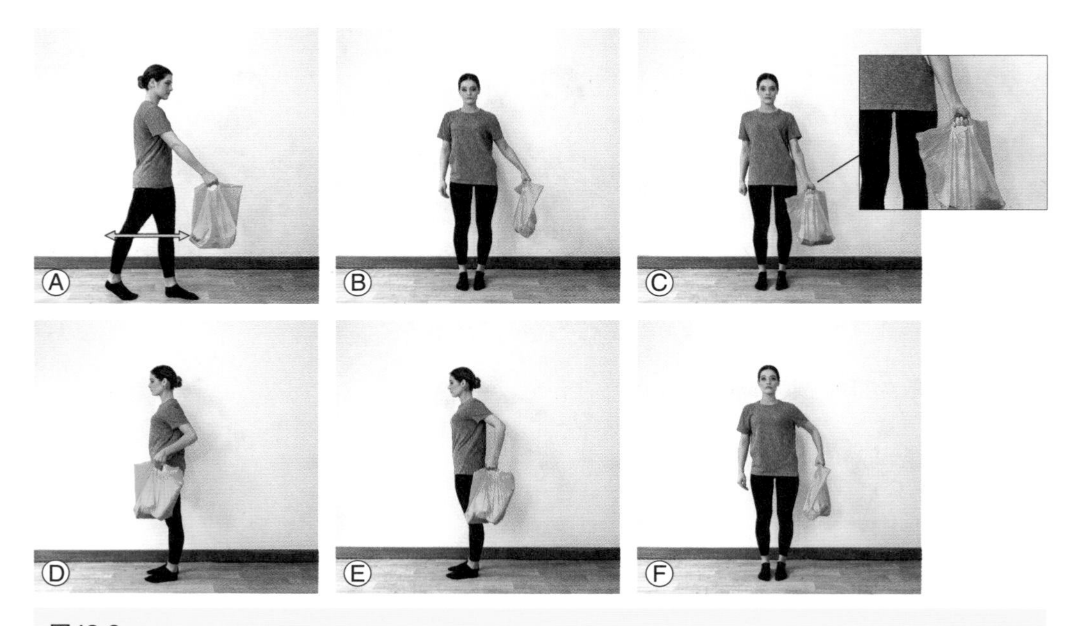

图13.6

描述

肩部承受负荷

屈伸（A）

外展保持（B）

向前旋转手掌保持外旋（C）

伸展（D~E）

内旋和外展（F）

组成部分

活动范围：

外展：++

外旋（手掌向前）：++至+++++

内旋和外展：++

伸展：+至+++

屈曲：+至++

力量：+至+++++，取决于重量和姿势

耐力：+至+++++，取决于维持姿势的时间

注意事项

所有这些位置可以在静态地站立或行走时摆出

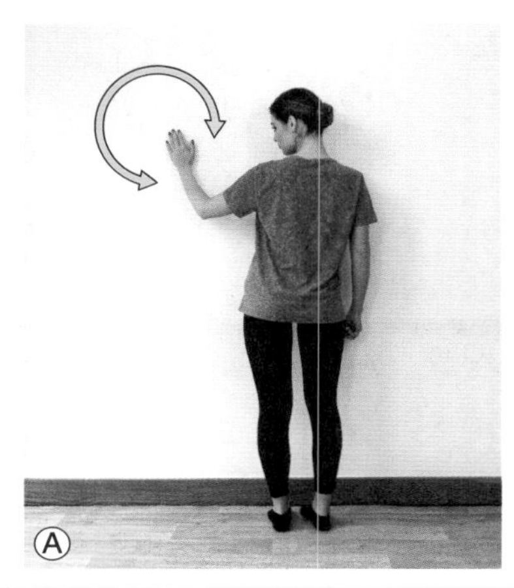

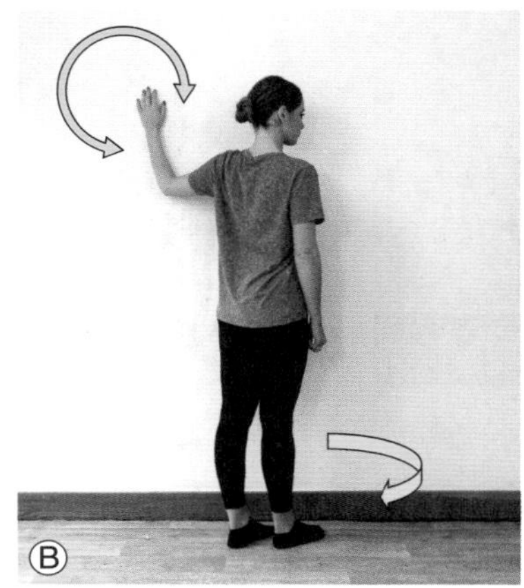

图13.7

描述

“洗墙”：

面向墙壁（A）

转身，同时保持“洗墙”的动作（B）

组成部分

活动范围，特别是肩外旋和外展：+到+++++

耐力：+到+++

通过往墙上施加更多的压力来增加力量：+到+++

注意事项

通过改变身体与墙壁的角度来增加活动范围。与传统的“手臂被动抬升到屈曲的‘攀爬墙壁’练习”相比，“洗墙”提供了更大的手臂/肩的主动运动范围

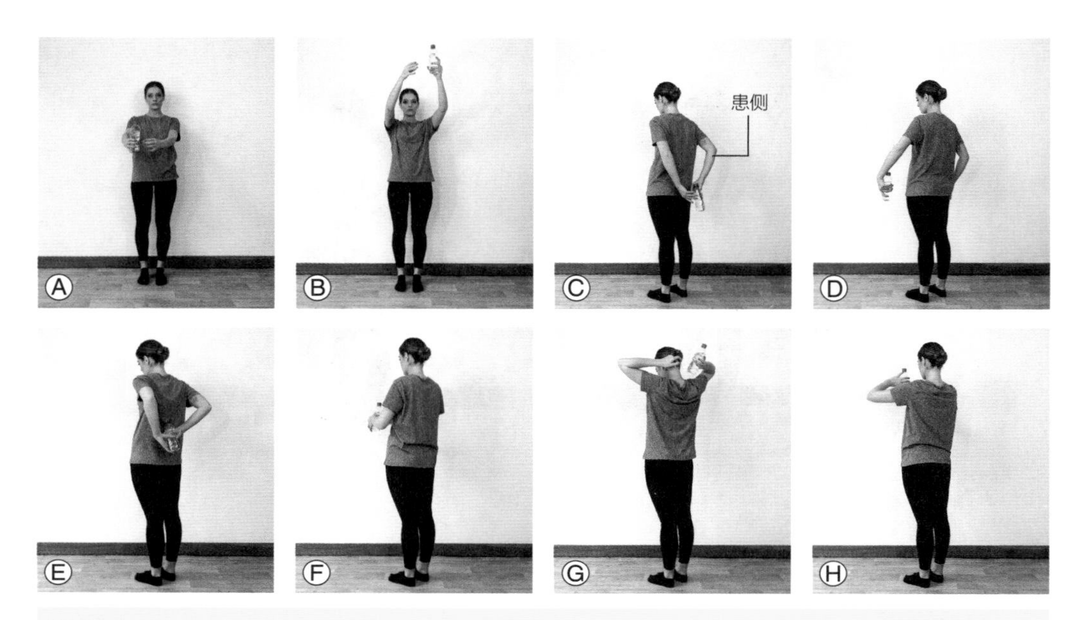

图13.8

描述

在末端范围将瓶子/其他物品从一只手传递到另一只手：

屈曲（A~B）

内旋。在身后，直臂传递瓶子（C~D）

同上，但手臂更靠上（E~F）

外旋和外展。在头部周围传递瓶子（G~H）

组成部分

活动范围：+到+++++

力量：+到+++（取决于重量）

耐力（动态）：++到+++++

注意事项

很多物品都可以应用于这一组挑战

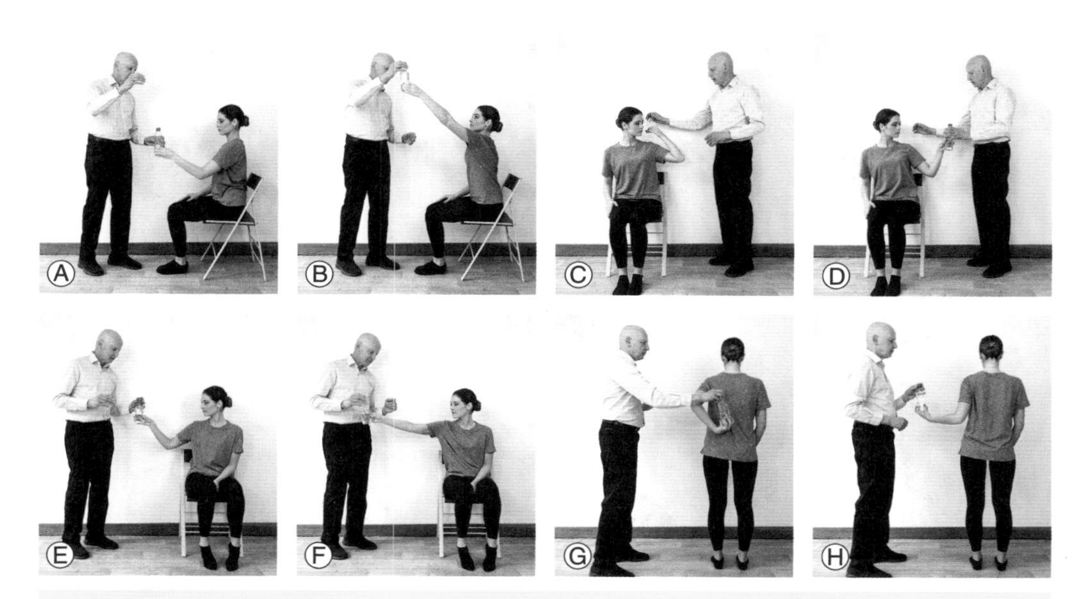

图13.9

描述

治疗师引导患者挑战肩部活动范围：

屈曲（A~B）

外旋（C~D）

外展-内收（E~F）

内旋-外旋（G~H）

组成部分

活动范围：+到+++++

通过增加重复次数来增加耐力：+到+++++

通过增加重量来增加力量：+到+++++

注意事项

开始时拿身边的物品，逐渐扩大活动范围并进行不同组合的挑战

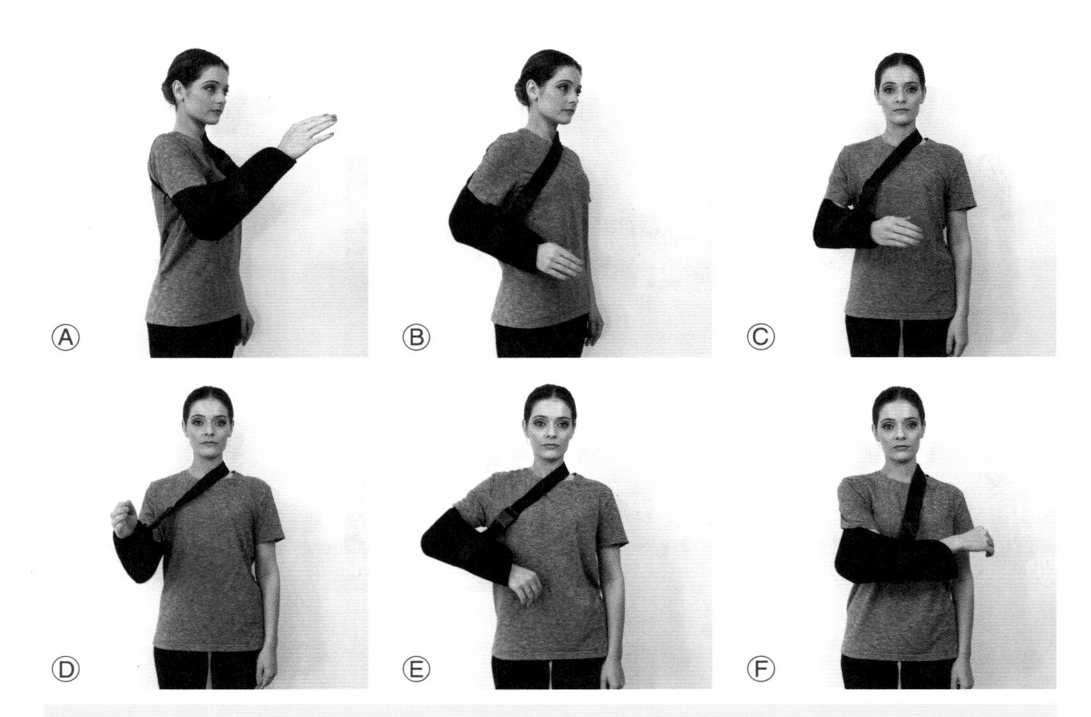

图13.10

描述

肩部损伤/术后的支持性修复

在挂带中进行摆动：

屈曲-伸展（A~B）

内旋-外旋（C~D）

外展-内收（E~F）

组成部分

活动范围：+到+++（所有活动范围）

注意事项

这些运动都可以整合到行走中。在急性阶段，它们应该在无痛范围内进行，逐渐增加活动范围，直至痛感消失

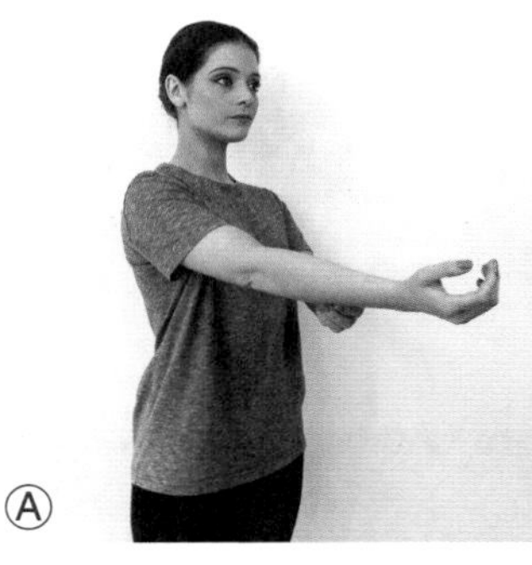

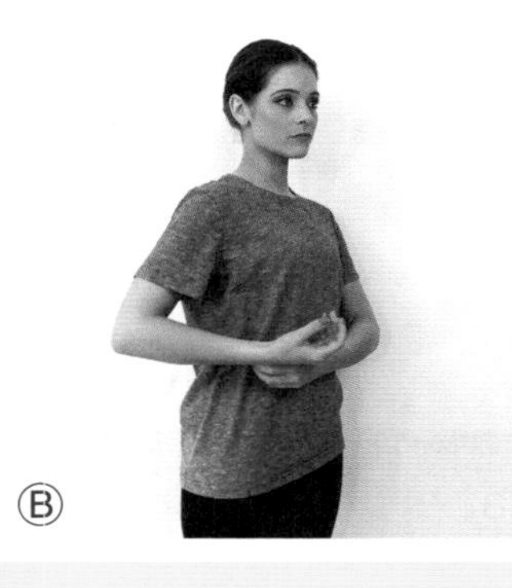

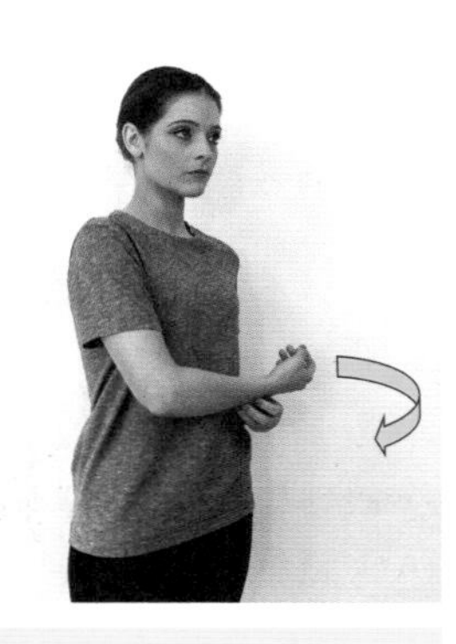

图13.11

描述

帮助肩部损伤在拆除绷带/手术后修复

自我支撑的周期性运动：

屈曲－伸展（A~B）

内旋－外旋（C）

组成部分

活动范围：＋至＋＋＋（所有活动范围）

力量：＋至＋＋

注意事项

在急性阶段，活动应在无痛范围内进行，逐渐增加活动范围，直至痛感消退

下肢

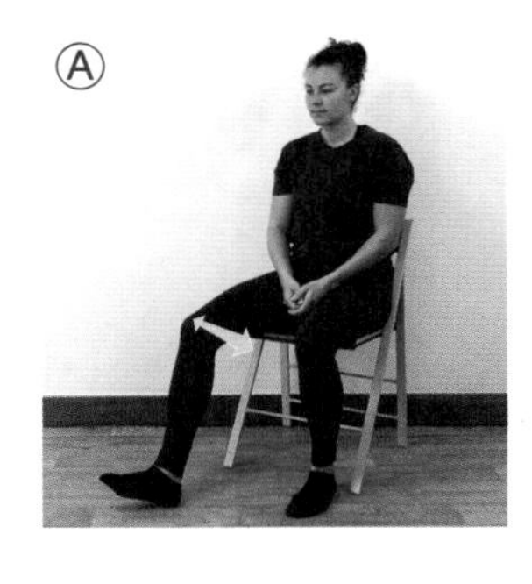

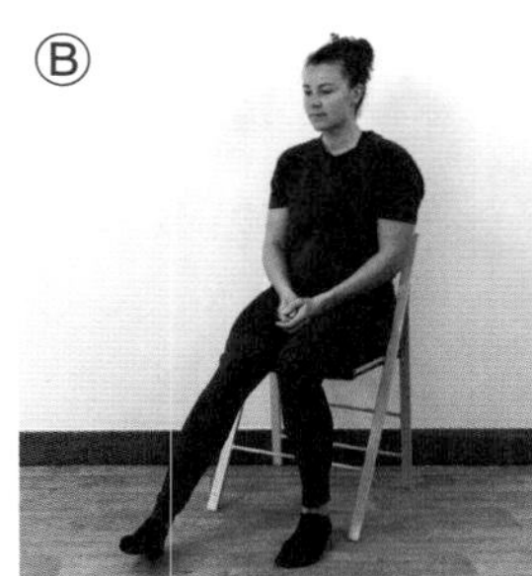

图13.12

描述

坐姿下进行低负荷、非负重的髋摆动运动

内收－外展和外旋－内旋（A~B）

组成部分

活动范围：＋到＋＋＋

注意事项

这些活动可在修复阶段早期进行，此时建议患者尽量减轻负重

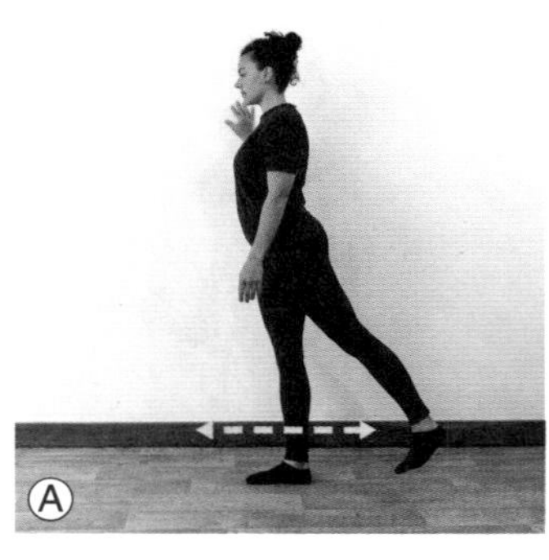

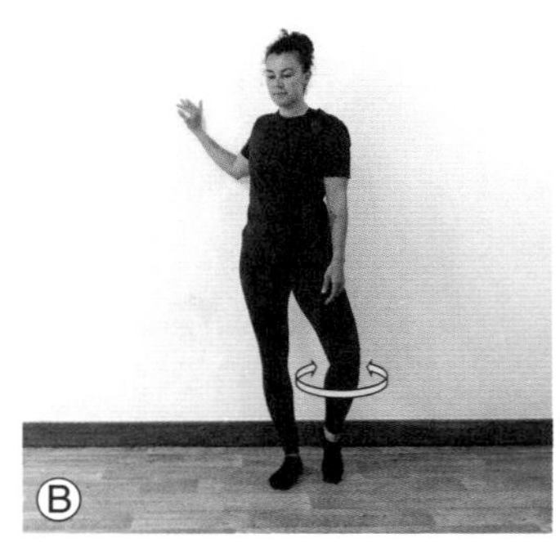

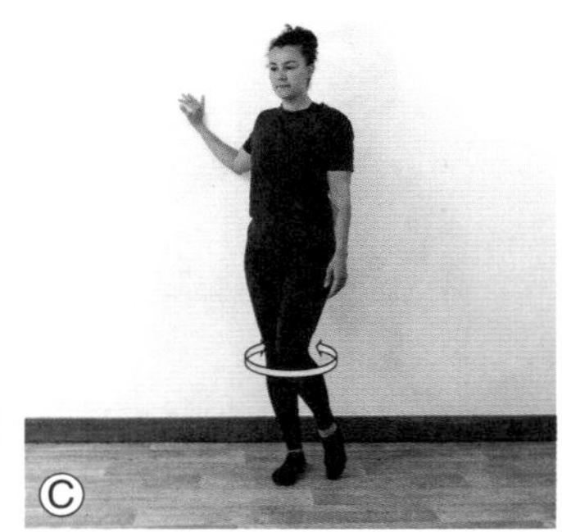

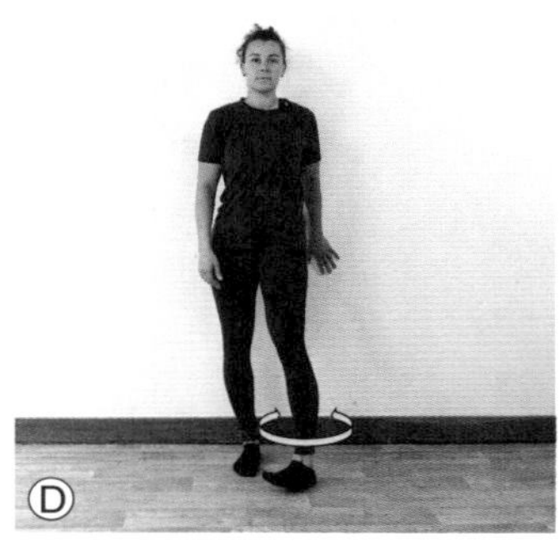

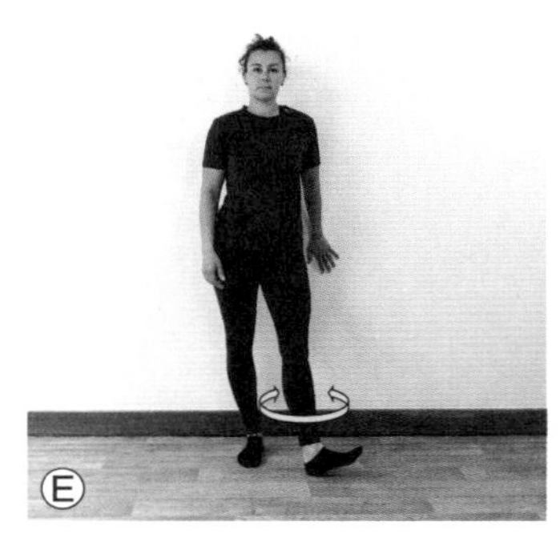

图13.13

描述

站立位的髋关节摆动：

屈曲－伸展（A）

外展－内收和内旋－外旋（B~C）

屈曲状态下的内旋－外旋（D~E）

组成部分

活动范围：＋到＋＋＋＋

注意事项

在修复阶段早期，当患者被建议减轻患肢的负荷时，患者可以通过健侧肢体支撑身体重量和保持平衡，并通过抓住另一个固定物（拐杖、墙、椅子等）来支撑身体重量和保持平衡

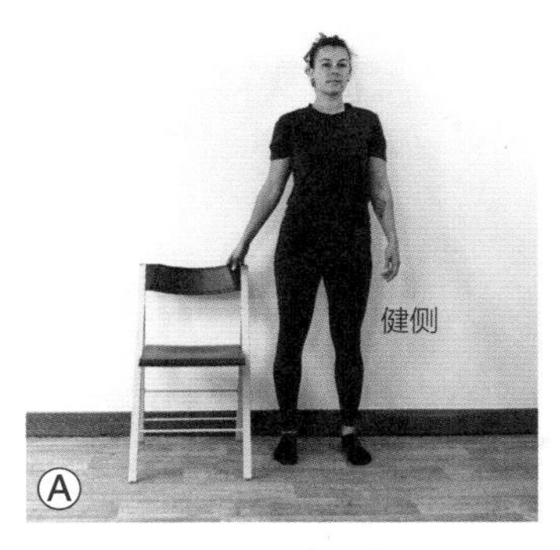

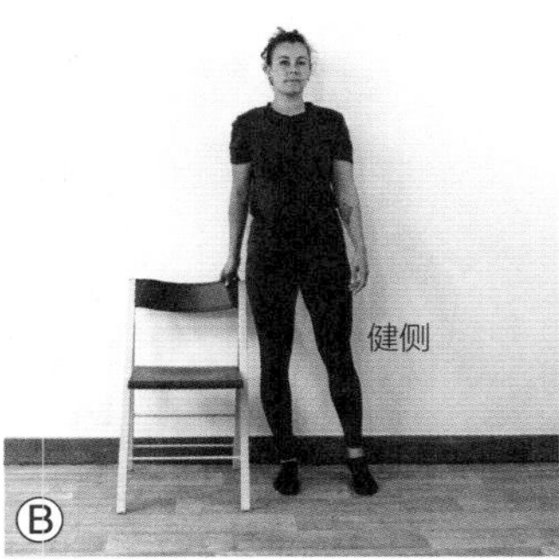

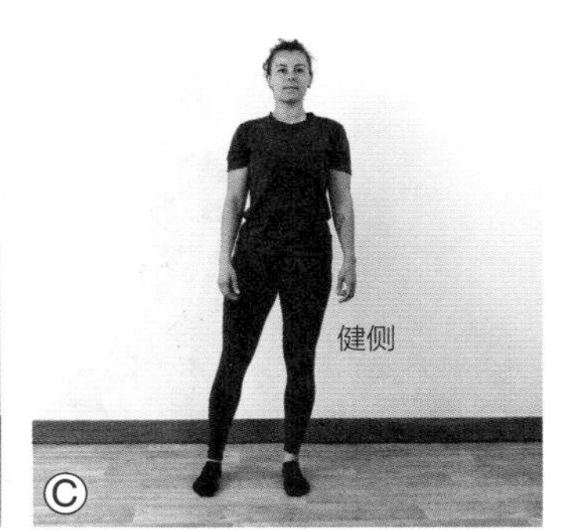

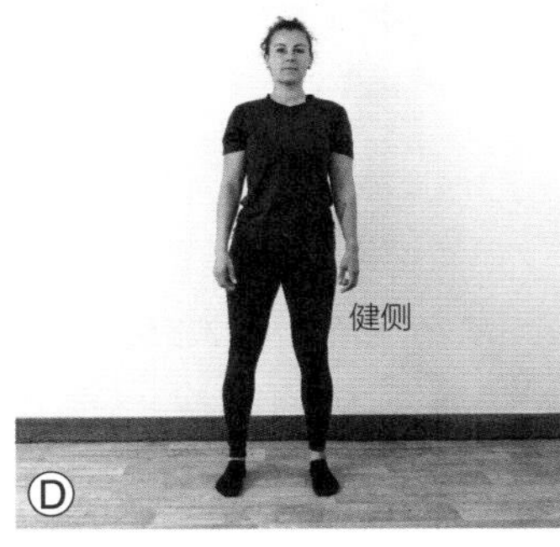

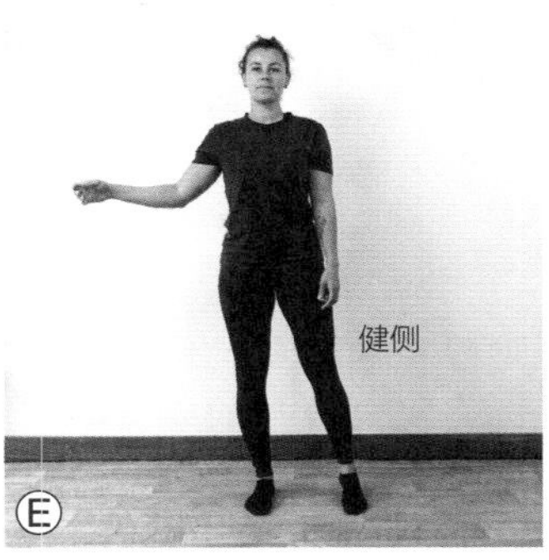

图13.14

描述

抓住固定物，逐渐增加患侧的负重（A~B）

变化：患侧前后迈步

患侧不支持体重（C），患侧与健侧保持平衡（D），通过进行患侧运动以支持患侧（E）

组成部分

关节负荷：+到+++

注意事项

这个挑战可以用来向患者证明，在一段时间的固定后负重是安全的

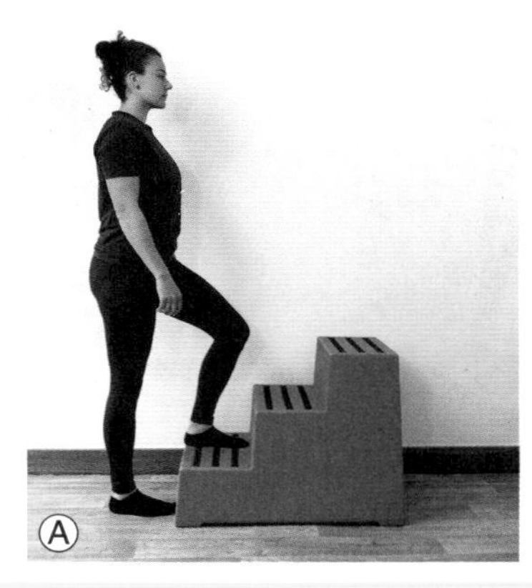

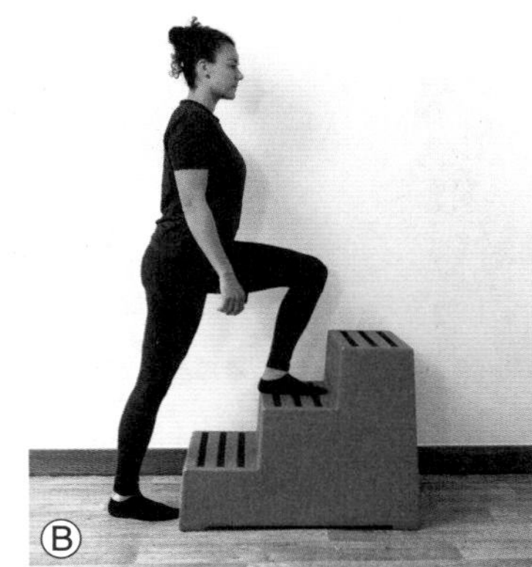

图13.15

描述

这是一个关于下肢的动作。

先进行爬楼梯前的下肢运动挑战，通过支撑体重，提起患侧脚，将脚放在第一个台阶（A）或第二个台阶（B）的位置；重复数次。随着情况的改善，逐渐进行患侧腿承受全部负荷的运动。

当患侧腿引导运动时，挑战膝关节和髋关节的屈曲度以及足背屈曲度。

当健侧腿引导运动时，挑战膝关节和髋关节的伸展度和足背屈曲度。指导患者患侧腿保持足跟接触地面

组成部分

活动范围：+++（屈曲）

注意事项

建议在患者经过楼梯时进行此活动

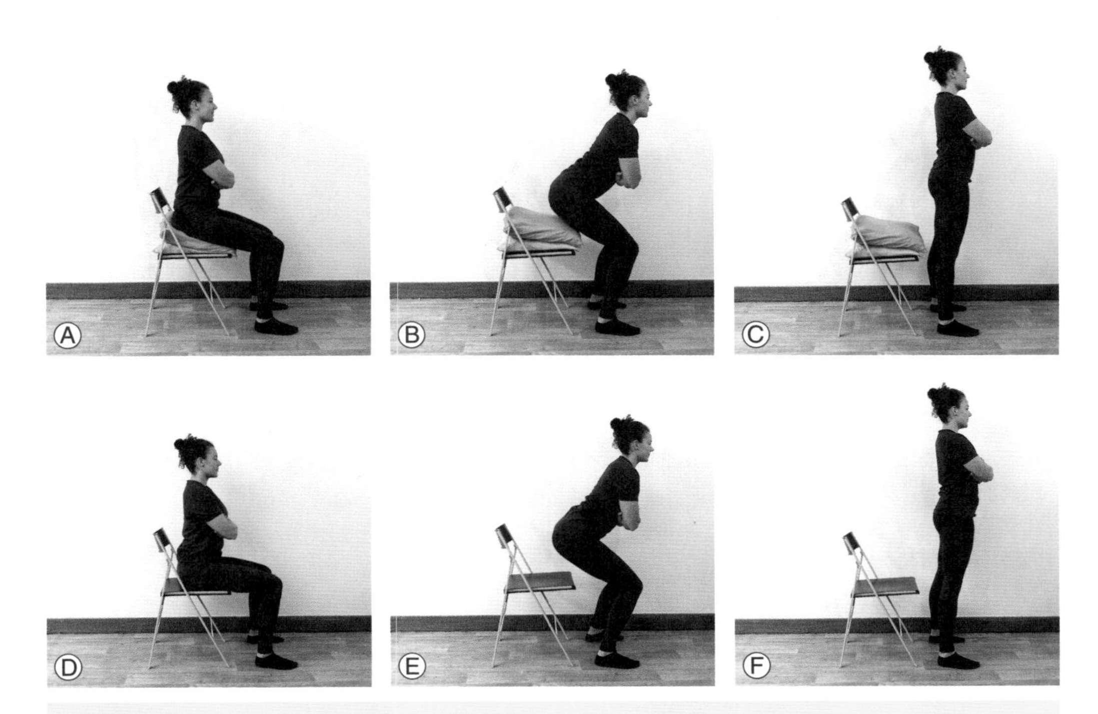

图13.16

描述

逐渐挑战从高处起立（A~C）到从正常高度起立（D~F）(不使用手臂支撑的坐起-站立训练)

组成部分

活动范围：+++到++++

力量：+++到+++++

注意事项

找到患者可以不用手臂支撑就能站起来的高度。在家里，患者可以在几个常用的椅子上放枕头。每天尝试完成10~20次训练，每次重复3次动作

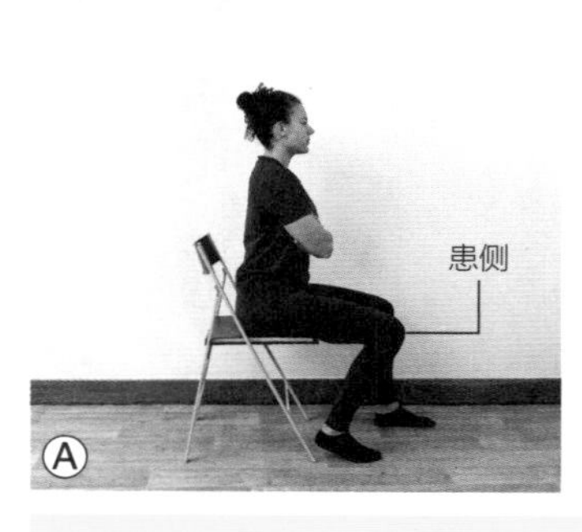

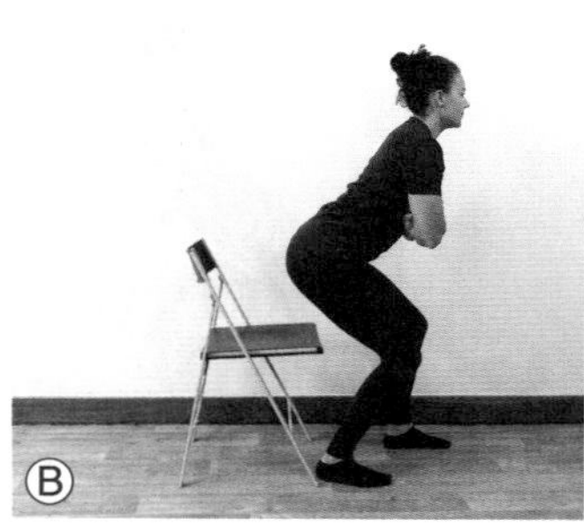

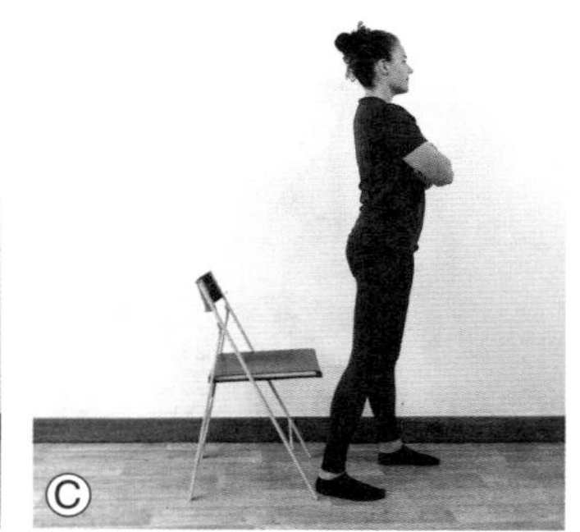

图13.17

描述

从正常高度起立，但让患侧膝关节的弯曲度更大

组成部分

活动范围：+++到++++（屈曲）

力量：+++到+++++

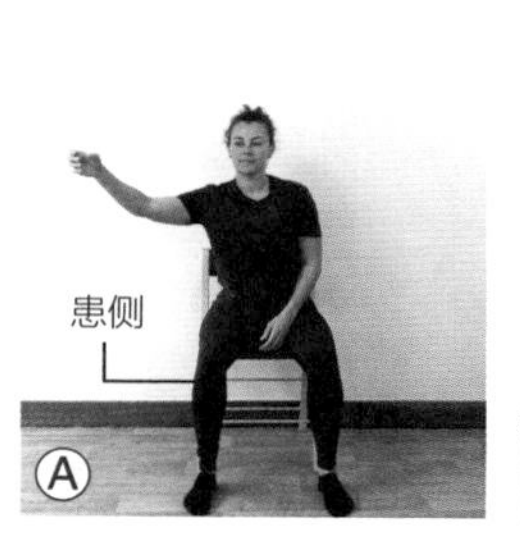

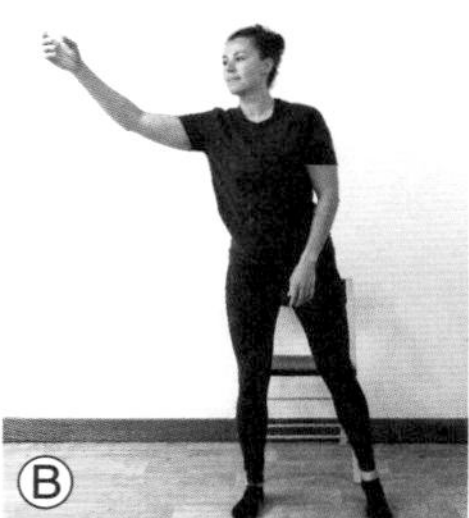

图13.18

描述

从正常高度站起来，同时向患侧伸展手臂

组成部分

活动范围：+++到++++（屈曲）

力量：+++到+++++

注意事项

这是一项对患侧肢体力量的挑战

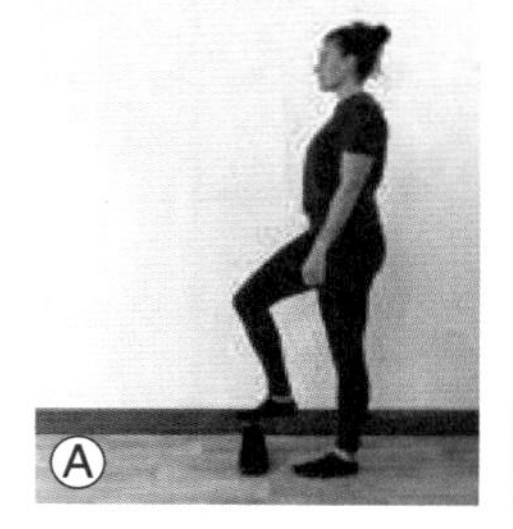

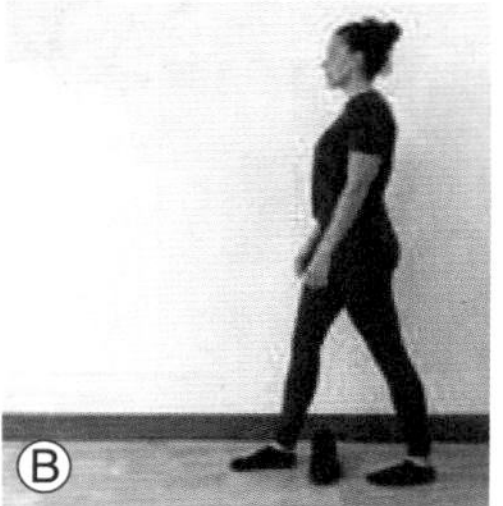

图13.19

描述

跨越障碍物时，使用患侧肢体重复跨越（挑战肢体活动范围），使用健侧肢体先进行跨越（挑战平衡性）。

障碍物可以加高或向前放置，以增加挑战难度

组成部分

活动范围：+++（伸展）

力量：+++到++++（静态）

平衡性/姿势稳定：++++

注意事项

安全起见，请在走廊或有支撑物的地方练习

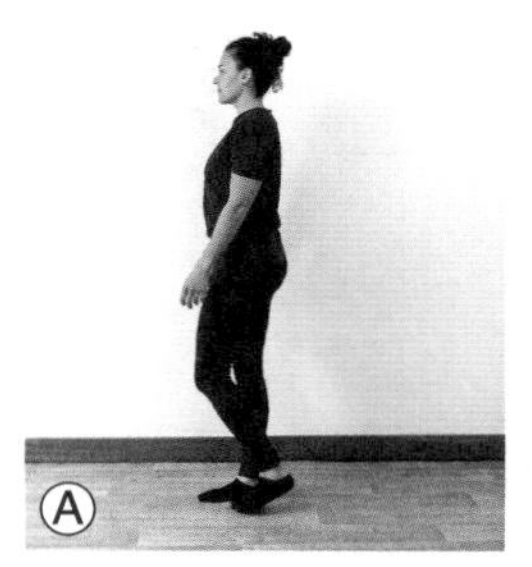
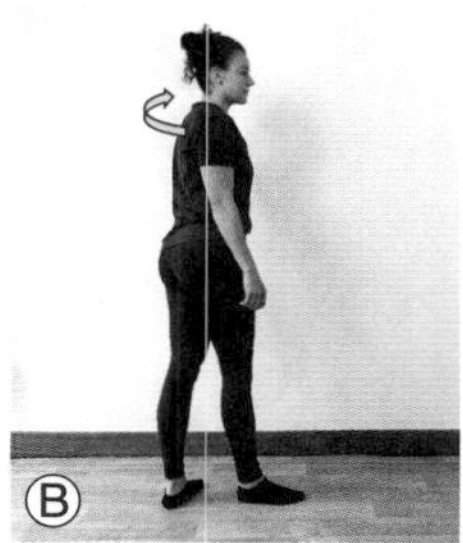

图13.20

描述

走路和转身

组成部分

姿势稳定/平衡性：+++++

组织持续时间：+++++

活动范围（髋部旋转）：+++到+++++

注意事项

在走廊或绕着桌子进行走路练习。安全起见，转身时面向墙或桌子

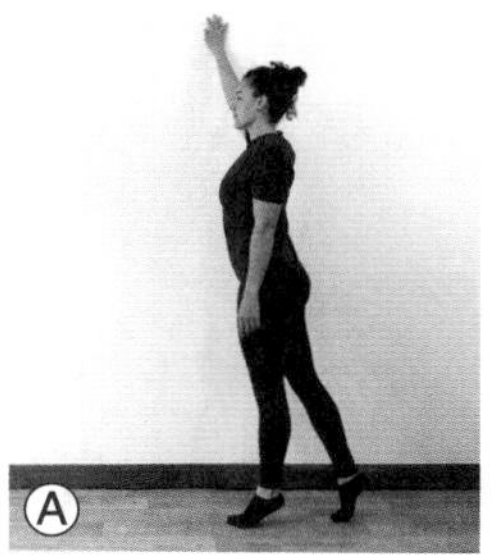
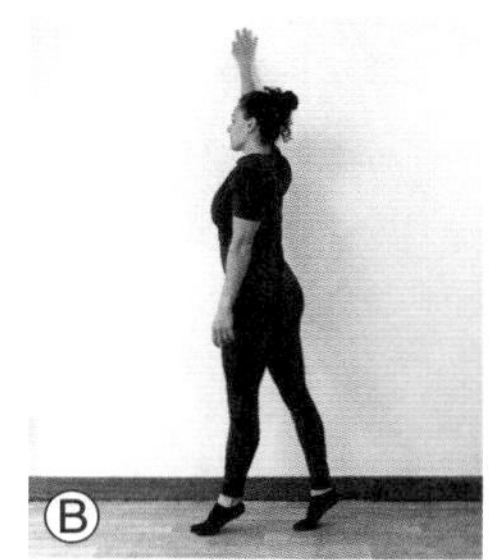

图13.21

描述

行走时进行膝关节和髋关节伸展以及踝关节背屈的动作。行走时沿着一面墙，想象在头部上方画出一条线，行走时脚掌着地

组成部分

伸展范围：+++++

力量：+到++

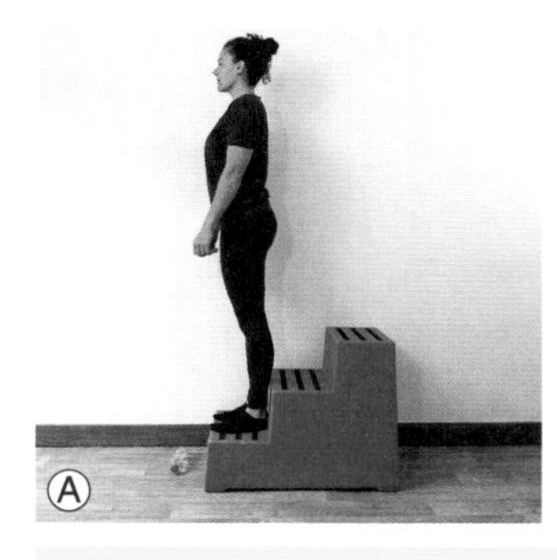
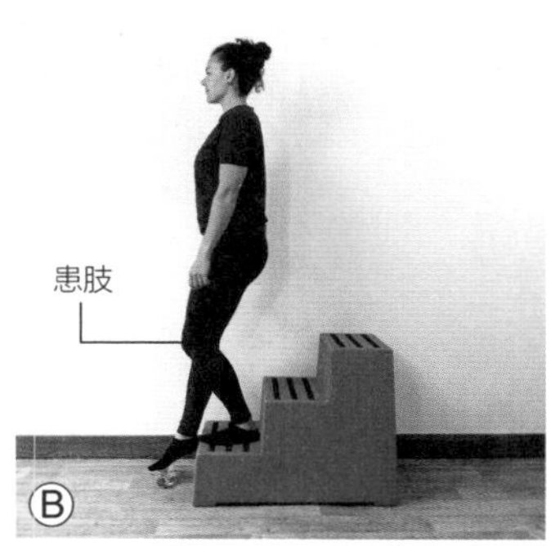

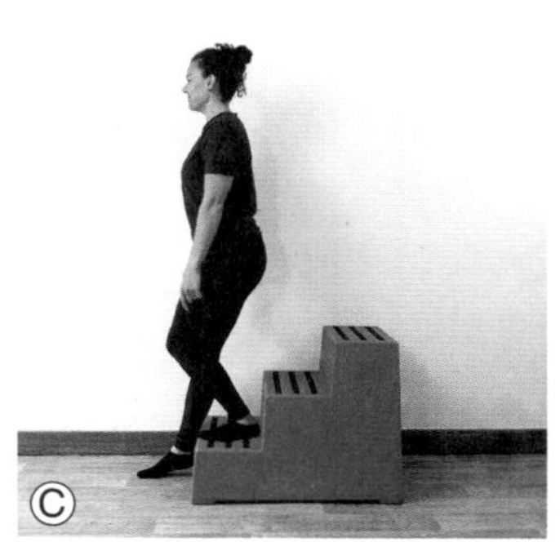

图13.22

描述

挑战膝关节和踝关节的活动范围和力量

用患肢支撑身体。用健侧脚尖碰到地上的物体（A~B），然后回到楼梯上。随着症状的改善，健侧脚尖可以走下楼梯落到地面（C）；重复几次

组成部分

活动范围：+至+++（屈曲）

活动范围：++++至+++++（伸展）

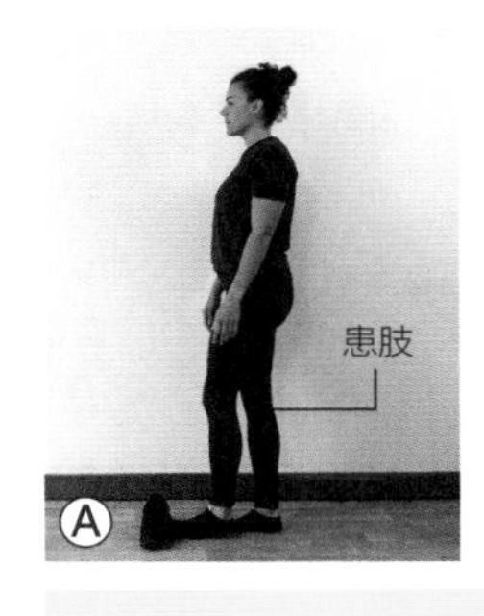

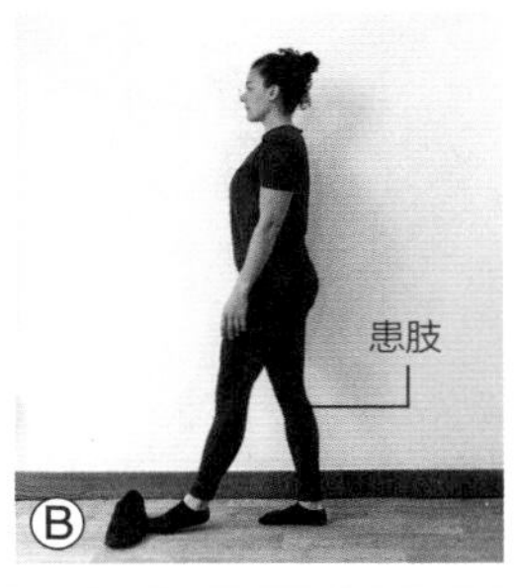

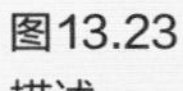

图13.23

描述

设定外部目标，进行平衡和稳定练习。

使用健侧脚推动障碍物，同时保持脚不接触地面

组成部分

活动范围：+++（伸展）

力量：+++到++++

平衡性/姿势稳定：+++++

协调性：++++++

注意事项

在走廊或靠近支撑物的地方进行练习

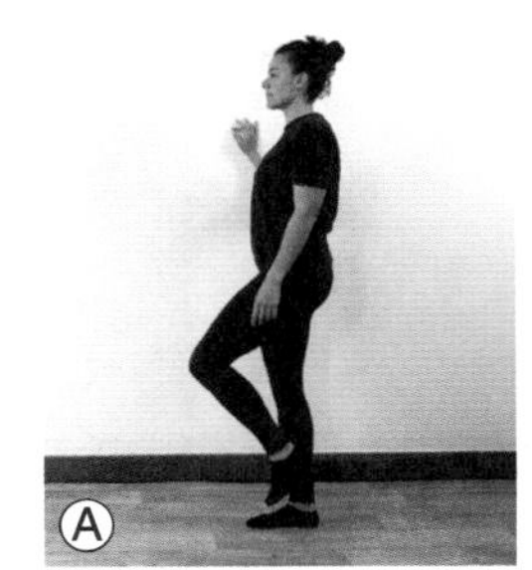

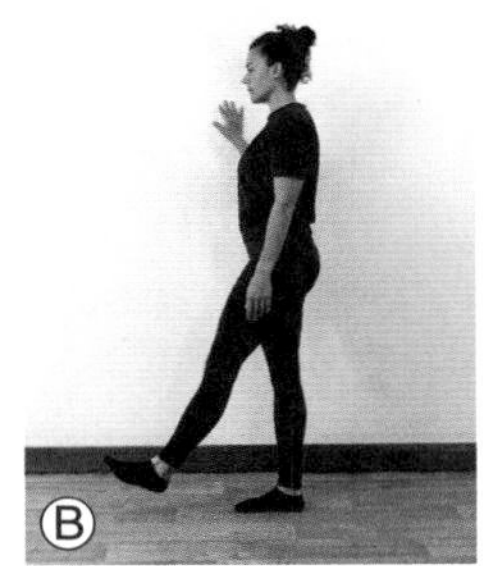

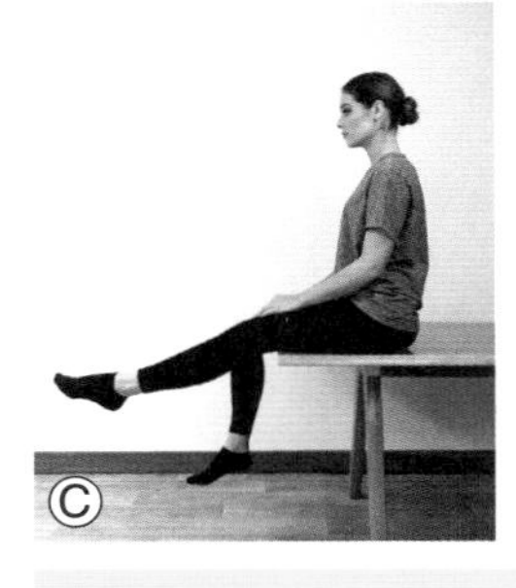

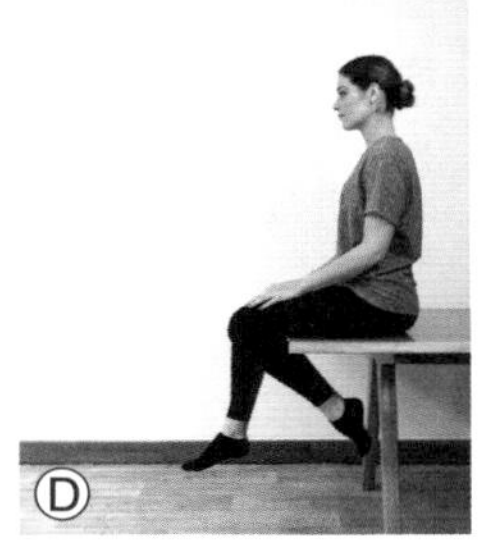

图13.24

描述

在站立和坐姿下，膝关节无负重摆动

屈伸循环

组成部分

活动范围：+到++++

注意事项

由于关节肿胀，患者可能会发现屈曲90°很困难。在这种情况下，从站立位开始进行摆动

头部和颈部

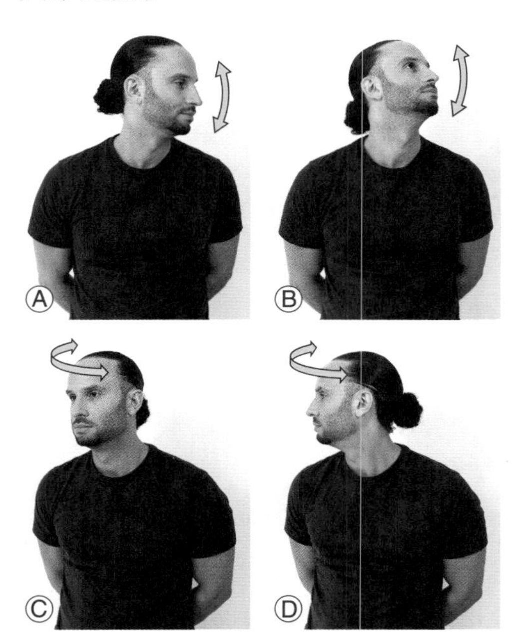

图13.25

描述

在持续的颈部僵硬和疼痛情况下进行活动范围脱敏

可用于急性阶段，作为运动刺激来支持修复过程。将头旋转到末端范围，然后加入头部运动：

头部前屈－后伸循环（“是－是”点头）（A~B）

在末端范围内摇头循环（“不－不”摇头）（C~D）

组成部分

活动范围：+++++（旋转），包括头部前屈－后伸和旋转

注意事项

许多慢性颈痛的恢复与活动范围脱敏有关

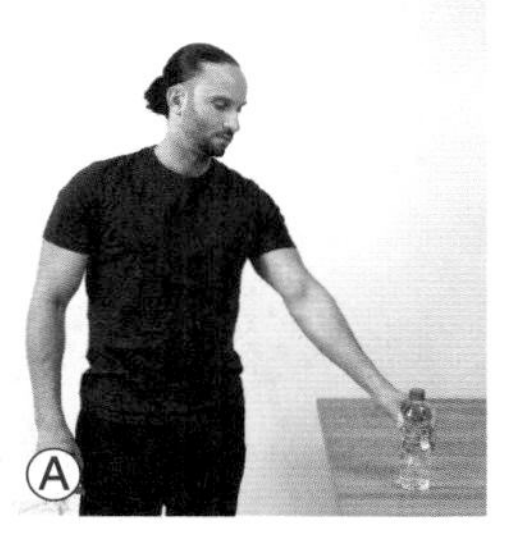

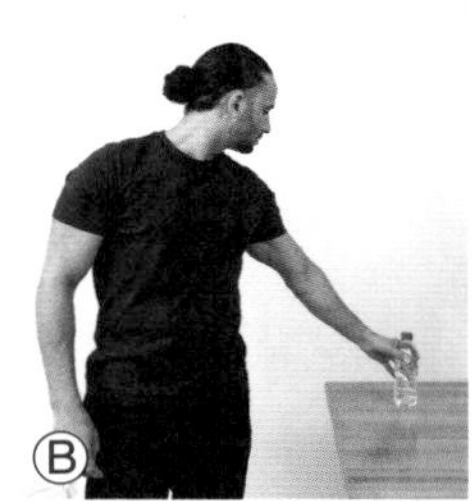

图13.26

描述

使用头部旋转结合后方伸手进行活动范围脱敏

组成部分

活动范围：+到+++++（旋转）

注意事项

在转动头部的同时伸手似乎可以改变旋转动力学，使颈部进一步朝向目标

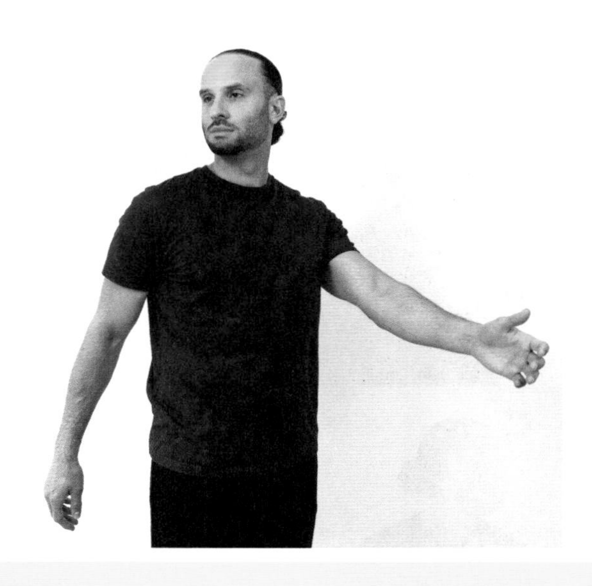

图13.27

描述

活动范围脱敏。

将头旋转到末端范围并挥动手臂，就像在行走时转头一样。可以将此动作整合到步行中（这种挑战会导致头部和胸部反向旋转，从而产生节奏性的颈部旋转）

组成部分

活动范围：+至+++++（旋转）

注意事项

如果步行，请每走几步头部转向前方并向前看以保证安全

参考文献

[1] Dahm KT, Brurberg KG, Jamtvedt G, Hagen KB. Advice to rest in bed versus advice to stay active for acute low-back pain and sciatica. Cochrane Database Syst Rev. 2010 Jun 16; 6: CD007612.

[2] Brox JI, S rensen R, Friis A, Nygard Ø, Indahl A, Keller A, et al. Randomized clinical trial of lumbar instrumented fusion and cognitive intervention and exercises in patients with chronic low back pain and disc degeneration. Spine. 2003; 28: 1913–21.

[3] King JC, Kelleher WJ, Stedwill JE, Talcott G. Physical limitations are not required for chronic pain rehabilitation success. Am J Phys Med Rehab. 1994; 73: 331–7.

[4] Brox JI. Lifting with straight legs and bent spine is not bad for your back. Scand J Pain. 2018; 18: 563–4.

[5] Coenen P, Gouttebarge V, van der Burght AS, van Dieën JH, Frings-Dresen MHW, van der Beek AJ, et al. The effect of lifting during work on low back pain: a health impact assessment based on a meta-analysis. Occ Environ Med. 2014; 71 871–7.

[6] St Angelo JM, Fabiano SE. Adhesive capsulitis. In: StatPearls [Internet]. Treasure Island, FL: StatPearls; 2021 May.

[7] Diercks RL, Stevens M. Gentle thawing of the frozen shoulder: a prospective study of supervised neglect versus intensive physical therapy in seventy-seven patients with frozen shoulder syndrome followed up for two years. J Shoulder Elbow Surg. 2004; 13: 499–502.

[8] Uhthoff HK, Boileau P. Primary frozen shoulder: global capsular stiffness versus localized contracture. Clin Orthop Relat Res. 2007; 456: 79–84.

[9] Kilian O, Kriegsmann J, Bergh user K, Stahl JP, Horas U, Heerdegen R. The frozen shoulder: arthroscopy, histological findings and transmission electron microscopy imaging. Chirurg. 2001; 72: 1303–8.

[10] Neer CS 2nd, Satterlee CC, Dalsey RM, Flatow EL. The anatomy and potential effects of contracture of the coracohumeral ligament. Clin Orthop Related Res. 1992; 280: 182–5.

[11] Jain TK, Sharma NK. The effectiveness of physiotherapeutic interventions in treatment of frozen shoulder/adhesive capsulitis: a systematic review. J Back Musculoskelet Rehabil. 2014; 27: 247–73.

授权

图1.2

日常活动和娱乐活动对膝部施加的力

（引自：Kutzner I, Heinlein B, Graichen F, Bender A, Rohlmann A, Halder A, et al. Loading of the knee joint during activities of daily living measured in vivo in five subjects. J Biomech. 2010; 43: 2164–73; and D' Lima DD, Steklov N, Patil S, Colwell CW. The Mark Coventry Award: in vivo knee forces during recreation and exercise after knee arthroplasty. Clin Orthop Relat Res. 2008; 466: 2605–11.)

图1.3

日常活动对盂肱关节施加的力

（引自：Bergmann G, Graichen F, Bender A, Kb M, Rohlmann A, Westerhoff P. In vivo glenohumeral contact forces: measurementsinthefirstpatient 7 months postoperatively. J Biomech. 2007; 40: 2139–49.）

图1.6

构建功能训练运动处方的背景

（A）针对下肢。（B）针对躯干/脊柱

（引自：Lederman E. Neuromuscular rehabilitation in manual and physical therapy. Edinburgh: Churchill Livingstone; 2010.）

图3.3

手术修复后动物肌肉、结缔组织和皮肤的抗张强度。在临床上，它们的抗张强度随时间变化，并取决于许多因素，如损伤程度、患者年龄和健康状况

（引自：Kääriäinen M, Kääriäinen J, Järvinen TL, Sievänen H, Kalimo H, J rvinen M. Correlationbetween biomechanical and structural changes during the regeneration of skeletal muscle after laceration injury. J Orthop Res. 1998; 16: 197–206; Gelberman RH, Woo SL-Y, Lothringer K, Akeson WH, Amiel D. Effects of early intermittent passive mobilization on healing canine flexor tendons. J Hand Surg. 1982; 7: 170–5; and Ireton JE, Unger JG, Rohrich RJ. The role of wound healing and its everyday application in plastic surgery: a practical perspective and systematic review. Plast Reconstr Surg Glob Open. 2013; 1: e10–e19.）

图3.4

间歇性组织变形使间质中的组织液流动增强

（引自：Benias PC, Wells RG, Sackey-Aboagye B, Klavan H, Reidy J, Buonocuore D, et al. Structure and distribution of an unrecognized interstitium in human tissues. Sci Rep. 2018; 8: 4947.）

图3.5

淋巴流量随着运动强度的增加而增加

（引自：Desai P, Williams AG Jr, Prajapati P, Downey HF. Lymph flow in instrumented dogs varies with exercise intensity. Lymphat Res Biol. 2010;8:143–8.）

图3.6

（A）实验证明，损伤后的毛细血管重组是由运动施加在该区域的物理力所引导的。在无力量模型中，毛细血管床是无序的。使用低负荷的静态拉伸方法，能够改善毛细血管床的无序状态，使其重新组织成更有序的结构。

（引自：Krishnan L, Underwood CJ, Maas S, Ellis BJ, Kode TC, Hoying JB, et al. Effect of mechanical boundary conditions on orientation of angiogenic microvessels. Cardiovasc Res. 2008; 78: 324–32.）

（B）损伤后的淋巴再生受到间质内液体流动的引导

（引自：Boardman KC, Swartz MA. Interstitial flow as a guide for lymphangiogenesis. Circ Res. 2003; 92: 801–8.）

图3.8

固定、延迟运动和早期运动（使用被动运动）对修复后肌腱的抗张强度的影响

（引自：Gelberman RH, Woo SL-Y, Lothringer K, Akeson WH, Amiel D. Effects of early intermittent passive mobilization on healing canine flexor tendons. J Hand Surg. 1982; 7: 170–5.）

图3.15

主动运动可以促进感觉神经元轴突再生

（引自：Molteni R, Zheng JQ, Ying Z, Gómez-Pinilla F, Twiss JF. Voluntary exercise increases axonal regeneration from sensory neurons. Proc Natl Acad Sci USA. 2004; 101: 8473–8.)

图7.5

募集特异性，躯干前部肌肉屈曲时的肌电图

（引自：Carpenter MG, Tokuno CD, Thorstensson A, Cresswell AG. Differential control of abdominal muscles during multidirectional supportsurface translations in man. Exper Brain Res. 2008; 188: 445.）

图7.6

（A）试图描述在不同活动过程中腿部任务的组成部分与步行任务的组成部分（虚线轮廓）的差异。（B）不同的活动具有其特定的肌纤维生成情况。这在参与不同运动项目的运动员的快慢肌纤维横截面积比例中观察到这一点，对照组是久坐不动的一般人。

（引自：Goldspink G. Malleability of the motor system: a comparative approach. J Exper Biol. 1985; 115: 375–91.）

图9.4

在患有慢性斜方肌疼痛的个体中，敏感性疼痛和疲劳性疼痛都会出现。在执行轻度重复任务期间，疼痛组和无疼痛组都会经历疲劳性疼痛。但是，疼痛组在开始时就具有更高水平的疼痛，疼痛水平在执行任务期间会急剧上升

（引自：Rosendal L, Larsson B, Kristiansen J, Peolsson M, S gaard K, Kj r M, et al. Increase in muscle nociceptive substances and anaerobic metabolism in patients with trapezius myalgia: microdialysis in rest and during exercise. Pain. 2004; 112: 324–34.)

图9.5

长时间站立和腰背部症状以及下肢症状（疼痛或不适，以0~100分衡量）之间的混合剂量-反应关系

（引自：Coenen P. Associations of prolonged standing with musculoskeletal symptoms—a systematic review of laboratory studies. Gait Posture. 2017; 58: 310–18.）